김세종의

면역학 길라잡이

연세대학교 의과대학 미생물학교실

“김세종의 면역학길라잡이” 제2판 발간에 즈음하여

면역학은 여러 생명과학 중에서 공부하기에 재미있는 학문이다. 외부 병원체의 공격에 대한 방어기작을 공부하는 것은 각 생명체의 소우주 안에서 생명과 죽음의 대립과 실제 전장을 이해하는 것이기 때문이다. 최근에는 면역의 기초적인 이해가 점점 더 깊어지면서 중개연구 및 임상연구 영역에서 면역학의 적용 및 실용화가 아주 다양하게 이루어지고 있다. 항암면역, 자가면역, 이식면역, 알레르기 등 최근에는 신경계에서 면역계의 역할이 활발히 연구되고 있다.

면역은 외부 병원체 및 신체 내부 분자의 위협으로부터 자신의 방어와 균형을 유지하므로 매우 복잡하고 정교해야 할 것이다. 그러나 공부하는 입장에서 볼 때 면역학은 빠르게 발전하고 기능을 이해하기 어려워 흥미나 자신감을 잃는 경우가 있다. 전문적인 내용이 복잡하여, 큰 줄거리를 이해하기도 전에 상세한 내용에 압도되기 때문일 것이다.

면역학 길라잡이는 기본이 되는 내용을 쉽고 짧은 시간에 둘러 볼 수 있도록 쓰여 진 책이다. 기본을 알고 나면 더 깊은 내용을 스스로 학습하여 이해하기 쉽게 된다. 따라서 학문의 줄기에 해당하는 부분을 빠른 속도로 공부할 수 있도록 쓰여졌다. 이 책은 면역학의 기본적인 내용을 공부하기 원하는 대학생, 대학원생, 연구자들, 면역학에 관심이 있는 일반인, 재학습을 원하는 사람들에게 길잡이가 되도록 하고자 하였다.

길라잡이에 최근의 내용까지 포함하려고 보니 그동안 지식의 내용과 깊이도 많아져 본문이 첫판보다 조금 늘어났다. 쉽게 쓰려고 하였으나 지면의 한계로 충분히 설명이 안 된 부분도 있을 것이고, 부분적으로 전문적인 내용도 있다. 가독성을 높이고자 하였으나 용어 정리가 완벽하지 않은 부분도 있을 수 있어 너그러운 이해를 부탁드린다.

끝으로 본 교과서가 발간 되도록 초석을 놓아주신 김세종 명예교수님과 연세의대 미생물학교실 교수들께 감사를 드리고, 고려의학 관계자 여러분께 집필진을 대표하여 감사를 드린다.

2020년 8월

집필진 대표: 신전수

집필진: 권호근, 김태균, 박전한, 이재면, 신성재, 신전수, 유제욱, 윤상선, 최인홍

목차

CHAPTER

01 면역학 개요

I. 면역(immunity)의 어원

라틴어의 "immunis(명사, immunitas)"에서 유래하였는데 "exempt"라는 뜻으로 free of burden, free of taxes의 혜택을 받는 특권계급을 뜻한다.

II. 면역학의 발달 역사

1. 주로 미생물학자들이 질병 예방을 목적으로 백신 개발

1500년대 중국에서 천연두 환자의 부스럼 딱지(crust)를 갈아 코로 흡입하거나 상처를 내어 바르는 방법(variolation)으로 천연두 예방을 시행하였다.

1721년 터키의 콘스탄티노플 주재 영국대사 부인인 Mary Wortley Montagu가 터키인들이 천연두 환자의 부스럼 딱지를 갈아 코로 마시거나 상처를 내어 바르는 방법으로 천연두를 예방하는 것을 보고 영국에 소개하였다. 그 후 1778년에 Edward Jenner는 소젖을 짜는 여인들이 우두(cowpox)에 걸린 후 천연두에 걸리지 않는 것을 관찰하고 우두 감염 환자에 생긴 물집을 짜내어 8세 소년에게 투여한 후 천연두 예방이 되는 것을 관찰하였다.

Louis Pasteur (1880~81)는 오랫동안 배지를 바꾸지 않고 배양한 fowl cholera 균을 주사한 닭에서는 새로 배양한 cholera 균을 접종하여도 발병하지 않는 것을 관찰하여 약독화백신(attenuated vaccine)을 개발하였으며 *Bacillus anthracis* 약독화백신도 개발하였다. 1885년에는 개에 물린 소년(Joseph Meister)에게 광견병 백신이 성공하였으며 이 소년이 후에 Pasteur Institute의 관리인이 되어 근무하였다.

2. 백신 작용 기전

1890년 Emil von Behring, Shibasaburo Kitasato가 디프테리아균으로 면역된 동물의 혈청 주사로 면역이 가능함을 증명하였다. 이후 많은 학자들이 면역혈청의 작용에 따라 항독소, 침강소, 응집소, 세균용해소 등으로 명명하였으며 1930년대에 이들을 모두 항체로 명명하였다. 항체는 체액성분이므로 항체에 의한 면역을 체액성 면역(humoral immunity)으로 명명하였다.

3. 세포성 면역

1884년 Elie Metchnikoff는 식세포가 세균을 잡아먹으며, 면역된 동물에서 이 작용이 더욱 활발한 것을 관찰하고 세포가 중요한 면역기능을 가지는 것을 주장하였다. 이러한 면역을 세포매개면역(cell-mediated immunity)이라 명명하였다. 1996년 Peter C. Doherty, Rolf M. Zinkernagel는 세포매개면역 반응의 특이성 규명(MHC 제일항원 제한에 의한 세포독성 T 림프구 작용)으로 노벨상을 수상하였다.

4. 면역생물학

1950년대에 항체매개와 세포매개면역반응을 관장하는 세포가 림프구임을 알게 되었다. 면역반응 기구(immune system)로서는 일차림프기구인 골수(bone marrow), 가슴샘(thymus)과 이차림프기구인 림프절(lymph node), 비장(spleen)이 있다.

5. 항체의 구조

Rodley R. Porter (1958), Gerald M. Edelman (1959)이 항체의 화학 구조를 규명하여 1972년에 노벨상을 수상하였다. 면역화학(immunochemistry) 기법이 발달하여 단백질구조 분석이 용이해졌다.

6. 면역반응의 유전적 요인

George Snell, Jean Dausset, Baruj Benacerraf (1980) 등이 주조직적합복합체(major histocompatibility complex, MHC) 발견으로 1980년 노벨상을 수상하였으며 이후 면역유전학(immunogenetics)이 발달하였다.

7. 분자면역학

Susumu Tonegawa (1987)는 항체다양성 기전인 면역글로불린 유전자 재배열(gene rearrangement)을 규명하여 노벨상을 수상하였다.

8. 임상 응용

E. Donnall Thomas, Joseph Murray (1990)는 이식 면역학 분야 연구로 노벨상을 수상하였다.

9. 선천면역

Bruce Beutler, Jules Hoffmann, Ralph Steinman (2011)은 선천면역을 규명한 공로로 노벨상을 수상하였다.

10. 면역관문 수용체 발견과 면역치료에 응용

James Allison, Tasuku Honzo (2018)는 면역관문 수용체(CTLA 4, PD-1)를 발견하여 노벨상을 수상하였다. 면역항암제의 획기적인 발전을 가져왔다.

III. 면역반응 기전 가설

다양한 항원에 대한 특이 항체가 생산되는 기전을 설명하려는 시도로 선택설(selection theory)과 지시설(instruction theory)의 두 대립 가설이 있다.

1. 선택설(selection theory)

1900년 Paul Ehrlich가 제안하였으며 세포 표면에 감염원과 작용하는 다양한 side-chain이 항원수용체로 존재하며 이들 side-chain과 세균의 결합으로 더 많은 side-chain이 생성되고 세포에서 유리된다는 가설이다. Side-chain의 특이성은 항원과 접촉 이전에 결정되어 세포 표면에 존재한다(기성복에 비유).

2. 지시설(instruction theory)

Felix Haurowitz, Linus Pauling이 제안한 가설로 항원에 의하여 항체 특이성이 결정(맞춤 양복에 비유)된다는 것이다. 그러나 분자생물학의 발달로 이 가설은 틀린 가설로 판명되었다.

3. 클론선택설(clonal selection theory)

Niels Jerne, David Talmage, MacFarlane Burnet (1950)이 선택설을 더 체계화(그림 1-1) 하였다.

① 한 림프구는 한 가지 특이 항원수용체만 가진다.

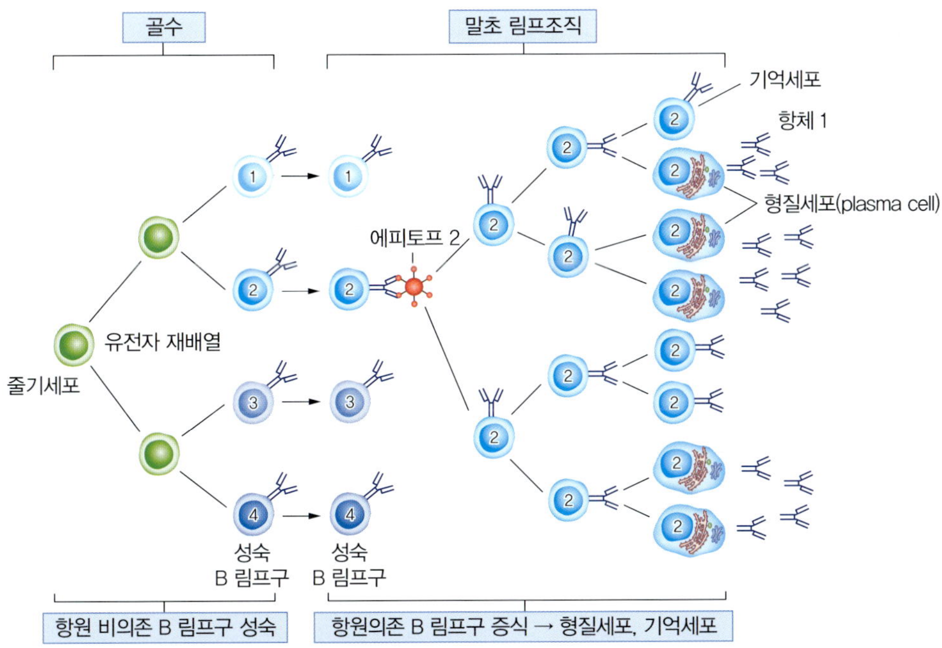

그림 1-1. B 림프구 클론 선택. 골수에서 항원 자극 없이 B 림프구(B 림프구 1, 2, 3, 4)가 성숙된다. 성숙한 B 림프구는 단일 항원과 반응하는 BCR을 가져서 항원의 특이 에피토프와 결합할 수 있는 BCR을 가진 B 림프구(B 림프구 2)가 선택되어 항원의존 증식이 일어난다. 증식된 B 림프구는 형질세포로 분화하여 항체를 생산하고 일부는 기억 B 림프구가 된다. T 림프구에서도 동일한 과정으로 클론 선택이 일어난다. BCR: B cell receptor.

② 항원 에피토프와 항원수용체의 결합은 친화력이 높은 것이 경쟁적으로 결합한다.

③ 항원자극으로 단일 림프구가 증식, 분화되어 원래 림프구 표면에 있던 항원수용체와 동일한 특이성을 가진 항체가 유리된다.

④ 자기항원에 반응하는 수용체를 가진 림프구는 성숙과정에서 세포자멸사(apoptosis)로 제거된다.

IV. 면역

숙주는 끊임없이 외부 미생물의 공격을 받고 있다. 미생물은 자신의 보존을 위하여 증식할 수 있는 장소를 찾아야 한다. 즉 미생물은 자신을 보존하기 위한 수단으로 숙주에 침입하여야 하고, 숙주는 미생물의 공격에 대응하는 힘을 키워야 한다. 미생물의 침입에 대응하여 저항하는 능력을 면역이라 한다. 숙주와 미생물은 서로 생존을 위하여 적절하게 숙주와 기생체 관계를 유지하고 있다.

V. 정상균무리

숙주에 병을 유발하지 않으면서 체내 또는 체표면에 상존하는 미생물을 정상균무리(normal flora, normal microbiota)라 한다. 미생물 중 일부 미생물이 병원균이고 대부분의 미생물은 정상균무리로 사람의 몸에는 약 1×10^{14}개의 세균이 존재한다. 정상균무리는 생체 각 부위에 상존하면서 병을 일으키지 않고 병원균 증식을 억제한다. 항생제 남용 등으로 정상균무리가 감소하면 병원균이 증식할 위험이 높아진다. 질(vagina)내 유산균은 질의 산도를 pH 3.5~4.5로 유지하여 다른 병원균 증식을 억제한다. 항생제 및 세정제의 과용으로 유산균이 감소하여 산도가 떨어지면 칸디다가 증식하여 질염을 유발한다. 구강 내 정상균총인 포도알균은 그람음성 간균의 증식을 억제한다. 또한 대장의 대장균은 bacteriocin을 분비하여 살모넬라균, 이질균의 증식을 억제한다.

VI. 미생물과 숙주의 생존 관계

미생물과 숙주는 어떠한 방법으로든 서로에게 영향을 끼치면서 생존한다. 이와 같이 함께 생존하는 것을 공생(symbiosis)이라 한다. 공생은 상대방에 미치는 영향에 따라 무해공생(commensalism), 공서생활(mutualism), 기생생활(parasitism)로 구별한다.

① 무해공생은 세균은 자신의 증식 장소를 숙주로부터 제공받으면서 숙주에게는 전혀 해를 주지 않는 관계이다. 안구 표면에 코리네박테륨, 귀 또는 외부 생식기 표면에 미코박테륨은 숙주에 전혀 해를 끼치지 않으면서 이 부위에서 생존한다.

② 공서생활은 세균과 숙주가 서로 이익을 얻는 공생 관계이다. 대장균은 대장에서 증식하면서 비타민 K와 B를 생산하여 숙주에 도움을 준다.

③ 기생생활은 병원균이 숙주에서 증식하면서 해를 끼치는 관계를 말한다.

정상균무리라도 숙주의 면역기능이 저하되면 병원성을 나타내는 세균을 기회감염균(opportunistic organism)이라 한다[예: AIDS 환자에서 폐포자충(*Pneumocystis jiroveci*)에 의한 폐렴].

VII. 감염병의 원인 병원균으로 인정받기 위한 조건

감염병의 원인 병원균으로 인정받으려면 코흐 가설(Koch's postulate)을 충족해야 한다.

표 1-1. 코흐 가설

Koch's postulate
1) 특정 질병에서 동일한 균이 존재하여야 한다.
2) 이 균을 인공배지에서 순수배양으로 분리할 수 있어야 한다.
3) 분리된 세균을 건강한 감수성 있는 동물에 접종하여 동일한 질병이 유발되어야 한다.
4) 질병이 유발된 동물에서 동일한 세균을 순수배양으로 분리할 수 있어야 한다.

VIII. 세균 자신의 보존

세균이 멸종되지 않고 계속 번식하여 세균의 종을 보존하기 위하여 증식하기 용이한 숙주를 찾아 그곳에서 증식되고 또 다른 숙주를 찾아 증식하는 과정, 즉 다음 단계를 계속 반복하여야 한다. 1) 세균의 침입로, 2) 숙주 안에서 세균의 증식, 3) 증식 후 숙주에서 나오는 출구: 출구로는 기침과 재채기에 의한 호흡기, 침과 대변에 의한 소화기 그리고 생식기를 통한 3가지 출구, 4) 다른 숙주로 전파: 전파되는 방법은 개체 간의 직접 접촉에 의한 이동, 매개체에 의한 이동(음식, 물, 공기), 벡터에 의한 이동이 있다. 그러므로 병원균으로부터 숙주를 보호하는 방법은 병원균 보존에 필요한 단계를 차단하는 것이다.

IX. 세균의 침입에 필요한 조건

질병을 유발하는 세균을 병원균이라 하고 숙주의 방어를 이기고 질병을 일으키는 세균의 능력을 병원성(pathogenicity)이라 한다. 병원성의 정도를 병독성(virulence)이라 한다. 대부분의 병원균은 숙주로 들어가, 숙주 조직에 부착하여 숙주의 방어를 이기고 침습하여 숙주 조직에 손상을 주어 질병을 일으킨다.

① 피부, 점막(소화기, 호흡기) 또는 비경구(parenteral) 등의 침입로를 통하여 숙주에 침입을 시도한다.

② 침입 후 정착하기 위하여 충분한 수의 세균이 숙주세포에 안정되게 부착되어야 한다. 침입 세균 수는 LD (lethal dose)$_{50}$, ID (infectious dose)$_{50}$로 표시한다. LD$_{50}$는 세균 접종 후 50%의 동물을 죽일 수 있는 세균 수, 그리고 ID$_{50}$는 접종하여 50%의 동물이 감염될 수 있는 세균 수를 가리킨다. 병원균 표면의 adhesin (glycoprotein 또는 lipoprotein으로 fimbriae와 연관)이 숙주세포 표면 수용체(대부분 mannose)에 부착된다.

③ 조직 침습 능력을 발휘하여야 한다. 조직 침습을 용이하게 하기 위하여 세균 세포벽 성분과 세균이 생산하는 여러 가지 효소를 이용한다.

표 1-2. 숙주 침입에 영향을 주는 세균 도구

세균의 침습을 용이하게 하는 세균의 도구와 생산 물질
1. 세균(폐렴사슬알균, *Klebsiella pneumoniae*, *Hemophilus influenzae*, 탄저균, 페스트균)의 협막은 숙주의 식세포에게 잡아먹히는 것을 방어한다. 2. 세포벽 성분: 화농성 사슬알균의 세포벽 성분으로 M protein은 세균의 숙주 세포 유착을 용이하게 하고 식세포 작용에 저항하는 기능이 있다. 또한 결핵균 세포벽의 왁스성분은 병독성을 높이고 식세포의 소화작용을 억제한다. 3. 효소: 여러 가지 효소를 생산 분비하여 세균의 조직 침습을 용이하게 한다. 1) Leukocidins: 사슬알균, 포도알균 등이 분비하며 백혈구 내 리소솜을 파괴하여 백혈구를 사멸시켜 식작용을 저해한다. 2) Hemolysins: 적혈구를 용혈시키는 효소들이다. 사슬알균(streptolysin), 클로스트리듐 퍼프린젠스(가스 괴저), 포도알균 등에서 분비한다. 3) Coagulase: 황색포도알균 등이 분비하며, 혈장 내 피브리노젠을 응고시켜 식세포로부터 세균을 보호한다. 4) Bacterial kinases: 화농성 사슬알균의 streptokinase (fibrinolysin), 황색포도알균의 staphylokinase, 사슬알균의 hyaluronidase, 클로스트리듐의 collagenase 등은 응고를 녹이는 효소 또는 결체조직을 분해하는 효소로 조직 침습을 용이하게 한다. 4. 기타: Necrotizing factor, hypothermic factor, lecithinase (원형질막 파괴), 단백질분해효소, siderophores (iron 청소제) 등.

X. 병원균에 의한 조직 손상

침입한 병원균의 대부분은 숙주 식세포 등의 비특이 방어기전으로 제거되나, 제거되지 못하고 비특이 방어를 통과하여 증식된 병원균들은 숙주 조직을 파괴하여 질병을 유발한다. ① 직접 조직 손상, ② 독소 또는 ③ 과민면역반응에 의한 숙주 손상을 유발한다. 대부분의 숙주 손상은 독소에 의하여 생긴다. 독소는 특성에 따라 외독소과 내독소로 구별한다.

1. 외독소

외독소는 세균의 성장과 대사 과정에서 생산되어 분비되는 열에 약한 단백질로 대부분 그람양성 세균에서 생산되는 독성이 강한(botulinum 외독소 1 mg은 기니픽 100만 마리를 죽일 수 있는 용량) 독소이다. 외독소 생산 유전자는 대부분 세균의 플라즈미드 또는 파지에 의하여 전달된다. 숙주의 면역계는 외독소에 대하여 항체(항독소: antitoxin)을 생산하여 특이면역반응으로 숙주를 보호한다.

외독소의 작용 기전에 따라 ① cytotoxin: 숙주세포 파괴, ② neurotoxin: 신경전달 방해, ③ enterotoxin: 소화기 상피세포에 작용 등의 3 종류로 구별한다.

2. 내독소

그람음성 세균의 세포벽 성분이다. 그람음성 세균의 세포벽은 지질단백질, 인지질 그리고 지질다당류(lipopolysaccharide, LPS)로 구성되어 있다. LPS의 lipid A가 내독소로 작용한다. 내독소는 그람음성 세균이 파괴되면서 세포벽에서 유리되며 열에 강하다. 내독소에 의한 증상(오한, 열, 무력증, 전신통증, 일부에서는 쇼크, 유산, 혈액응고저해)은 정도 차이는 있으나 모든 세균에서 유사하다.

표 1-3. 내독소의 기전

내독소에 의한 발열 기전
1. 식세포가 그람음성 세균을 잡아먹어 파괴
2. 세균 파괴로 세균벽의 LPS 유리
3. LPS가 식세포의 IL-1 (endogenous pyrogen) 생산 유도
4. 생산된 IL-1이 혈류를 타고 이동되어 시상하부에 작용
5. IL-1은 시상하부를 자극하여 프로스타글란딘 생산 유도
6. 프로스타글란딘은 시상하부의 온도 조절 상한점을 높게 조정하여 발열 촉진

XI. 숙주의 방어기전

숙주 방어기전, 즉 면역은 획득방법에 따라 선천면역(innate immunity)과 적응면역(adaptive immunity)으로 구별한다. 또한 면역의 특이성에 따라 비특이면역(nonspecific immunity)과 특이면역(specific immunity)으로 구별한다. 선천면역은 비특이면역이고 적응면역은 특이면역이다.

XII. 선천면역

1. 구조적 방어벽(anatomical barrier)

외부에서 침입하는 대부분의 미생물에 대한 구조적 방어벽(그림 1-2)은 피부와 점막이다. 피부는 생체를 외부에서 차단시켜 병원체의 침입을 방어하는 기능은 물론 물질을 분비하여 미생물의 성장을 억제하여 숙주를 방어한다. 피부는 표피(epidermis)와 진피(dermis)로 구분된다.

표피의 외층은 죽은 세포들과 보호 단백질인 케라틴으로 구성되며, 죽은 세포들은 떨어져 나가고 계속 진피에서 생성돼 새로운 세포로 대체되어 약 15~30일 안에 새로운 세포로 바뀐다. 표피에는 혈관이 없어 진피에서 영양이 확산된다. 진피는 결체조직, 혈관, 모낭, 피지샘, 땀샘 등으로 구성되어 있다. 피지샘에서 피지(sebum)에는 유산과 지방산이 포함되어 피부 산도를 pH 3~5로 유지시켜 미생물의 성장을 억제한다.

점막은 결막, 소화기, 호흡기 그리고 비뇨생식기를 덮고 면적이 약 400 m^2로 피부와 함께 외부에서 침입하는 미생물을 처음으로 접하고 방어하는 조직이다. 대부분의 미생물들은 점막에 붙어 점막을 통과하여 체내로 침입한다. 침, 눈물 그리고 점액은 점막에 붙은 미생물을 단순히 씻어 낼 뿐 아니라 점막 상피에서

표 1-4. 면역반응의 분류: 선천면역과 적응면역

면역특이성에 따른 분류	획득방법에 따른 분류
A. 비특이면역(nonspecific immunity)	선천면역(innate immunity) 또는 자연면역(natural immunity)
1. 구조적 방어벽: 피부, 점막 2. 생리적 방어벽 • 기침반응 • 화학적 요인: 위액 산도, 리소자임(lysozyme) • 열 3. 사이토카인: 인터페론, IL-2, TNF-α, GM-CSF 4. 세포: 식세포, NK 세포 5. 보체 6. 염증반응: 모세혈관 확장 및 투과성 증가, 식세포이동, 화학주성, 히스타민 증가, 키닌 증가, acute-phase proteins(예: C-reactive protein) 증가, 섬유소 증가	
B. 특이면역(specific immunity)	획득면역(acquired immunity) 또는 적응면역(adaptive immunity)
1. 능동면역(active immunity) 자연능동면역: 감염 인공능동면역: 예방접종 2. 수동면역(passive immunity) 자연수동면역: 태반통과 면역 인공수동면역: 항체 또는 면역세포 투여 3. 획득면역의 특성 1) 나, 남을 구별(self-nonself discrimination) 2) 특이성(specificity) 3) 다양성(diversity) 4) 기억(memory) 5) 클론 증식 6) 면역반응 세포수의 축소 및 항상성 유지	

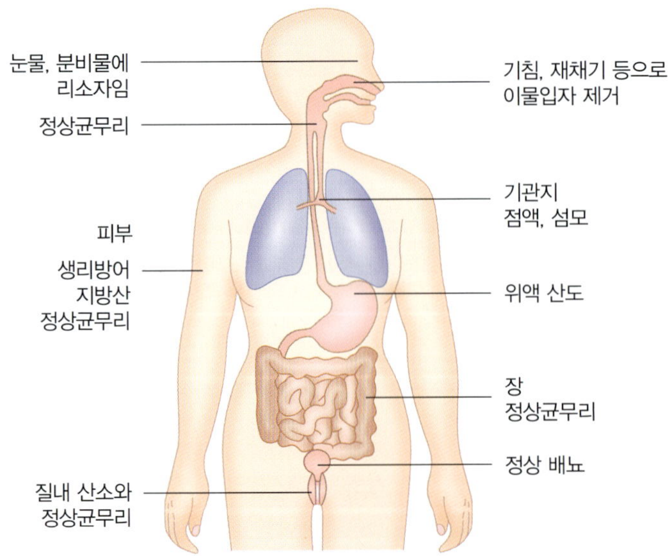

그림 1-2. 선천면역의 구조적 및 생리적 방어벽

분비되는 점액은 이물질이 더 이상 들어가지 못하게 붙잡아두는 역할을 한다. 점막 상피에 있는 섬모는 잡아 둔 이물질들을 밖으로 쓸어낸다(예: 가래).

2. 생리적 방어벽

기침, 위액 산도, 체온 그리고 용해성 화학물질 등이 생리적 방어벽으로 작용한다. 용해성 화학물질로는 라이소자임, 인터페론 그리고 보체가 있다. 눈물과 점액에 분비되는 라이소자임은 세균 세포벽의 펩티도글리칸층을 파괴시킨다. 바이러스 감염 세포가 생산하는 인터페론은 항바이러스 작용을 나타낸다.

3. 사이토카인

인터페론은 대식세포(macrophage)와 NK 세포(natural killer cell)의 기능을 활성화시켜 비특이 면역능을 항진시키며, IL-2는 T 림프구의 증식을 항진시킨다.

4. 식세포

대식세포와 다형핵백혈구(polymorphonuclear leukocyte)인 호중구(neutrophil)가 두 가지 대표적 식세포다. 잡아먹는 이물질에 따라, 이물질이 고분자 물질인 경우는 세포내이입(endocytosis) 그리고 미생물 등과 같이 입자인 경우는 포식작용(phagocytosis)이라 한다.

세포내이입은 수용체 관여에 따라 두 가지 경로로 이입된다. 수용체의 관여없이 이입되는 경우를 포음작용(pinocytosis) 그리고 고분자 물질 특이 수용체 결합에 의한 이입은 수용체매개이입(receptor-mediated endocytosis)이라 한다(그림 1-3). 세포내이입은 식세포가 아닌 모든 세포에서 가능하다. 고분자 물질은 식세포 벽에 싸여 세포 내로 들어가 직경 약 0.1 μm의 소포(vesicle)를 형성하며, 이 소포들이 융합되어 엔도솜(endosome)이 된다. 엔도솜은 산성 조건으로 고분자와 결합된 수용체가 용이하게 유리된다. 유리된 수용체는 다시 세포 표면으로 이동되어 발현되고 고분자 물질을 포함한 엔도솜은 일차 용해소체(primary lysosome)과 결합하여 이차 용해소체를 형성한다. 고분자 물질은 용해소체에 포함된 단백질분해효소(protease), 핵산분해효소(nuclease), 지질분해효소(lipase) 그리고 여러 가수분해효소들에 의하여 분해되어 세포 밖으로 배출된다.

식작용은 일반적으로 말하는 식세포(대식세포, 호중구 등)에서 가능한 작용이다(그림 1-4). 식세포는 병원균이 있는 부위로 능동적으로 세포막이 뻗어나가 병원균을 둘러싸서 비교적 큰 직경 1-2 μm의 포식소체(phagosome)를 형성한다. 포식소체는 용해소체와 융합하여 위에서 설명한 동일한 경로를 통하여 잡아먹힌 병원균들이 파괴되어 세포 밖으로 배출된다.

식세포 표면에는 항체의 Fc 부분이 결합하는 Fc 수용체와 보체 성분인 C3b와 결합하는 보체 수용체가 있어 항체가 결합된 병원균을 더욱 효율적으로 잡아먹을 수 있다.

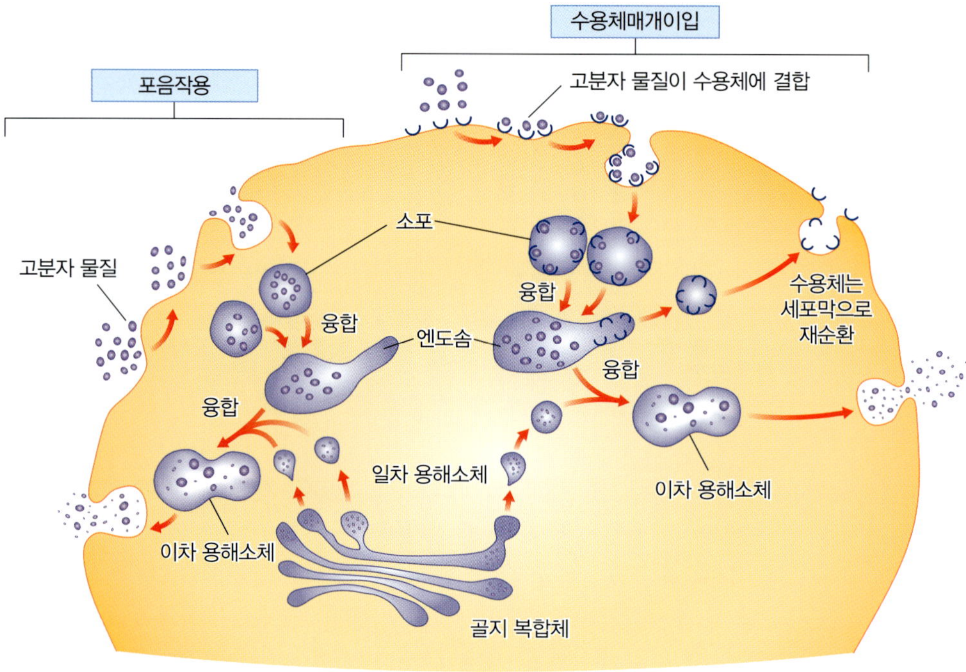

그림 1-3. 세포내 이입. 직접 식세포가 잡아먹는 포음작용과 수용체 매개이입

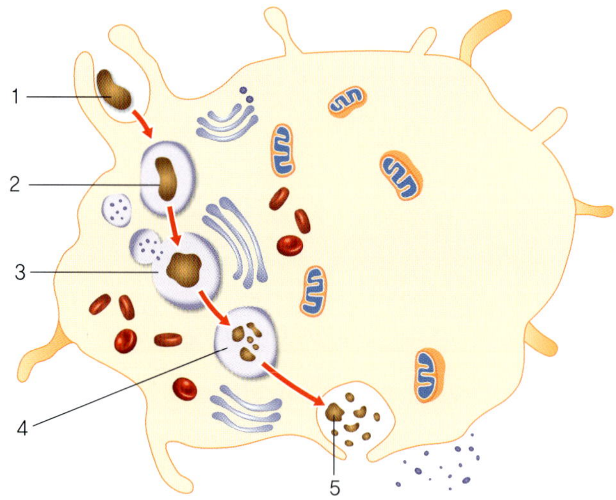

그림 1-4. 세균 식작용 단계. 1) 식세포 표면에 세균 부착, 2) 세균을 식세포 안으로 잡아들여 포식소체 형성, 3) 포식소체와 용해소체 융합(phagolysosome), 4) 세균 분해, 5) 식세포 밖으로 배출하여 제거

5. 보체

혈청 단백질인 보체는 비특이면역 또는 특이면역 기전으로 활성화되어 세균벽 파괴(bacteriolysis) 또는 식세포의 식작용을 항진시켜 미생물 제거에 관여한다.

6. 염증반응

조직 손상 또는 세균 감염은 염증반응을 유발시킨다. 염증의 5대 증상은 발적(redness: rubor), 발열(heat: calor), 부종(swelling: tumor), 통증(pain: dolor) 그리고 기능상실(loss of function: functio laesa)이다. 세균 감염 부위에 혈관이 확장되어 발적과 발열을 유발하며, 모세혈관의 투과성이 증가되어 조직으로 체액과 세포들이 나와 삼출액(exudate)이 축적되어 부종을 유발한다. 모세혈관 투과성 증가로 식세포가 조직으로 빠져 나오게 한다. 혈관을 빠져 나온 식세포는 화학주성인자의 유도로 세균 감염 부위로 이동하여 세균을 처리한다.

조직 손상과 감염 초기에 유리되는 다양한 화학매개인자들을 급성기단백질(acute-phase protein)이라 한다. 급성기단백질은 염증 확산을 억제하거나(proteolytic enzyme inhibitor, coagulation factor) 감염 세균의 독성을 완화시킨다. C-반응단백질(C-reactive protein)은 세균벽 인지질 결합과 보체 활성으로 식작용을 항진시켜 항체와 같은 기능을 나타낸다. 감염 초기에는 C-반응단백질의 혈청 농도가 약 1,000배 증가되어 임상에서 감염 지표로 이용한다. 히스타민과 키닌은 모세혈관 확장과 투과성을 증가시킨다. 혈관 확장과 모세혈관 투과성 증가로 조직으로 혈액 응고계 효소인 섬유소(fibrin)가 유출되어 응고되어 감염 확산을 방지한다. 섬유소원(fibrinogen)은 적혈구 침강 속도(erythrocyte sedimentation rate, ESR)를 항진시킨다.

XIII. 적응면역

적응면역은 이물질이 체내에 들어온 후 면역계가 특이하게 반응하여 특정 이물질을 선택적으로 제거하는 기능을 발휘하는 것으로 획득면역 또는 특이면역이라 한다. 적응면역은 선천면역과 달리 나와 남의 구별, 특이성, 다양성, 면역 기억력 등의 특성이 있다(표 1-4).

① 나와 남의 구별: 면역계는 정상적으로는 이물질, 즉 나 아닌 남에게만 선택적으로 면역반응을 하는, 나와 남을 구별하는 특성이 있다. 이 기능이 소실되면 자신에게 면역반응을 일으켜 자가면역질환을 유발한다.

② 특이성: 특정 이물질(항원)의 침입에 대하여 생긴 면역은 특정 이물질에 대해서만 면역능을 나타내지 다른 이물질에 대한 면역능은 발휘하지 못한다. 항원 자극으로 면역계가 생산한 항체는 항원 분자 구조의 미미한 차이(하나의 아미노산 차이)도 구별한다.

③ 다양성: 나를 제외한 모든 것이 이물질로 면역반응을 유발시킬 수 있으며, 면역계는 각 이물질에 대하여 특이하게 반응하는 다양성이 있다.

④ 면역 기억: 면역계는 한 번 경험한 항원은 기억해두었다가 동일한 항원이 들어오면 처음보다 더 빠르고 강하게 면역반응(이차면역반응)을 일으킨다. 그러므로 많은 병원균에 대해서 예방접종 또는 감염 후 평생 면역을 가지게 된다.

⑤ 클론 증식: 항원에 특이성이 있는 림프구가 빠르게 증식한다.

⑥ 면역반응 세포수의 축소 및 항상성 유지: 면역반응이 끝나면 증식한 림프구는 상당수가 죽어 축소되어 항상성을 유지하여 새로운 항원에 계속 면역반응을 유지하게 된다.

숙주방어에는 선천면역과 적응면역이 따로 작용하는 것이 아니라, 서로 조화를 이루어 그 기능을 서로 극대화하게 된다. 선천면역의 식세포는 항원 물질을 처리하여 적응면역을 유도하는 데 필요한 면역세포에 제공하여 적응면역이 잘 유도되게 하고, 적응면역으로 활성화된 면역세포가 생산하는 사이토카인은 식세포의 기능을 더욱 강화시킨다.

선천면역은 병원체 침입에 대하여 즉각 반응하여 일차적으로 숙주를 보호하면서 병원체 침입의 정보를 면역계에 전달하여 병원체에 대하여 특이하게 반응할 수 있는 항체 또는 세포독성 T 림프구가 생성될 수 있는 시간적 여유를 준다. 적응면역은 숙주 방어 기전에 사용되는 항체매개면역반응(체액성 면역)과 세포매개면역반응(세포성 면역)으로 구별한다.

표 1-5. 항체매개면역반응과 세포매개면역반응

비교	항체매개면역반응	세포매개면역반응
1. 행동분자(행동세포)	항체, 보체	T 림프구, NK 세포, 대식세포
2. 병원체에 대한 숙주방어	세포외 기생 미생물	세포내 기생 미생물
3. 실험적 확인 방법	응집반응 침강반응 보체결합반응 중화반응	혼합림프구 배양 세포매개림프구 용해반응 지연형 과민면역반응 이식편대숙주반응

XIV. 면역반응의 이로움과 해로움

1. 이로움

병원균에 대한 면역으로 숙주를 보호하며, 종양 면역으로는 면역 감시(immune surveillance)를 통하여 암세포를 제거한다.

2. 해로움

과민면역반응(hypersensitivity), 자가면역반응, 이식거부반응이 있다.

자가면역반응은 자가면역질환을 일으키며 이식거부반응은 장기이식 거부반응(host-versus-graft reaction)과 조혈모세포이식 때 나타날 수 있는 이식편대숙주반응(graft-versus-host reaction)이 있다.

CHAPTER

02 면역기구와 면역세포

I. 면역기구

면역기구인 림프기구(lymphoid organ)는 면역세포(림프구와 비림프계세포)가 분화되고 면역반응을 위한 상호작용이 일어나는 조직이다. 림프기구는 일차림프기구(primary or central lymphoid organ)와 이차림프기구(secondary or peripheral lymphoid organ)로 구분한다.

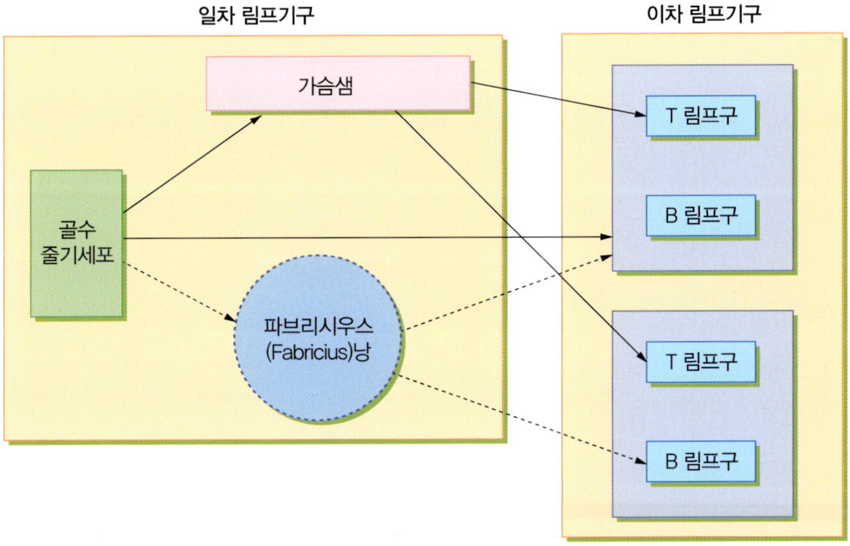

그림 2-1. 림프구 생성기구
파브리시우스낭(Bursa of Fabricius)은 조류에서 발견되며 B 세포 발생에 필요함(점선).
B (Bursa–derived 또는 Bone marrow–derived) 림프구는 골수, T (Thymus–derived) 림프구는 가슴샘에서 성숙.

표 2-1. 림프기구

림프기구	기능	장기(조직)
일차 림프기구	면역세포들이 성숙, 분화되는 장소	골수: B 림프구 가슴샘: T 림프구
이차 림프기구	성숙된 림프구들이 항원과 반응하여 면역반응이 시작되는 장소	림프절: B, T 림프구 비장: B, T 림프구

II. 면역세포

면역세포는 골수에서 유래하며, 골수 또는 가슴샘에서 성숙한다. 면역세포는 기능과 유래에 따라 B 림프구(B lymphocyte), T 림프구(T lymphocyte) 그리고 항원전달세포(antigen presenting cell, APC)로 구별한다.

표 2-2. 림프구의 발달

골수	전구세포	면역세포	분화(활성화) 세포
조혈줄기세포	림프계 전구세포	B 림프구	형질세포(plasma cell)
		T 림프구	활성화된 T 림프구
		NK 세포	NK 세포
	골수계 전구세포	과립구	호중구
			호산구
			호염기구
		단구	대식세포
		거대핵세포	혈소판
		적혈모구	적혈구
		?	비만세포

림프계 세포인 림프구는 적응면역의 중추적 역할을 하는 세포로 면역반응의 특성인 나와 남의 구별, 특이성, 다양성 그리고 면역기억을 가진다. 골수계 세포와 NK 세포는 주로 선천면역 기능으로 식작용, 항원전달 그리고 사이토카인 분비 등 비특이적인 면역기능을 수행한다. 림프구는 성숙하는 중추림프기구에 따라 B 림프구와 T 림프구로 구별한다. B 림프구와 T 림프구는 각기 세포 표면에 서로 구별되는 표식인자를 가진다.

1. B 림프구

B 림프구는 항체매개면역반응의 행동 분자인 항체를 생산하는 세포로 골수(조류의 파브리시우스낭, Bursa of Fabricius)에서 성숙하여 이차림프기구로 이동한다. 성숙 B 림프구 표면에는 특정 항원 분자를 인지할 수 있는 수용체인 B 세포 항원수용체(B cell receptor, BCR)가 있다. 특이 항원 분자가 BCR에 결합하면 B 림프구는 활성화되고 증식하여 항체를 분비하는 형질세포(plasma cell)로 분화한다.

형질세포는 수명이 2~3일 정도이며 다량의 항체 분자를 분비한다. 증식한 B 림프구의 일부는 기억 B 림프구로 되며, 이 기억 B 림프구는 항원 자극을 받지 않은 미감작 B 림프구(näive B lymphocyte)보다 수명이 길어 후에 동일한 특이 항원과 반응한다.

B 세포는 크게 B1 세포와 B2 세포로 나뉜다. B1 세포는 태아로부터 발달해, 태아기 림프구의 90%이상을 차지하나 성인이 되면 점차 감소하여 1% 정도의 림프구를 구성하고 T 세포 비의존적으로 활성화되

어 항체 생산과 항원 제시를 함으로서 감염 면역에 중요 기능을 담당한다. 이와 달리 B2 세포는 골수로부터 발달하는 일반적인 B 세포를 지칭한다.

표 2-3. 림프세포(B 림프구, T 림프구, NK 세포)의 표식인자 비교

표식인자	B 림프구	T 림프구		NK 세포
		T_H	T_C	
CD2	−	+	+	+
CD3	−	+	+	−
CD4	−	+	−	−
CD5	+(B-1림프구)	+	+	−
CD8	−	−	+	+/−
LFA-1(CD11a/CD18)	+	+	+	+
FcγRIII (CD16)	−	−	−	+
CR2 (CD21)	+	−	−	−
CD28	−	+	+	−
FcγRII (CD32)	+	−	−	−
CR1 (CD35)	+	−	−	−
CD40	+	−	−	−
CD45	+	+	+	+
ICAM-1 (CD54)	+	+	+	+
CD56	−	−	−	+

표 2-4. 미감작 B 림프구와 기억 B 림프구의 비교

특성	미감작 B 림프구	기억 B 림프구
면역글로불린	IgM, IgD	IgM, IgG, IgA, IgE
보체수용체 발현	높음	낮음
ICAM-1 발현	낮음	높음
항원수용체 친화력	낮음	높음(친화력 성숙)
수명	짧다	길다
재순환	한다	한다

2. T 림프구

T 림프구는 세포매개면역반응의 행동세포는 물론 면역반응의 조절세포로 작용하며 골수에서 유래하여 가슴샘에서 성숙한다. 성숙한 T 림프구 표면에는 특정 항원 분자를 인지할 수 있는 수용체, 즉 T 세포 항원수용체(T cell receptor, TCR)가 있다. 특이 항원분자가 TCR에 결합하면 T 림프구는 활성화되고 증

식한다. TCR의 항원 인지는 BCR과 달라 항원전달세포의 MHC 분자에 결합된 펩티드만 인지한다. 또한 항원 자극 후 T 림프구가 증식한 후에도 TCR은 세포 표면에서 떨어져 나오지 않고 세포 표면에 존재한다. T 림프구는 기능과 세포 특이 분자(FoxP3, CD4 또는 CD8)의 발현에 따라 면역조절 T 림프구($CD4^+FoxP3^+$ regulatory T cell, Treg), 보조 T 림프구($CD4^+FoxP3^-$ helper T cell, T_H)와 세포독성 T 림프구($CD8^+$ cytotoxic T cell, T_C)로 구별한다. Treg은 자가항원에 특이적 반응성을 가지고 있으며, 대부분의 면역세포에 의해 유도되는 면역반응을 억제하는 기능을 담당하고 있다.

T_H는 CD4 분자를 세포 표면에 가지며 MHC 제이항원분자와 결합한 펩티드를 인지하여 활성, 증식하여 행동세포가 되어 다양한 사이토카인을 분비한다. T_H 각 세포의 기능에 따라 크게 T_H1 (T helper 1 cells: 대식세포 활성화), T_H2 (T helper 2 cells: 호산구, 비만세포 활성화), T_H17 (T helper 17 cells: 호중구 활성화), T_{FH} (T follicular helper cell: IL-21 분비, B 림프구 활성화)와 같은 아형으로 구분된다. T_C는 CD8 분자를 세포 표면에 가지며 MHC 제일항원 분자와 결합한 펩티드를 인지하여 활성, 증식하여 행동세포인 cytotoxic T lymphocyte (CTL)로 분화한다. CTL은 세포매개면역반응의 중요한 행동세포로 바이러스 감염세포와 종양세포를 파괴한다.

3. 항원전달세포

항원전달세포(antigen presenting cell, APC)는 항원을 처리하여 림프구에 제공하는 기능을 가진 세포로 수지상세포(dendritic cell), 단구(monocyte), 대식세포(macrophage), 랑게르한스 세포(Langerhans' cell) 그리고 B 림프구 등이 있다. APC 없이는 T 림프구가 단백질 항원을 인지할 수 없다.

APC는 세포 표면에 MHC 제이항원분자를 가지고 있다. APC의 두 가지 중요한 기능은 항원 펩티드를 TCR에 전달하고, T 림프구 활성에 필요한 보조자극신호(co-stimulatory signal)를 제공하는 것이다. 반면 MHC 제일항원분자는 핵이 있는 세포의 표면에 모두 발현한다.

표 2-5. 항원전달세포의 종류

기 능	항원전달세포				
	수지상세포	대식세포		B림프구	
		휴식	활성	휴식	활성
항원탐식	세포내이입 포식작용	포식작용	포식작용	수용체매개 세포내이입	수용체매개 세포내이입
MHC II 발현	+ (항상 발현)	–	+ (발현 유도)	+ (항상 발현)	+ (항상 발현)
B7 발현 (보조자극)	+ (항상 발현)	–	+ (발현 유도)	–	+ (발현 유도)
활성가능 T 림프구	미감작 T 림프구 행동 T 림프구 기억 T 림프구	–	행동 T 림프구 기억 T 림프구	행동 T 림프구 기억 T 림프구	미감작 T 림프구 행동 T 림프구 기억 T 림프구

4. 자연 살해 세포(Natural killer cells, NK 세포)

NK 세포는 특정한 항원의 자극 없이 세포 표면의 수용체와 그에 대응하는 표적 세포 리간드의 상호 작용에 의해 활성화 되어 비정상세포를 감지하여, cytolytic 분자 (Perforin, Granzyme B)등을 직접 분비하여 즉각적으로 제거할 뿐만 아니라, 다양한 염증성 사이토카인을 분비하여 면역반응을 강화 시키는 기능을 담당한다. 바이러스, 박테리아 등의 다양한 감염에 대한 면역 반응 뿐만 아니라 항암면역 반응에 중요한 기능을 담당하고 있다.

5. 선천성 림프구 세포(Innate lymphoid cells, ILCs)

선천성 림프구 세포 (이후 ILCs)는 최근 새롭게 발견된 면역세포 군으로 T 세포 수용체 (TCR)나 B 세포 수용체 (BCR)와 같은 수용체를 발현하지 않지만, 형태학적으로 림프구 계열 세포와 유사한 외형을 가진 세포이다. ILCs는 항원 특이성을 가지고 있지 않아 선천성 면역 세포에 가깝지만, 신체의 여러 조직에 존재하며 감염, 조직의 손상 및 염증 반응을 매개하는 데 중요한 기능을 담당하고 있으며 그 기능에 따라 크게 3개의 그룹으로 분류할 수 있다.

표 2-6. 선천성 림프구 세포의 아형

아형	주로 생성하는 사이토카인	기능
ILC1	IFN-γ	바이러스, 세포내 병원체에 대한 면역 작용
ILC2	IL-5, IL-13	주로 기생충이나 알레르기성 염증에 대한 면역 작용
ILC3	IL-17, IL-22	세포외 세균이나 곰팡이에 대한 면역 작용

6. 자연 살해 T 세포(Natural killer T cells, NKT)

NKT 세포는 일반적으로 TCR과 NK 세포 특이적 표면 인자인 NK1.1을 발현하는 세포이다. 일반적 T 림프구와 달리 MHC 제일항원분자 유사 구조의 CD1d에 의해 제시되는 glycolipid를 인지하여 활성화되며, 선천면역세포와 같이 활성화 후 매우 빨리 염증반응을 일으킨다. 따라서 NKT 세포는 선천면역반응과 적응면역반응을 연결하는 기능을 한다.

7. Mucosal associated invariant T cells (MAIT)

MAIT는 invariant αβTCR과 함께, CD161, IL-18ra를 발현하고 있는 세포로서 미생물 감염 억제에 중요 기능을 담당한다. 일반적인 림프구와 달리 박테리아에 의해 생성된 비타민 B_9으로부터 유래한 대사산물이 MHC class I 유사 단백질인 MR1에 의해 제시되는 것을 인지하여 활성화되어 즉각적으로 다양한 염증성 사이토카인(TNF-α, IFN-γ, IL-17)을 생성하여 염증반응을 증폭시킨다. Perforin 및 Granzyme B 등을 분비하여 감염세포를 제거하는 등 선천면역반응과 적응면역반응을 연결하는 기능을 한다.

CHAPTER

03 선천면역

척추동물의 미생물 감염에 대한 방어기작은 선천면역과 적응면역으로 구분된다.

선천면역은 식물, 무척추동물에서도 존재하는 면역방어기작이다. 선천면역은 미생물 감염에 대응하는 1차 방어기작으로 염증 반응과 항바이러스 방어 반응을 유도하여 침입한 미생물의 증식을 억제하고 제거하는 역할을 수행한다.

I. 선천면역반응의 개시: 패턴인식 수용체

선천면역을 담당하는 세포는 미생물에 감염된 경우 병원균 유래 분자패턴(pathogen-associated molecular pattern, PAMP)과 손상된 조직에서 분비되는 손상 유래 분자패턴(damage-associated molecular pattern, DAMP)을 인지하여 선천면역 반응을 시작한다. 이때 선천면역 세포는 패턴인식 수용체(pattern-recognition receptor, PRR)를 통해 PAMP 또는 DAMP를 인식하여 선천면역 반응을 개시한다. 패턴인식 수용체는 다음과 같은 유형들이 존재한다.

1. Toll 유사 수용체(Toll-like receptors, TLRs)

패턴인식 수용체 중 가장 처음 발견된 TLR은 세포막 또는 엔도솜막에 존재하는 유형으로 구분되며 사람의 경우 TLR1-TLR10까지 알려져 있다(그림 3-1).

(1) 세포막에 발현되는 유형: 주로 세균 유래 PAMP 인식

- TLR1/TLR2/TLR6: 지질펩티드, 펩티도글리칸 인식
- TLR4: LPS 인식
- TLR5: flagellin 인식

(2) 엔도솜막에 발현되는 유형: 세균, 바이러스 유래 핵산 인식

- TLR3: dsRNA 인식
- TLR7/8: ssRNA 인식
- TLR9: CpG DNA 인식

• TLR는 C-말단의 Toll/interleukin-1 receptor (TIR) 도메인, 막 통과(transmembrane) 도메인 및 N-말단의 leucine-rich repeat (LRR) 모티프로 구성되며 LRR 모티프를 통해 상기의 패턴을 인식한다.

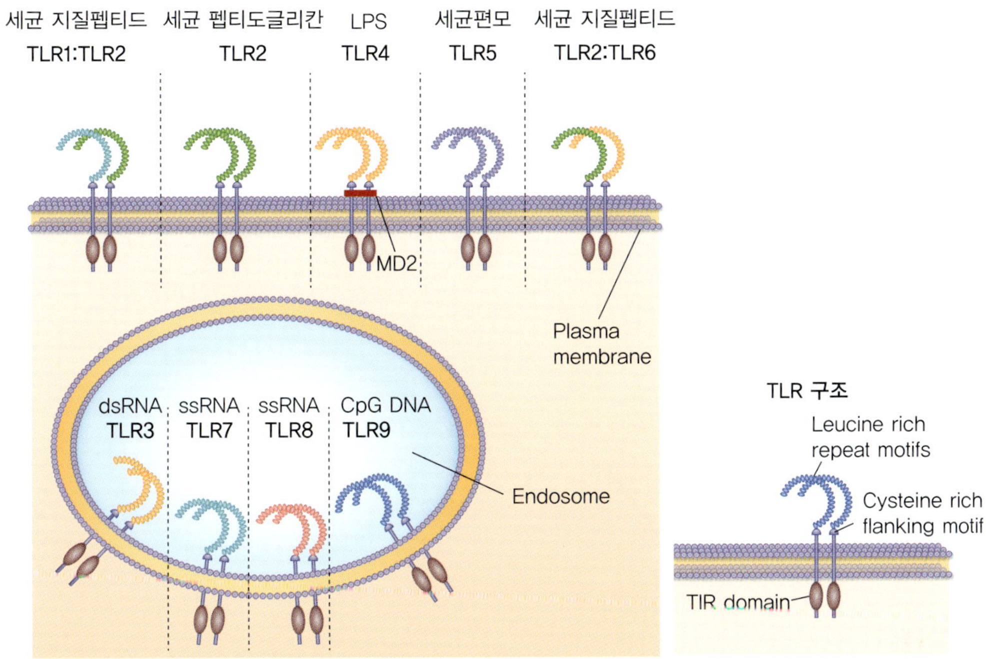

그림 3-1. TLR 종류와 리간드

- TLR이 각각의 고유한 미생물 또는 손상 유래 패턴을 인식하게 되면 MyD88 또는 TRIF 등의 어댑터 단백질이 TLR의 TIR 도메인에 모이게 되고 이후 각각의 신호경로를 활성화시켜 NF-κB 또는 IRFs (interferon regulatory factors) 등의 전사인자를 활성화시킨다. 활성화된 전사인자는 각각 염증성 사이토카인, 부착분자, 제1형 인터페론 등 새로운 단백질의 생성을 촉진하여 염증반응 또는 항바이러스 반응을 유도한다(그림 3-2).

2. NOD 유사 수용체(NOD-like receptors, NLRs) 및 인플라마좀

세포막 또는 엔도솜막에 존재하는 TLR과 다르게 선천면역세포의 세포질에도 미생물 또는 손상 유래 패턴을 인식하는 수용체가 존재한다. 대표적인 수용체가 NOD (nucleotide oligomerization domain) 유사 수용체로 여러 가지 유형이 있지만 크게 N-말단에 pyrin 도메인을 갖고 있는 NLRP (NOD-like receptor family, pyrin domain containing)와 CARD 도메인을 갖고 있는 NOD1, NOD2 및 NLRC (NOD-like receptor family, CARD domain containing) 유형으로 구분된다.

NLRP 중 대표적인 수용체는 NLRP3로 다양한 PAMP 또는 DAMP 자극에 의해 활성화된다. NLRP3가 직접 인식하는 리간드는 아직 명확하지 않지만, 1) 미생물에서 분비된 독소, 2) 조직 손상에서 유리된 ATP, 3) 체내에 축적되는 대사산물(요산 결정, 콜레스테롤 결정) 등 다양한 자극이 NLRP3 활성화를 유도한다. 활성화된 NLRP3는 ASC 어댑터 단백질, 비활성 caspase-1 단백질과 결합하면서 동시에 self-oligomerization 되어 거대한 단백질 복합체를 형성한다. 이 복합체는 활성 형태의 caspase-1을 생성하게

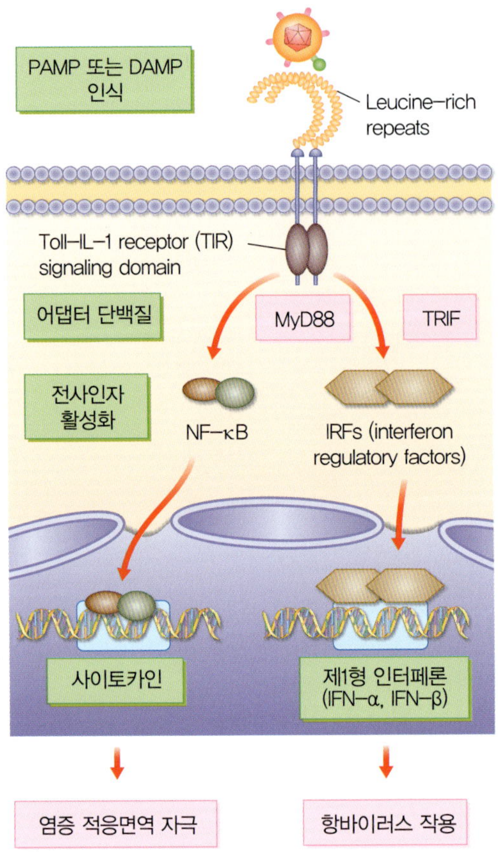

그림 3-2. TLR 신호경로

되고, 활성화된 caspase-1은 염증반응 개시에 중요한 사이토카인인 활성 IL-1β를 생성시켜 세포 밖으로 분비시킨다(그림 3-3). 이 단백질 복합체를 인플라마좀(inflammasome)이라고 부른다. NLRP3 이외에도 NLRP1, NLRC4, AIM2 및 pyrin 등이 여러 가지 PAMP 또는 DAMP 자극에 의해 인플라마좀을 형성시켜 IL-1β 분비를 유도하여 염증 반응을 개시한다.

3. 핵산 인식 수용체(Nucleic acid sensing receptors)

세포 내 DNA 및 RNA 등 핵산은 평상시 핵 또는 미토콘드리아 등 세포 소기관 내에 격리되어 있다. 반면 병원균에 감염되면 병원균 유래 DNA 또는 RNA가 유리되고, 숙주세포는 이 핵산을 인식하여 선천면역반응을 개시한다.

병원균 핵산을 인식하는 수용체는 다음과 같다.

(1) 엔도솜막 TLR: 숙주세포의 엔도솜에 존재하는 미생물의 DNA, RNA를 인식한다(그림 3-1).

(2) RLR: 세포질에 존재하는 double-stranded RNA (dsRNA)를 인식하는 수용체. 주로 바이러스 유래 dsRNA를 인식한다. Retinoic-inducible gene-I (RIG-I) 및 melanoma differentiation-associated gene 5 (MDA5)가 존재하고 이들 수용체를 RIG-I-like receptors (RLRs)라고 부른다. RLR 수용체

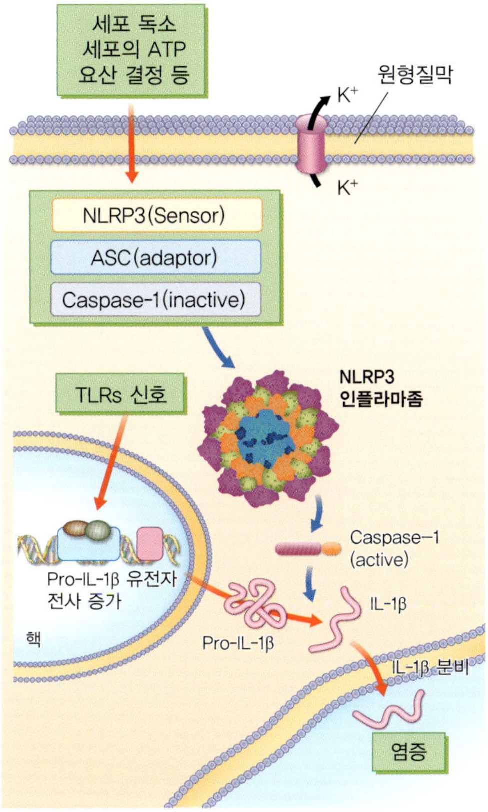

그림 3-3. NLRP3 인플라마좀 경로

는 dsRNA를 인식하면 어댑터 단백질인 MAVS를 활성화시키고, 이는 IRF3, IRF7, NF-κB를 활성화시켜 제1형 인터페론 및 염증성 사이토카인을 생성시킨다.

(3) DNA 수용체: 세포질에 존재하는 dsDNA를 인식하는 수용체. cGAS, IFI16, DDX41 또는 AIM2 등의 수용체가 존재하여 선천면역반응을 유도한다. 대표적인 수용체인 cGAS는 dsDNA와 결합하여 활성화되면 ATP와 GTP에 작용하여 2′,3′-GAMP를 형성한다. 2′,3′-GAMP는 ER막에 있는 STING과 결합하고 활성화시킨다. 이 결과 IRF3 전사인자를 활성화시키고 최종적으로 제1형 인터페론을 생성한다.

4. 기타 수용체

선천면역 세포에는 세균 또는 진균에서 유래한 당을 인식하는 C-type lectin receptors (CLRs)가 존재하여 미생물의 감염을 인식한다. Dectin-1, Dectin-2, Mincle 또는 DC-SIGN 등이 CLR 계열에 속하는 수용체이며 글루칸 또는 만노스 등의 당을 인식하여 일련의 세포내 신호경로를 활성화시킨다. 또한 다이옥신 등의 독성 물질 또는 indoles 류 등의 체내 대사체를 인식하여 활성화되는 전사인자인 aryl hydrocarbon receptors (AhRs)의 존재가 보고되고 있다.

II. 선천면역반응의 결과: 염증반응, 항바이러스 반응

병원균 감염이나 조직 손상에 의해 선천면역세포의 패턴인식 수용체 경로가 활성화되면 선천면역세포는 사이토카인 등의 분자를 세포 외부로 분비하여 염증반응, 항바이러스 반응, 조직복구 반응을 수행한다. 분비된 염증성 사이토카인은 주변 세포에 존재하는 수용체에 결합하여 표적세포를 변화시킨다. 염증성 사이토카인은 대식세포 활성화와 포식능을 증가시키고, 염증 유도에 필요한 다양한 성분을 생성하여 분비하게 된다. 또한 혈관의 내피세포의 투과도가 증가해서 혈액에서 호중구 등의 많은 선천면역세포가 염증 부위에 모여들게 된다. 이렇게 특정 지역에 결집된 활성화된 선천면역세포는 단백질 분해효소, 활성 산소 등의 다양한 독성 물질을 분비하여 침입한 미생물과 주변 조직을 손상시킨다. 이러한 현상을 염증이라 한다.

바이러스 감염은 바이러스 유래 핵산이 선천면역세포 및 조직 세포에 존재하는 RLR 및 DNA 수용체에 의해 인식되면서 결과적으로 다량의 제1형 인터페론을 생성시킨다. 제1형 인터페론은 주변 세포의 제1형 인터페론 수용체에 결합하여 감염된 세포 내에서 바이러스 증식, 단백질 합성 및 바이러스의 형성 등을 저해하는 항바이러스 반응을 유도한다.

염증반응으로 손상된 조직은 사멸된 세포들이 탐식되면서(efferocytosis) 항염증성 사이토카인 및 조직복구인자 등이 생성되어 염증반응이 종결되고 손상된 조직은 복구된다.

CHAPTER

04 사이토카인 및 케모카인

면역반응에 관여하는 림프계 세포, 염증세포 그리고 이외 조혈계세포는 서로 다른 기능을 가진 세포들이 직접 접촉하거나 또는 이 세포들이 분비하는 단백질에 의하여 자극을 전달하여 효율적인 기능을 나타낸다. 이들 세포가 분비하는 단백질을 사이토카인(cytokine)이라 하며 사이토카인들은 선천면역과 적응면역에서 중요한 역할을 한다. 선천면역에 관여하는 사이토카인들은 대부분 단핵식세포가 분비하며 이들을 모노카인이라 부른다. 적응면역에 관여하는 사이토카인들은 대부분 T 림프구들이 분비하고 이들을 림포카인이라 부른다. 림포카인들은 세포간 상호 작용을 조절하는 기능을 가진 단백질이라는 뜻으로 인터루킨(interleukin, IL)으로도 부른다.

I. 사이토카인의 공통적인 특성

사이토카인들은 다양한 단백질들로 구성되며 그 기능이 다양하나 몇 가지 공통적인 특성이 있다.

1) 대부분 30 kD 이하의 작은 분자량을 가진 당단백질이다.
2) 대부분 항원 또는 마이토젠 자극을 받아 분비되며 각 사이토카인 수용체에 강한 친화력이 있어 극소량(10^{-10}-10^{-15} M)으로도 면역반응과 염증반응을 조절한다.
3) 자극을 받은 세포는 빠르게 사이토카인 mRNA 전사를 시작한다. 사이토카인 mRNA는 매우 불안정하며 생성된 사이토카인은 즉시 분비되고, 자극이 없어지면 곧 중단된다.
4) 동일한 사이토카인이 여러 다른 세포에 각기 다른 작용(pleiotropic)을 하거나 또는 서로 다른 사이토카인들이 동일한 세포에 유사한 작용(redundancy)을 한다.
5) 서로 다른 사이토카인이 상승작용 또는 길항작용 등 다양하게 작용한다.
6) 사이토카인은 분비한 세포 자신에게 작용하는 autocrine 작용, 주위 세포들에 작용하는 paracrine 작용이 대부분이나 호르몬과 같이 멀리 있는 세포에 작용하는 endocrine 작용도 나타낸다.

표 4-1. 주요 사이토카인의 종류와 특성

사이토카인	분자량(Da)	분비세포	표적세포	기능
IL-1 (IL-1α, IL-1β)	17,000	단핵구, 대식세포, B 세포, 수지상세포, 혈관내피세포	T_H 세포, B 세포	동시 자극 세포 성숙 및 클론 증식 항진
			NK 세포	활성화
			혈관내피세포	ICAM-1 발현 항진
			대식세포, 호중구	화학주성
			간세포 (hepatocytes)	급성기 단백질 생산 유도
			뇌하수체	발열
IL-2	15,500	T_H1 세포	항원 자극받은 T_H 세포, T_C 세포	증식 유도
			NK 세포	활성화
IL-3	15,000	T_H 세포, NK 세포, 비만세포(mast cell)	조혈세포	성장과 분화 촉진
			비만세포	성장과 히스타민 분비 촉진
IL-4	20,000	T_H2 세포, 비만세포, NK 세포	항원자극 B 세포	동시 자극
			활성 B 세포	증식, 분화 항진(IgG1, IgE 클라스 전환 유도)
			휴식 B 세포	MHC class II 분자 발현 항진
			가슴샘세포, T 세포	증식 항진
			대식세포	MHC class II 분자 발현 항진 식작용 항진
			비만세포	성장 촉진
IL-5	45,000	T_H2 세포, 비만세포	활성 B 세포	증식, 분화 자극 (IgA 클라스 전환 유도)
			호산구	성장, 분화 항진
TNF-α (종양괴사 인자, tumor necrosis factor α)	45,000~50,000 (trimer 형태)	대식세포, 비만세포	종양세포	세포독작용
			염증세포	IL-1과 유사한 염증유발, 카켁시아(cachexia) 유발
Lymphotoxin (tumor necrosis factor β, TNF-β)	60,000 (trimer 형태)	T_H1, T_C 세포	종양세포	세포독작용
			대식세포, 호중구	대식세포 활성 증진
GM-CSF (gruanlocyte-macrophage colony stimulating factor)	22,000	활성 T 림프구, 단핵식세포, 혈관내피세포, 섬유아세포, 비만세포	과립구, 대식세포	분화 촉진

사이토카인	분자량(Da)	분비세포	표적세포	기능
IL-6	22,000	단구, 대식세포, T_H2 세포, 골수 간질세포(stromal cell)	증식 B 세포	형질세포로 분화 촉진
			형질세포	항체 분비 항진
			골수모양 줄기세포	분화 항진
			간세포	급성기 단백질 생산 유도
IL-7	25,000	골수와 가슴샘 간질세포	림프모양 줄기세포	B 전구세포, T 전구세포로 분화 유도
			휴식 T 세포	IL-2, IL-2 수용체 발현 증진
IL-8	8,500	대식세포, 혈관내피세포	호중구	케모카인 작용: 호중구의 혈관내피세포 유착과 혈관 밖으로 이동 유도
IL-9	16,000	T_H 세포	T_H 세포	항원 없이 T_H 세포 증식 보조
IL-10	18,000	T_H2 세포	대식세포	사이토카인 생산 억제
IL-11	20,000	골수 간질세포	Plasmacytoma	성장 보조
			B 전구세포	분화 항진
			거대핵세포	분화 항진
			간세포	급성기 단백질 생산 유도
IL-12	70,000 (35 kDa/40 kDa heterodimer)	대식세포, B 세포	활성 T_C 세포	IL-2와 같이 CTL로 분화 상승작용
			NK 세포, LAK 세포, T_H1 세포	증식 자극
IL-13	12,000	T_H 세포	대식세포	염증유발 사이토카인의 활성과 유리 억제
IL-14	53,000	T 세포	B 세포	증식과 항체 분비 억제
IL-15	17,000	단핵구, T 세포	T 세포, 장 상피세포	장 상피세포 성장 자극, T 세포 분화 자극
			활성 B 세포	증식과 분화의 보조 역할
			NK 세포	증식 보조
IL-16	40,000	T 세포(주로 $CD8^+$), 호산구	$CD4^+$ T 세포	화학주성작용, MHC class II 분자 생산 유도, 사이토카인 생산 유도, 항원 유도 증식 억제
			호산구	화학주성, 세포유착 유도
			단핵구	화학주성, MHC class II 분자 생산 유도
IL-17	20,000	$CD4^+$ T 세포	여러 조직 간질세포	염증유도, 사이토카인(간질세포의 IL-6, IL-8, PGE2, GCS-F 생산 자극)

사이토카인	분자량(Da)	분비세포	표적세포	기능
IL-18	22,3000	Kupffer 세포, 각질세포, 소장 상피세포, 뼈모세포(osteoblast)	T_H1 세포	IFN-γ 생산 유도, 세포 증식 유도 IL-10 생산 억제
IL-21	15,000	T_{FH} 세포	NK 세포, CD8 T 세포, B 세포	세포독성 증가 (NK 세포, CD8 T 세포) 활성화, 증식, 분화(B 세포)
IL-22	25,000	CD4 (T_H17) 세포, ILC3세포	상피세포	상피장벽 방어능력 증가
IL-23	53,700~58,700 (35-40 kDa /18.7 kDa heterodimer)	대식세포, 수지상세포	T 세포	분화, 증식(T_H17 세포)
IL-25	20,000	T 세포, 비만세포, 호산구, 대식세포, 점막 상피세포	T 세포 및 다른 세포	IL-4, IL-5, IL-13 발현
IL-27	27,500 (heterodimer)	대식세포, 수지상세포	T 세포, NK 세포	T_H1 세포 분화 유도, T_H17 세포 분화 억제, NK 세포: IFN-γ 합성?
IL-33	31,000	상피세포	T 세포, 비만세포	T_H2 사이토카인 생성 유도
Interferon (IFN)-α	18,500	백혈구	감염안된 세포	바이러스 증식 억제
IFN-β	21,000	섬유모세포	감염안된 세포	바이러스 증식 억제
IFN-γ	45,000 (dimer)	T_H1, T_C, NK 세포	감염안된 세포	바이러스 증식 억제
			대식세포	활성화 증진
			대부분 세포	MHC 제일항원 및 제이항원 분자 발현 항진
			증식 B 세포	IgG2a 클라스 전환 유도, IL-4 작용 차단
			T_H2 세포	증식 억제
			염증세포	지연형 과민면역반응 효과 매개
TGF-β (transforming growth factor β)	25,000 (homodimer)	혈소판, 대식세포, T 세포, B 세포, 망상내피세포, 비만세포	단핵구, 대식세포	화학주성
			활성 대식세포	IL-1 생산 유도
			상피세포, 내피세포, 림프계세포, 조혈세포	증식 억제로 염증반응 억제와 상처 치유 촉진
			증식 B 세포	IgA 클라스 전환 유도

표 4-2. T_H1 림프구와 T_H2 림프구의 사이토카인 분비 비교

사이토카인	T_H1 림프구	T_H2 림프구	사이토카인	T_H1 림프구	T_H2 림프구
IL-4	−	++	GM-CSF	++	+
IL-5	−	++	IL-2	+	−
IL-10	−	++	IFN-γ	++	−
IL-13	−	++	TNF-β	++	−
IL-3	++	++			

II. 사이토카인 수용체

사이토카인은 표적세포의 사이토카인 수용체에 결합하여 생물학적 기능을 일으킨다. 사이토카인 수용체는 구조 특성에 따라 제일형 (type I) 사이토카인 수용체계 (조혈인자 수용체계), 제이형 (type II) 사이토카인 수용체계 (인터페론 수용체계), TNF 수용체계, IL-1 수용체계, IL-17 수용체계, 케모카인 수용체세로 나눈다. 제일형 사이토카인 수용체계는 공통적으로 포함하는 chain 또는 subunit 에 따라 다음 세개의 그룹으로 세분화 된다.

1. Common γ chain (γC 또는 CD132) 계열: common γ chain을 갖는 수용체로 IL-2, IL-4, IL-7, IL-9, IL-15, IL-21의 수용체가 공유함.
2. GM-CSF 계열: common β chain(βc)을 갖는 수용체로 GM-CSF, IL-3, IL-5의 수용체가 공유하고 있음.
3. IL-6 수용체 계열: common gp130 subunit를 갖는 수용체로 IL-6, IL-27 수용체가 공유함.

표 4-3. 사이토카인 수용체 분류

사이토카인 수용체계	일반 구조	결합 사이토카인
제일형 사이토카인 수용체 (조혈인자 수용체계)	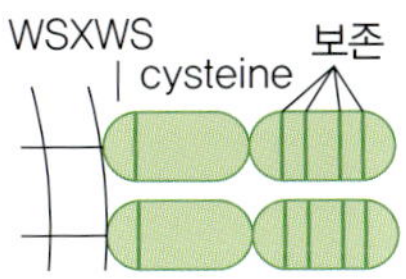	IL-2, IL-3, IL-4, IL-5, IL-6, IL-7, IL-9, IL-11, IL-12, IL-13, IL-15, GM-CSF, G-CSF, OSM, LIF, CNTF, 성장호르몬, prolactin
제이형 사이토카인 수용체 (인터페론 수용체계)	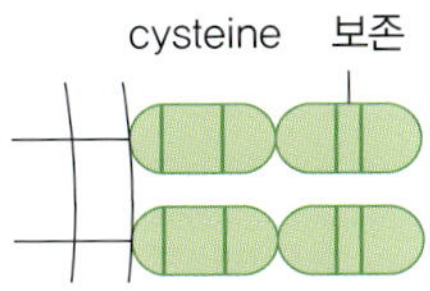	IFN-α, IFN-β, IFN-γ, IFN-λ
TNF 수용체	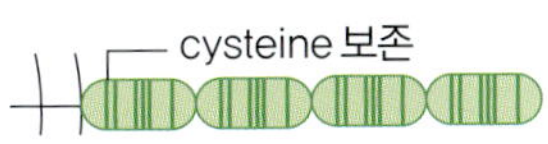	TNF-α, TNF-β, CD40, 신경성장인자(NGF), FasL, BAFF
IL-1 수용체	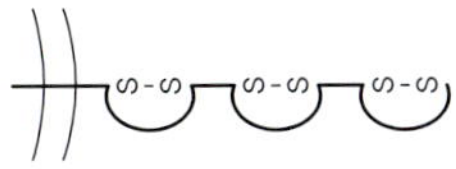	IL-1, IL-18

IL-17 수용체	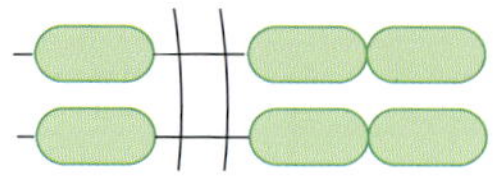	IL-17A, IL-17B, IL-17C, IL-17E (IL-25), IL-17F
케모카인 수용체	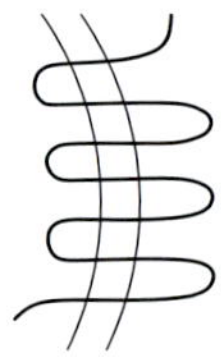	CC계 케모카인(MCAF, MIP-1α, MIP-1β, MCP-1, RANTES, eotaxin) CXC계 케모카인(IL-8, PBP, β-TG, NAP-2, PF-4, GROα,β,γ, IP-10, SDF-1)

GM-CSF: granulocyte/macrophage colony stimulating factor, G-CSF: granulocyte/macrophage colony stimulating factor, OSM: oncostatin M, LIF: leukemia-inhibitory factor, CNTF: cililary neutrophic factor, MCAF: macrophage chemotactic and activating factor, MIP: monocyte inflammatory protein, MCP-1: macrophage chemoattractant protein-1, IP-10: interferon-γ-induced protein, SDF-1: stromal cell derived factor 1.

III. 케모카인 및 케모카인 수용체

케모카인은 혈류로부터 조직으로 백혈구의 이동을 조절하는 사이토카인을 총칭하며 약 50개가 존재한다. 분자량은 8~10 kDa이며 4개의 그룹 (CC, CXC, C, CX$_3$C 그룹)으로 분류하며 각 수용체가 존재한다. 수용체는 세포막을 7번 통과하는 GPCR (G-protein coupled receptor) 대가족이다. 케모카인은 염증반응시 백혈구의 이동, 혈관벽에 부착 및 통과에 관여한다. 또한 발달과정에서 백혈구의 이동, 면역반응시 DC의 이동에도 관여한다. 참고로 CC (cysteine-cysteine) 계열과 CXC (cysteine-X-cysteine) 계열 케모카인과 수용체를 표로 나타내었다 (표 4-4).

표 4-4. 케포카인의 종류와 수용체

CC 계열		
케모카인	**수용체**	**주요기능**
CCL2	CCR2	백혈구 유인
CCL3	CCR1, CCR5	백혈구 유인
CCL4	CCR5	T 세포, 수지상세포, 단핵구, NK 세포 유인, HIV coreceptor
CCL5	CCR1, CCR3, CCR5	백혈구 유인
CCL11	CCR3	호산구, 호염구, T$_H$2 세포 유인
CCL17	CCR4	피부로 T 세포 유인
CCL19	CCR7	림프절 T 세포 구역으로 T 세포, 수지상세포 유인
CCL21	CCR7	림프절 T 세포 구역으로 T 세포, 수지상세포 유인

CCL22	CCR4	NK 세포, T 세포 유인
CCL25	CCR9	장으로 림프구 유인
CCL27	CCR10	피부로 T 세포 유인
CXC 계열		
CXCL1	CXCR2	호중구 유인
CXCL8	CXCR1, CXCR-2	호중구 유인
CXCL9	CXCR3	작동 T 세포 유인
CXCL10	CXCR3	작동 T 세포 유인
CXCL12	CXCR4	림프절로 B 세포 유인; 골수로 형질세포 유인, HIV coreceptor
CXCL13	CXCR5	림프절과 소포로 B 세포, T 소포조력림프구 유인

CHAPTER

05 항원, 항원 인지 세포 표면분자

항원

I. 항원(antigen)의 정의

특이면역반응(항체매개면역반응, 세포매개면역반응)을 유도할 수 있는 물질이다.

II. 면역원성(immunogenicity)과 항원성(antigenicity)

B 림프구와 작용하여 항체를 생산하거나, T 림프구와 작용하여 행동세포를 유도하는 물질을 면역원(immunogen)이라 하고, 이러한 능력을 면역원성이라 한다.

면역원과 반응하여 생산된 항체 또는 행동세포와 특이하게 반응하는 물질을 항원이라 하고, 이러한 능력을 항원성이라 한다.

B 림프구 +	면역원 ▶	항체	+ 항원 ▶	[항원 – 항체]
T 림프구 +	면역원 ▶	행동세포	+ 항원 ▶	[행동세포 – 항원]
면역원성			**항원성**	

* 일반적으로 면역원과 항원 또는 면역원성과 항원성을 구별하지 않고 항원 또는 항원성으로 쓴다.

III. 항원성을 가지는 물질

1. 단백질, 다당, 지다당

단백질 항원은 항원전달세포(APC) 내에서 펩티드로 분해되어 MHC 제일항원 또는 제이항원 분자와 결합하여 TCR에 전달된다. 다당, 지다당 항원은 MHC 분자와 결합하지 못하여 TCR로 전달되지 못한다.

2. 합텐과 운반체

합텐(hapten)은 항원성은 있으나 면역원성은 없는, 분자량이 작은 화학물이다. 즉, 단독으로는 항체 생산을 유도하지 못하나 분자량이 큰 단백질(이를 carrier, 운반체라 함)에 결합하여 면역하면 항체생산이 가능하며, 만들어진 항체와는 단독으로도 결합한다.

운반체는 합텐과 결합하여 합텐에 대한 항체 생산 반응이 일어나도록 하는 고분자 단백질이다.

표 5-1. 항원의 종류

특성	항원	
	단백질	다당, 지다당
MHC 결합	펩티드로 분해되어 결합함	결합 못함
T 림프구 의존성	T-dependent(T 의존, TD 항원)	T-independent(T 비의존, TI 항원)
면역반응 유도	항체매개 반응, 세포매개 반응	항체매개 반응

3. 에피토프

림프구의 항원수용체는 항원분자 전체와 반응하는 것이 아니고 일부분과 반응한다. 항원수용체가 반응하는 항원 부위를 항원결정부위(antigenic determinant) 또는 에피토프(epitope)라 부른다. 항원 분자 하나에는 여러 개의 다른 에피토프가 있을 수 있으며, 각각 다른 에피토프에는 다른 항체가 결합한다(그림 5-1).

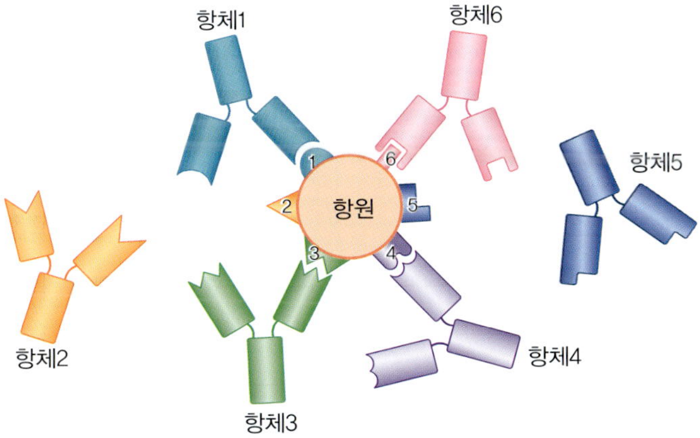

그림 5-1. 항원 분자에 여러 다른 에피토프 존재 가능. 각 에피토프에 각각의 특이항체가 결합함.
1~6: 에피토프, 항체 1~6: 에피토프 1~6과 결합하는 항체

IV. 항원성에 영향을 주는 조건

1. 항원 분자의 조건

1) 이물질(foreignness): 면역세포가 발생, 분화과정에서 경험하지 못한 물질은 항원성이 높다.
2) 항원 분자의 크기: 일반적으로 분자량 10,000 Da 이하 분자는 항원성이 낮다.
3) 분자 구조의 복잡성: homopolymer는 항원성이 낮고 copolymer가 항원성이 높다.
   단백질 구조가 복잡(primary < secondary < tertiary < quarterly structure) 할수록 항원성이 높다.
4) 분해의 용이도: 항원 처리에 관여하는 효소에 의한 분해가 용이할수록 항원성이 높다.
   L-형 아미노산 중합체는 항원전달세포(APC) 내에서 분해가 용이하나 D-형 아미노산 중합체는 분해되지 않아 항원성이 매우 낮다.

2. 항원 투여 방법

1) 용량: 최대 면역반응을 위하여 적당량의 항원 투여가 필요하다. 극소량 또는 극대량 투여는 면역무반응(unresponsiveness, tolerance)을 유도한다.
2) 투여 경로: 정맥, 점막, 피내, 피하, 근육, 복강 투여에 따라 면역반응의 영향이 다르다.
3) 투여 횟수: 추가접종하여 이차면역 반응을 유도한다.
4) 항원보강제(adjuvant): 항원성을 높인다.

3. 숙주 인자

1) 유전적 배경: MHC 유전자에 따라 항원에 대한 면역반응의 정도가 달라진다.
2) 신체적 조건: 나이, 성별, 영양상태, 약물복용, 방사선조사, 임신 등에 따라 차이가 있다.

항원 인지 세포 표면분자

면역세포는 세포 표면에 항원 인지에 필요한 특이 분자인 항원인지분자(antigen recognition molecule)를 이용하여 항원의 에피토프를 인지한다. B 림프구 표면에서 항원을 인지하는 분자는 세포 표면 면역글로불린으로 B 세포 항원수용체(B cell receptor, BCR)라 부르고, T 림프구 표면에서 항원을 인지하는 분자는 T 세포 항원수용체(T cell receptor, TCR)라 부른다. BCR과 TCR은 항원 특이성이 있어, 각 림프구에는 특정 에피토프와 반응하는 한 종류의 BCR 또는 TCR을 가진다. APC 표면에는 TCR에 펩티드를 전달하는데 필요한 MHC 분자가 발현되어 있다(그림 5-2). BCR은 단백질, 다당, 지다당 등 다양한 항원과 결합하여 항원의 2차, 3차의 구조를 인지한다. T_H림프구의 TCR은 MHC class II에 적재된 펩티드를 인지하고, T_C림프구의 TCR은 MHC class I에 적재된 펩티드를 인지한다. CD4, CD8은 각각 T_H, T_C림프구에 존재하여 TCR의 MHC 분자 인지를 보조한다.

I. 면역세포의 항원 인지 분자

면역세포	항원 인지 분자	인지 가능한 항원
B 림프구	BCR	유리 단백질, 다당, 지다당
T_H 림프구	TCR/CD4	MHC class II/펩티드
T_C 림프구	TCR/CD8	MHC class I/펩티드
항원전달세포	MHC class I, II	단백질

BCR: B cell receptor, TCR: T cell receptor, MHC: major histocompatibility complex

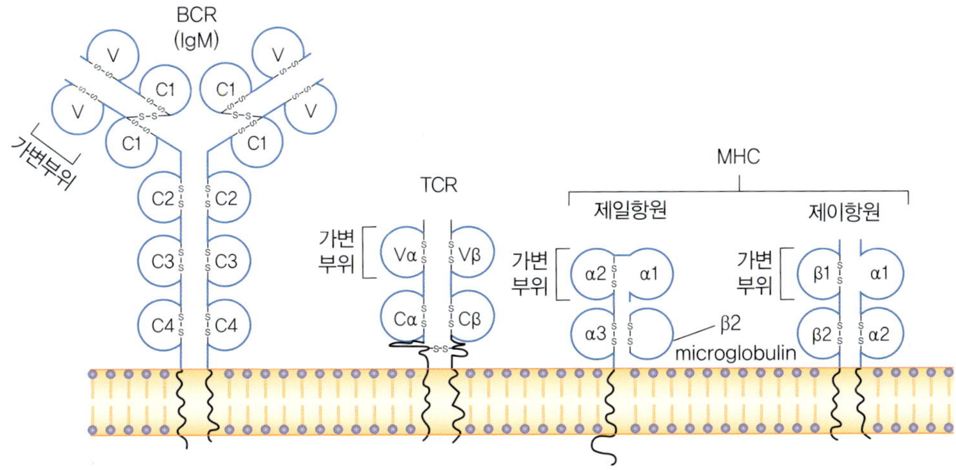

그림 5-2. B 림프구(BCR), T 림프구(TCR) 그리고 항원전달세포(MHC class I, II)의 표면 항원 인지 분자

CHAPTER

06 항체와 항체유전자

I. 항체

1. 항체의 정의

면역글로불린(immunoglobulin, Ig)은 항체 기능을 가진 혈청 단백질로 γ-globulin에 속한다. B 세포 표면의 BCR (혹은 surface Ig)이 항원이 결합하여 활성화되면 형질세포로 분화되어 항원에 반응하는 단백질을 분비한다. 이렇게 분비된 단백질을 secretory Ig이라 하며, 항원과 특이적으로 결합하므로 항체(antibody)라고 한다. 항체는 혈중에 존재하여 항원에 결합하며, 일부는 B 세포 표면에 BCR로 존재하여 항원수용체 역할을 하여 B 세포의 활성화에 중요한 역할을 한다.

2. 항체의 기본 구조

항체는 5개(IgG, IgA, IgM, IgD, IgE)의 클라스가 있다. 그중 IgG는 가장 단순한 구조인 단량체(monomer)로써 2개의 중쇄(heavy chain)와 2개의 경쇄(light chain)가 이황(disulfide) 결합된 형태이다(그림 6-1). IgA와 IgM은 단량체가 각각 2개 혹은 5~6개가 붙어 있는 다량체 형태로 존재하기도 한다(그림 6-2). 중쇄와 경쇄는 가변부위(variable region)와 불변부위(constant region)로 구분된다. 가변부위는 항원

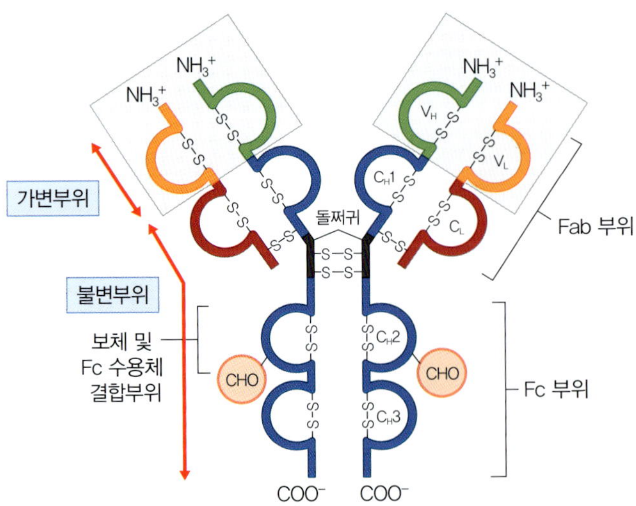

그림 6-1. 면역글로불린 IgG의 기본 구조. CHO: carbohydrate (glycosylation), 네모사각형: 항원결합부위

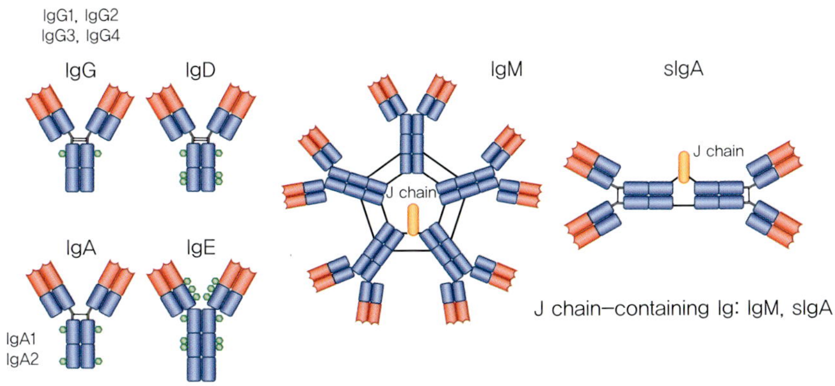

그림 6-2. 각 항체 클래스의 모양.
IgG, IgA, IgM, IgD, IgE은 혈중에 존재, sIgA는 분비형항체임. sIgA: secretory IgA

과 결합하는 특이성을 나타내는 부위로 B 림프구 클론에 따라 다양한 아미노산 배열을 가지며 중쇄 · 경쇄 각각 1개의 도메인으로 이루어져 있다. 각 클라스의 불변부위는 아미노산 배열이 비교적 일정하고 클라스에 따라 중쇄는 3~4개의 도메인으로 이루어져있고, 경쇄는 1개의 도메인으로 이루어져 있다.

중쇄는 가변부위 1개 도메인(V_H), 불변부위는 항체 클라스에 따라 3개(IgG, IgA, IgD) 또는 4개(IgM, IgE)의 도메인으로 이루어져 있으며, 순서대로 C_H1, C_H2, C_H3, C_H4로 명명한다. 경쇄는 모두 가변부위 1개 도메인(V_L), 불변부위 1개 도메인(C_L)으로 이루어져 있다. 불변 및 가변부위 모든 도메인은 이황결합으로 3차원적 구형구조이다. 중쇄와 경쇄 사이도 이황 결합으로 연결되어 있다. 돌쩌귀 부위(hinge region)가 있어서 유연한 Y 형태를 가진다. 항체 구조를 분석하기 위해 IgG 항체를 이황 결합을 끊는 환원제를 처리하면 2개의 중쇄와 2개의 경쇄로 분리된다. 파파인(papain)으로 처리하면 2개의 Fab와 하나의 Fc로 잘리며, 펩신(pepsin)으로 처리하면 1개의 $F(ab')_2$가 생기고 Fc 부위는 잘게 분해된다(그림 6-3).

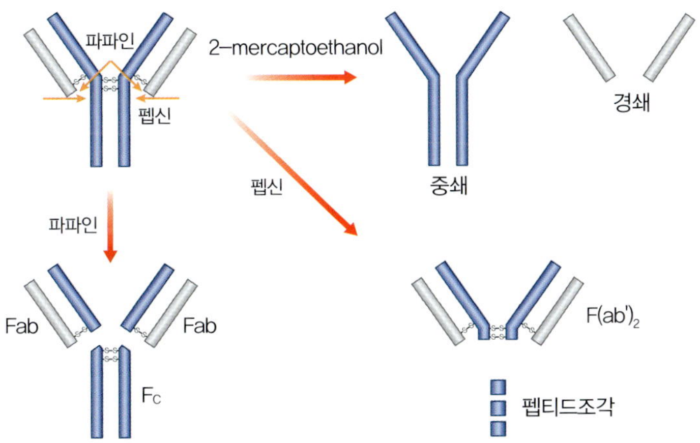

그림 6-3. 면역글로불린(IgG)의 효소처리에 따른 구조분해

3. 항체 클라스

항체의 5개 클라스는 중쇄의 불변부위 아미노산 배열 특성에 따라 구별하며, 중쇄를 각각 Igγ, Igα, Igμ, Igδ, Igε로 명명한다. 그중 Igγ와 Igα는 각각 4개(Igγ1, Igγ2, Igγ3, Igγ4), 2개(Igα1, Igα2)의 서브클라스가 있다. 경쇄도 불변부위의 아미노산 배열 특성에 따라 Igκ와 Igλ 2개의 타입이 있다. 한 종류의 중쇄에는 한 종류의 경쇄만 결합한다. 이 중쇄와 경쇄를 조합하면 아래 표 6-1과 같이 다양한 분자식을 갖는 항체가 혈중에 존재한다.

단량체 항체는 혈중에서 IgG 이외에도 IgD, IgE가 있고, 다량체 항체는 IgA와 IgM이 있으며, IgA 항체는 보통 2개(3, 4개도 가능), IgM은 보통 5개(6개도 가능)의 단량체가 결합되어 있다. 혈중에 IgA는 단량체, 다량체가 모두 존재한다. B 세포 표면에 있는 surface Ig은 모두 단량체로 존재한다.

표 6-1. 인간 항체 5 종류 클라스의 구성요소

항체종류	중쇄 클라스	중쇄 서브클라스	경쇄 type	단량체 분자식	체내 존재	B 세포 표면
IgG	γ	γ1, γ2, γ3, γ4	κ 또는 λ	$(\gamma n)_2\kappa_2$, $(\gamma n)_2\lambda_2$ (n=1, 2, 3, 4)	단량체	단량체
IgA	α	α1, α2	κ 또는 λ	$(\alpha n)_2\kappa_2$, $(\alpha n)_2\lambda_2$ (n=1, 2)	단량체, 다량체(2개)	단량체
IgM	μ	없음	κ 또는 λ	$\mu_2\kappa_2$, $\mu_2\lambda_2$	다량체(5개)	단량체
IgD	δ	없음	κ 또는 λ	$\delta_2\kappa_2$, $\delta_2\lambda_2$	단량체	단량체
IgE	ε	없음	κ 또는 λ	$\varepsilon_2\kappa_2$, $\varepsilon_2\lambda_2$	단량체	단량체

*마우스 IgG는 IgG1, IgG2a, IgG2b, IgG2c, IgG3 서브클라스로 분류함.

4. 항체의 항원결정인자

항체를 주사하면 항원성이 있어서 여러 부위에 있는 에피토프에 대하여 항체가 만들어지며, 3가지 종류의 에피토프가 있다. 항체의 클라스를 결정하는 중쇄와 경쇄의 불변부위에 있는 에피토프인 이종이인자형(isotype), 동일한 중쇄나 경쇄라 할지라도 불변부위 유전자의 대립유전자의 차이로 결정되는 에피토프인 동종이인자형(allotype), 항체의 가변부위의 유전자 재배합의 차이로 생기는 에피토프인 클론특이인자형(idiotype) 에피토프가 있다.

표 6-2. 항체 항원결정인자의 종류

항원결정인자	위치	차이
이종이인자형 (isotype)	중쇄와 경쇄 불변부위	동일 species 내에서 모든 개체는 중쇄 클라스나 서브클라스, 경쇄 각 타입은 각각 특징적인 에피토프를 나타내며 이를 isotype이라 함
동종이인자형 (allotype)	γ, α, κ 쇄 불변부위	동일 species라도 개체에 따라 일부 중쇄와 경쇄는 다른 에피토프를 나타낼 수 있어 이를 allotype이라 함(Igγ, Igα2, Igκ의 allotype을 Gm, A2m, Km이라 함)
클론특이인자형 (idiotype)	중쇄와 경쇄 가변부위	동일 개체라도 다른 B 림프구 클론에서 분비한 항체의 가변부위는 다른 에피토프를 나타내며 이를 idiotype이라 함

5. 항체의 생물학적 특성 및 기능

1) 항체의 기능

① 중화 기능

② 옵소닌 작용

③ 보체 활성화

④ 항체의존성 세포독성작용

⑤ 분비하여 병원체 침입 예방

6. 항체의 클라스에 따른 특징

1) IgG

① 항체 중 가장 분자량이 작으며 혈중에 가장 많은 양이 존재한다.

② 항체 중 혈중 반감기가 가장 길다.

③ 산모에서 태반을 통과하여 태아로 전달되는 유일한 isotype이다.

④ 병원균과 결합하여 보체계를 활성화시켜 결합한 병원균을 죽도록 하거나 대식세포에서 병원균 탐식이 빨리 되도록 돕는다.

⑤ 세균 유래의 protein A와 G는 IgG와 결합하여 IgG 순수 분리에 사용된다.

⑥ 서브클라스 간에 불변부위는 생물학적인 특징에 차이가 있어서 이를 이용하여 특징적인 치료용 항체나 재조합단백질 개발에 사용한다.

2) IgA

점막에서 이량체(dimer, sIgA)로 분비되어 병원균의 점막 부착을 억제하여 점막면역에 중요하다.

3) IgM

혈중에 적은 농도로 존재하나 다량체이므로 병원균과 결합하면 보체를 강하게 활성화시켜서 병원균을 죽도록 한다. 또한 단량체 IgM은 골수에서 성숙한 미감작 B 세포의 표면에 발현한다.

4) IgD

단량체 IgM과 함께 골수에서 성숙한 미감작 B 세포의 표면에 발현하여, 성숙 B 세포 마커로 활용된다.

5) IgE

비만세포와 호염구에 결합되어 있다가 알레르겐과 결합하여 세포를 탈과립시킴으로써 알레르기를 유발한다.

표 6-3. 항체의 클라스에 따른 특징

	IgG1	IgG2	IgG3	IgG4	IgA1	IgA2	IgM	IgD	IgE
중쇄 명칭	γ1	γ2	γ3	γ4	α1	α2	μ	δ	ε
경쇄 명칭	κ, λ	κ, λ	κ, λ	κ, λ	κ, λ	κ, λ	κ, λ	κ, λ	κ, λ
분자량(kDa)	150	150	150	150	150~600	150~600	900	150	190
혈청농도(mg/mL)	9	3	1	0.5	3.0	0.5	1.5	0.03	0.0003
반감기(일)	23	23	8	28	6	6	5	3	2.5
포도알균 protein A 결합	++	++	−	++	−	−	−	−	−
사슬알균 protein G 결합	++	++	++	++	−	−	−	−	−
보체고전경로 활성	++	+	++	+/−	−	−	++	−	−
태반 통과	+	+/−	+	+	−	−	−	−	−
성숙 B 세포 표면 발현	−	−	−	−	−	−	+	+	−
대식세포 FcR에 결합	++	+	++	+/−	−	−	+	−	−
분비 가능	−	−	−	−	++	++	+	−	−
비만세포 탈과립 유도	−	−	−	−	−	−	−	−	+

II. 항체 유전자

항체는 3가지의 체세포 염색체상에 있는 면역글로불린 유전자계(gene family) 유전자들에 의하여 만들어진다. 1개의 중쇄 유전자계(H 유전자계)와 2개의 경쇄 유전자계(Lκ 및 Lλ 유전자계)로 되어 있으며, 각각은 가변부위 유전자군(V genes)과 불변부위 유전자군(C genes)이 있다(표 6-4, 그림 6-4).

표 6-4. 항체 유전자 위치

유전자계		사람	마우스
중쇄	H chain	14번 염색체	12번 염색체
경쇄	Lκ chain	2번 염색체	6번 염색체
	Lλ chain	22번 염색체	16번 염색체

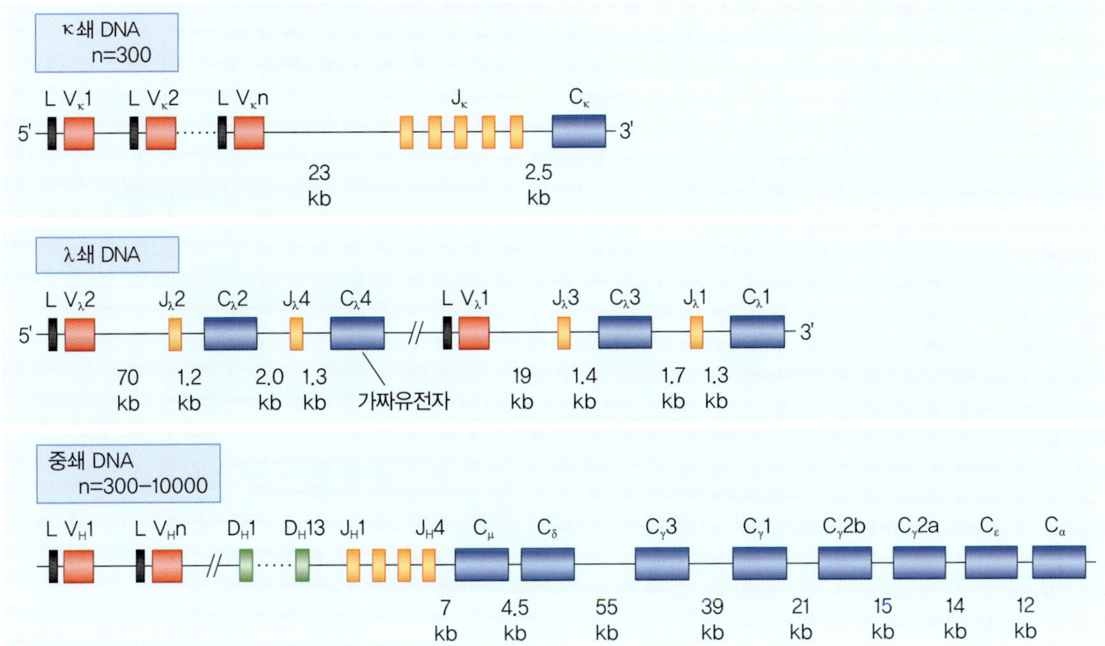

그림 6-4. 마우스의 배세포 면역글로불린 유전자 배열

1. 항체 유전자계 유전자의 염색체상 위치

항체는 아주 다양하게 존재하는 항원에 대하여 특이성이 있게 생성된다. 사람 혈청 내에는 10^{11} 분자 이상의 항원 결합 특이성을 갖는 다양한 항체가 존재하며 항원과 직접 결합하는 가변부위 변화가 중요한 역할을 한다. 항체 다양성(antibody diversity)이 생기는 이유를 면역글로불린 유전자에 대하여 잘 몰랐던 시절에는 두 가지 가설로 설명하였다.

하나는 germline theory로 각각의 항체 분자를 만드는 유전자가 각각 존재한다는 가설이다. 다른 하나는 somatic mutation theory로 제한된 숫자의 유전자가 항체를 만들며, 이 유전자들이 B 림프구 분화과정에서 변화를 일으켜 다양한 항체가 생산된다는 가설이다. 이 두 가설이 모두 맞지 않으나 현재까지 알려진 항체 다양성 기전에 조금씩 관여한다.

항체는 가변부위와 불변부위를 만드는 유전자가 독립적으로 존재한다. 배세포(germ cell)에서 가변부위 유전자는 중쇄의 경우 많은 수의 V_H, D_H, J_H 유전자 분절이 각각 다수 존재하고, 경쇄의 경우도 마찬가지로 다수의 $V_κ$, $J_κ$ 및 $V_λ$, $J_λ$ 유전자 분절이 각각 다수 존재한다. 이 유전자 분절들은 B 림프구 분화 과정에서 중쇄, 경쇄에서 각각 재배합되고 이후에 불변부위 유전자와 연결된다. 한 개의 B 림프구는 한 종류의 항체를 만드는 유전자를 형성한다(그림 6-5).

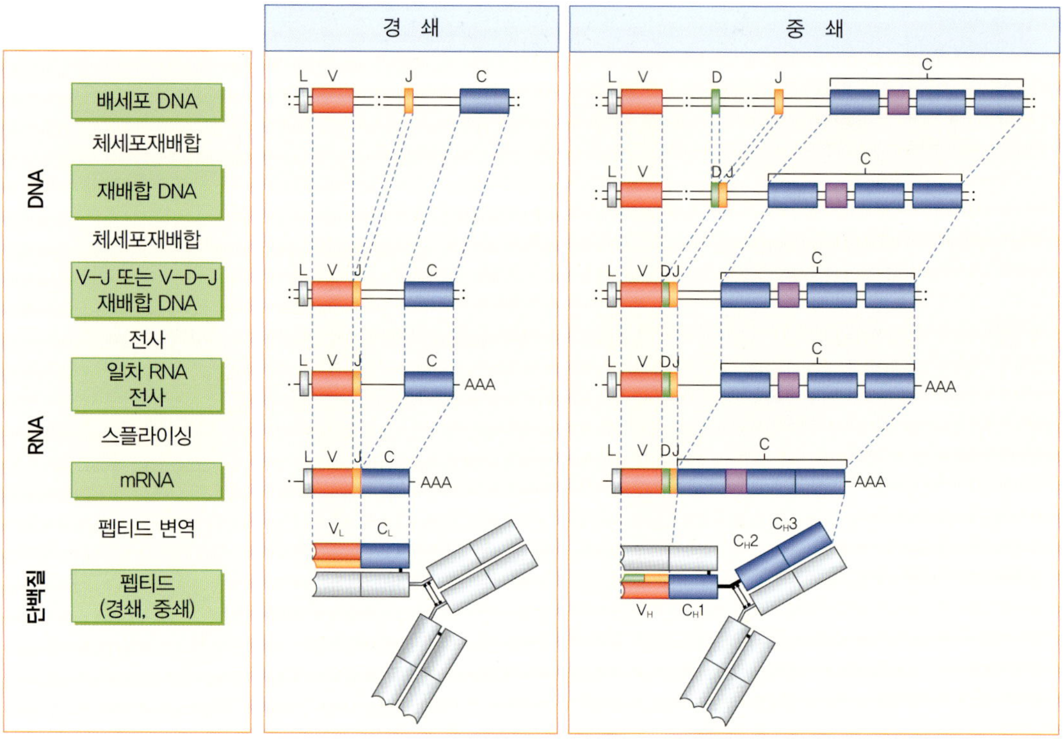

그림 6-5. 면역글로불린 중쇄와 경쇄의 가변 부위 유전자 재배합

2. 항체 가변부위 유전자 분절 재배합 기전

항체 가변부위 유전자 재배합은 항체를 만드는 B 림프구에서만 일어난다. 중쇄의 V, D, J 유전자 분절, 경쇄의 V, J 유전자 분절 모두 양쪽 옆으로 분절에 가까운 쪽부터 7개 뉴클레오타이드(heptamer: 5′CACAGTG3′), spacer, 9개 뉴클레오타이드(nonamer: 5′ACAAAAACC3′)가 존재한다. Spacer는 heptamer와 nonamer 사이에 있으며 12개 또는 23개의 잘 보존된 뉴클레오타이드가 존재한다(그림 6-6). 이 hepamer-spacer-nonamer를 재배합신호배열(recombination signal sequence, RSS)이라 한다.

V, (D), J 유전자 분절 간의 재배합은 반드시 12개 spacer를 가진 RSS와 23개 spacer를 가진 RSS 사이에서 이루어지며, 동일한 숫자의 spacer를 가진 RSS 끼리는 재배합이 이루어지지 않는다(12/23 rule). V(D)J 유전자 재배합은 림프구 특이 재배합효소(recombinase)와 모든 세포에 있는 DNA 보수효소(repair enzyme)에 의하여 이루어진다. 재배합효소로 재배합활성유전자(recombination activating gene, RAG)인 RAG-1과 RAG-2가 있으며, RAG-1/2 유전자는 수용체 다양성이 필요한 B와 T 림프구에서만 작용하며, 특히 미감작 B 림프구와 T 림프구에서만 작용하여 세포 성숙과정 중에 수용체 다양성이 생성되도록 한다.

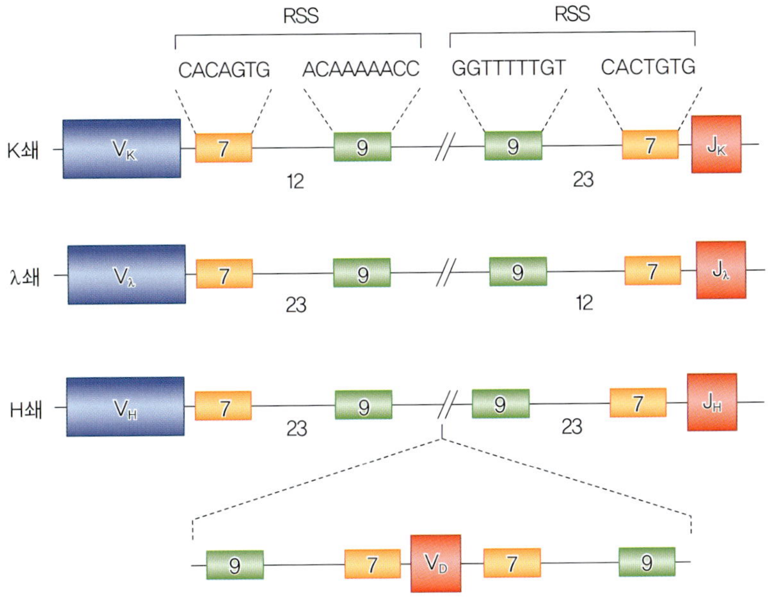

그림 6-6. 면역글로불린 유전자 재배합 부위

모든 유전자 분절의 양쪽에는 7개 뉴클레오타이드, 12 혹은 23 뉴클레오타이드 spacer와 9개 뉴클레오타이드가 잘 보존된 핵산 배열이 존재한다. 이를 재배합신호배열(recombination signal sequence, RSS)이라 하며, 유전자 분절 간의 재배합은 12개 뉴클레오타이드 spacer를 가진 RSS와 23개 뉴클레오타이드 spacer를 가진 RSS 사이에서 이루어진다(12/23 원칙).

3. 항체 유전자 재배합 순서

항체 유전자 재배합은 골수에서 항원자극과 무관하게 B 세포가 발달하면서 다음 순서에 따라 일어난다.

1. 중쇄 유전자가 먼저 일어나며, 2개의 대립유전자 중 하나의 대립유전자에서만 재배합이 일어난다. 이 재배합이 실패하면 다른 중쇄 유전자 대립유전자의 재배합이 일어난다. 두 대립유전자 모두 재배합이 실패하면 이 B 세포는 죽는다[참고: 하나의 중쇄 유전자 대립유전자에서 재배합이 일어나는 중 다른 대립유전자의 재배합이 억제되는 현상을 대립유전자배제(allelic exclusion)라 함].
2. 중쇄 유전자 재배합 이후 경쇄 유전자 재배합이 일어난다. κ 유전자가 먼저 재배합이 일어나며, 실패하면 다른 κ 유전자 대립유전자, 또 실패하면 λ 유전자 대립유전자 재배합이 일어난다. 모든 재배합이 실패하면 B 세포는 죽는다.

4. 항체 다양성의 기전

B 세포는 아주 다양한 항원과 반응하기 위하여 다양한 항체를 만들어야 하며, 이 다양성이 생기는 기전은 다음과 같다.

1. 많은 숫자의 germline 항체 유전자 분절이 존재하기 때문이다.
2. 중쇄의 V_H-D_H-J_H 및 경쇄의 V-J의 순열 재배합에 따라 다양성이 증가한다.
3. 항체 유전자 재배합 경계부위의 다양성(junctional flexibility)이 증가하기 때문이다.
4. 재배합 시 P-region nucleotide addition에 따른 다양성이 증가하기 때문이다.
5. 재배합 시 N-region nucleotide addition에 따른 다양성이 증가하기 때문이다.
6. 체세포 항체 유전자 돌연변이 증가(과돌연변이)에 따른 다양성이 증가하기 때문이다.
7. 중쇄와 경쇄 결합에 따라 다양성이 증가(combinatorial association of H and L chain)한다.

1) 많은 숫자의 germline 항체 유전자 분절

유전자	배세포 유전자 분절 수		
	H	κ	λ
V 유전자 분절	250～1,000	100～300	2
D 유전자 분절	12	0	0
J 유전자 분절	4	4	3

2) V_H-D_H-J_H 및 V-J의 순열 재배합

- 중쇄 예상 숫자: 250～1,000(V_H) × 12(D_H) × 4(J_H)= 12,000~48,000
- κ 쇄 예상 숫자: 100～300(V_κ) × 4(J_κ) = 400～1,200
- λ 쇄 예상 숫자: 2(V_λ) × 3(J_λ) = 6

3) 재배합 부위의 다양성(junctional flexibility)

아미노산 서열	$V_\kappa21$ 95	$V_\kappa21$ 96		$J_\kappa1$ 95	$J_\kappa1$ 96	재배합 DNA 95	재배합 DNA 96	κ쇄 단백질 95 96
	C C T	C C C	×	T G G	T G G	C C G	T G G	Pro-Trp
	C C T	C C C	×	T G G	T G G	C C T	T G G	Pro-Trp
	C C T	C C C	×	T G G	T G G	C C T	C G G	Pro-Arg
	C C T	C C C	×	T G G	T G G	C C T	C C G	Pro-Pro

경쇄의 $V_\kappa21$ 유전자 분절과 $J_\kappa1$ 유전자 분절의 재배합 과정에서 결합 부위가 부정확하게 연결되어 여러 다양한 항체가 생긴다. 중쇄의 V_H-D_H-J_H 재배합에서도 유전자 분절 간의 재배합 부위가 일정하지 않아 중쇄 단백질의 다양성이 생긴다.

4) P-뉴클레오타이드 첨가

D_H 유전자 분절의 coding sequence의 끝 부분에서 형성된 헤어핀이 endonuclease에 의하여 정중앙이 아닌 비대칭적으로 끊어질 수 있고, 이후 수선효소 작용으로 상호보완성 뉴클레오타이드가 만들어진다. 그 결과 D_H 유전자 분절과 J_H 유전자 분절 사이에 새로운 P (palindrome) 뉴클레오타이드가 형성될 수 있다. P-뉴클레오타이드 첨가는 중쇄와 경쇄 유전자 재배합 모두에서 생길 수 있다(그림 6-7).

5) N-뉴클레오타이드 첨가

중쇄 유전자 V_H-D_H 그리고 D_H-J_H 재배합 시 P-뉴클레오타이드 삽입뿐 아니라, terminal deoxynucleotidyl transferase (TdT) 작용으로 V_H, D_H, J_H 유전자 분절에는 없던 새로운 뉴클레오타이드가 삽입될 수 있다(그림 6-8). 이 뉴클레오타이드를 N (non-coding)-region 뉴클레오타이드라 한다. 이 현상은 중쇄 유전자 재배합에서만 일어나 중쇄 다양성을 높인다.

6) 체세포 유전자 과돌연변이(hypermutation)

중쇄의 V_H-D_H-J_H 재배합과 경쇄 유전자의 V-J 재배합이 끝난 후 항원 자극을 받으면 항체 유전자의 돌연변이가 일어난다. 이 돌연변이 빈도는 일반 유전자에서 보다 몇 십만 배 이상 높은 10^{-3} base pair/cell division 비율로 V 유전자 분절에서 일어난다. 중쇄와 경쇄 가변부위는 합해서 약 660 bp이므로 세포 분열 때마다 약 한 번 정도의 돌연변이가 가능하다. 이 과돌연부위는 항원과 결합하는 CDR1, CDR2, CDR3에서 주로 볼 수 있다. 과돌연변이로 항체와 항원의 친화력 성숙이 가능하며, 이 친화력 성숙은 T 의존 항원에 의한 반응에서만 일어난다.

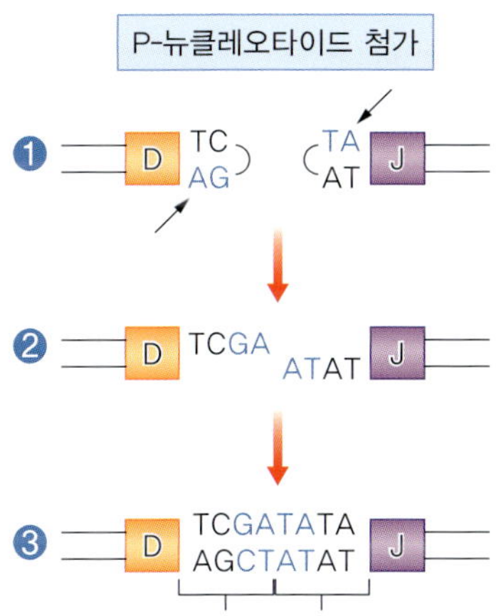

그림 6-7. P-뉴클레오타이드 첨가

① 가변부위 유전자 분절 재배합 부위에 단일 가닥 DNA가 U자 헤어핀 형성
② U자 헤어핀이 화살표 부위에서 끊어지고 P-뉴클레오타이드 형성
③ 상보성 뉴클레오타이드 첨가

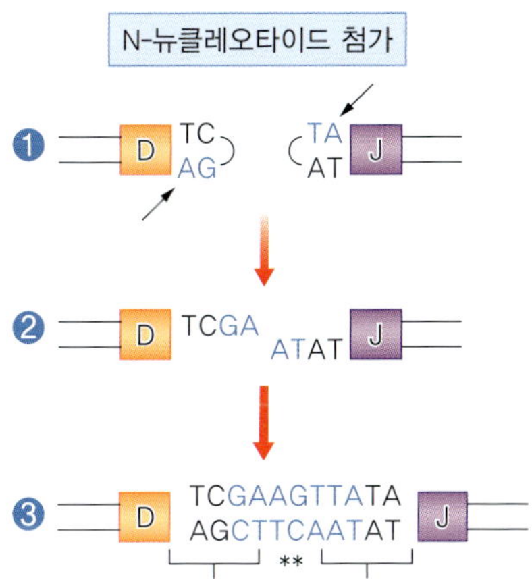

그림 6-8. N-뉴클레오타이드 첨가

① 가변부위 유전자 분절 재배합 부위에 단일 가닥 DNA가 U자 헤어핀 형성
② U자 헤어핀이 화살표 부위에서 끊어지고 P-nucleotide 형성
③ TdT가 N-nucleotide 첨가 후 상보성 뉴클레오타이드 첨가(* 부위)

7) 중쇄와 경쇄 결합(combinatorial association of H and L chain)

항체는 중쇄와 경쇄가 이황 결합으로 이루어져 있다. 중쇄는 유전자 재배합에 의해 약 12,000～48,000개의 다양성이 생기고, 경쇄의 κ쇄는 400～1,200개의 다양성이 있다. 그러므로 κ 경쇄를 갖는 항체는 (12,000～48,000) × (400～1,200) = 4.8 × 10^6～5.8 × 10^7의 다양한 항체가 생성될 수 있다. 여기에 더하여 재배합 부위의 다양성, P-뉴클레오타이드 첨가, N-뉴클레오타이드 첨가 그리고 체세포 유전자 돌연변이에 의한 요인이 추가 가능하므로 더 많은 다양한 항체 분자의 생성을 예측할 수 있다.

성숙 B 림프구 표면에는 IgM과 IgD가 함께 발현된다. 이들은 동일한 가변부위를 갖고 있다. 그 이유는 재배합된 V-D-J mRNA가 불변부위 유전자 분절인 Cμ 또는 Cδ와 교대로 결합되기 때문이다(RNA 교대 짜집기: alternative RNA splicing).

5. 세포막 항체와 분비 항체의 차이

B 세포의 BCR에 있는 세포막 Ig과 분비형 Ig는 어떤 차이가 있는가? 위 두 분자는 항원 결합부위, 불변부위 모두 동일하다. 단, 불변부위의 끝 C-말단 부위가 약간의 차이가 있다. 예를 들면, IgM의 μ쇄는 가변부위, 불변부위 모두 동일하나 세포막 발현 항체의 경우 B 세포 표면에 결합된 Cμ4 다음에 26개 아미노산 길이의 세포막 통과부위와 세포질 내 3개 아미노산이 있어서 세포막에 박혀 있으나, 분비형 IgM 항체는 Cμ4 다음에 세포막 통과부위가 없고 단지 전위를 띤 아미노산을 가지고 있다. 이러한 차이는 일차 RNA 전사 후 RNA 교대 짜집기에 의하여 생긴다(그림 6-9).

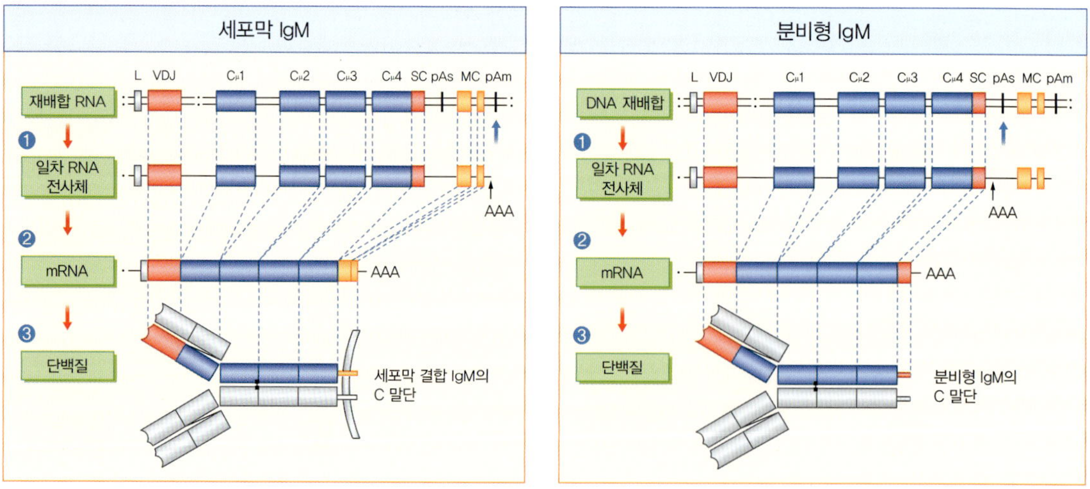

그림 6-9. RNA 교대 짜집기에 의한 세포막 면역글로불린과 분비형 면역글로불린 생산. 불변부위 유전자 분절에는 두 개의 polyadenylation site (pAs, pAm)을 가지고 있다. a) 세포막 IgM : ① 전사, ② pAm 부위에서 분리되어 스플라이싱이 일어나면 세포막 통과 부위(MC)가 보존, ③ 단백질 번역, b) 분비 IgM : ① 전사, ② pAs 부위에서 분리되어 스플라이싱이 일어나면 세포막 통과 부위(MC)가 제거, ③ 단백질 번역

6. 항체의 클라스 결정

항체 클라스는 중쇄 불변부위에 따라 결정된다. 중쇄와 경쇄 유전자 분절 재배합에 의하여 형성된 가변부위 유전자는 동일 클론의 B 림프구들은 모두 동일하다. 가변부위 유전자의 재배합이 끝나면 다음은 불변부위 유전자(C)가 결합된다. 불변부위의 유전자중 μ 유전자(Cμ)와 δ 유전자(Cδ)가 가변부위에 가장 가까이에 연속되어 존재하므로 모든 B 세포 발생 시 가장 먼저 발현된다. Cμ와 Cδ 유전자는 교대 짜집기에 의하여 μ 중쇄와 δ 중쇄가 동시에 형성된다. 아울러 경쇄도 형성되어 중쇄 및 경쇄 결합으로 세포 표면에는 IgM 단량체 및 IgD가 동시에 발현하게 된다. 그러므로 이 두 표면 항체는 가변부위 염기서열은 동일하고 불변부위만 다르다. B 세포는 골수에서 항원 자극 없이 여기까지 성숙한 후 혈중으로 방출되어 2차 림프기구으로 이동하여 가장 잘 맞는 항원과 결합하여 활성화된다.

위에서 성숙된 B 세포가 처음으로 항원과 결합하면 IgM 항체를 먼저 분비한다. 그러나 나중에는 IgG, IgA 혹은 IgE를 생산하는 세포로 변하게 된다. 이와 같이 B 세포가 일정 시간 후 클라스가 다른 항체로 전환하여 만드는 현상을 클라스 전환(class switch) 또는 아이소타입 스위치(isotype switch)라 한다. 이 현상은 B 림프구가 주로 T 의존 항원 자극을 받을 때 일어난다. 즉, 클라스 스위치는 T 세포의 도움을 필요로 한다.

불변부위 유전자 서열을 자세히 보면 Cδ 유전자 부위를 제외하고 나머지는 5' 쪽에 "스위치 영역(switch region, S region)"이 있다. 이 부위는 일정 염기가 반복되어서 어떤 기전에 의하여 다른 스위치 영역과 결합이 가능하다. 그러면 중간에 있는 DNA 부위가 제거되고, 그 다음 불변부위 유전자가 가변부위와 결합하여 항체 클라스가 변하게 된다(그림 6-10). 위에서 언급한 대로 Cδ는 S region이 없어서 B 세포 성숙 초기에 IgM과 연결되어 일차 전사 RNA가 생긴 후 교대 짜집기가 되어 세포 표면에 함께 발현된다.

클라스 스위치는 T 세포 자극에 의한 사이토카인 종류와 AID (activation-induced deaminase) 효소가 클라스 결정에 중요한 역할을 한다.

B 림프구 표면에 있는 세포 표면 면역글로불린과 Igα, Igβ로 이루어진 복합체를 BCR라 한다(그림 6-11). 세포 표면면역글로불린은 IgM 단량체로 되어있다. Igα/Igβ는 항원과 표면 면역글로불린의 결합에 의한 신호를 세포 내로 전달하는 역할을 한다.

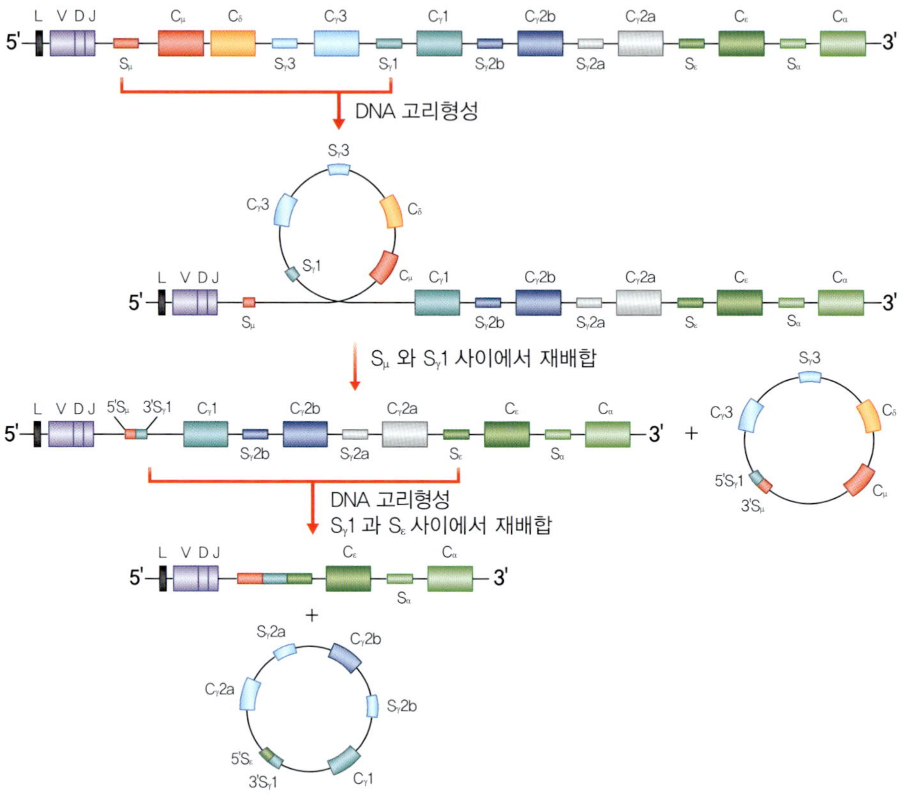

그림 6-10. 항체 클라스 스위치 기전. Cδ 유전자 분절을 제외한 모든 불변부위 유전자 분절의 5′ 쪽에 "switch (S) region"이 있으며, 이 부위의 결합으로 클라스 스위치가 생긴다.

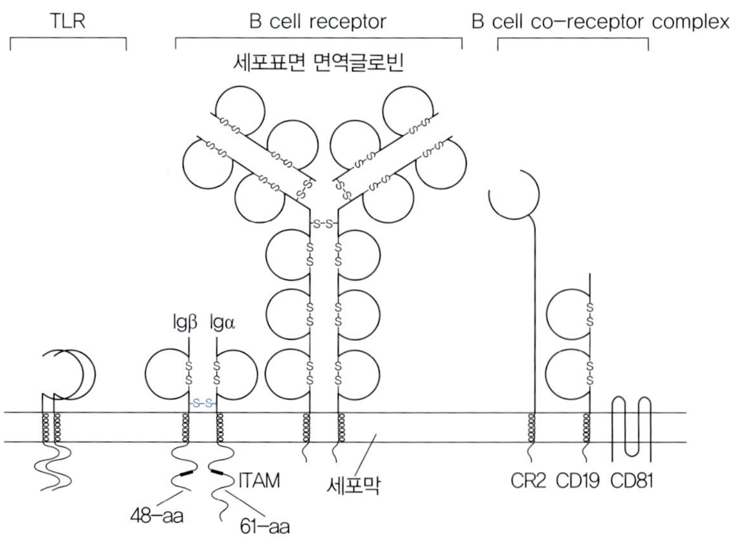

그림 6-11. B 림프구 항원 수용체(BCR)의 구조

BCR은 IgM 단량체와 Igα와 Igβ 복합체로 이루어져 있다. IgM 단량체의 세포질 부분은 짧고 세포 내 신호전달 기능이 없다. 항원이 BCR 즉 표면 항체에 결합하면 Igα와 Igβ 세포질 영역에 있는 immunoreceptor tyrosine-based activation motif (ITAM)를 통하여 신호를 전달하여 B 림프구가 활성화되며, B cell co-recepter를 통해 BCR 신호가 증폭된다. 또한 BCR을 통해 전달된 신호는 TLR과 결합한 PAMP를 통한 신호를 통해 증폭되기도 한다.

CHAPTER

07 주조직적합복합체 및 항원 처리

서로 다른 개체 간에 조직이식을 하면 조직을 받은 개체가 제공받은 조직의 세포 표면에 있는 분자에 대하여 면역반응을 일으켜 이식된 조직이 거부된다. 조직을 받은 개체가 이물질로 인식하여 거부반응을 일으키는 표적분자로 세포 표면에 있는 분자를 이식항원(transplantation antigen)이라 불렀으며 이식적합성을 결정하는 분자라 하여 조직적합항원(histocompatibility antigen)이라 부른다. 넓은 의미로 세포 표면에 있는 분자는 모두 조직적합항원이 될 수 있다. 대부분의 조직적합항원들은 항원성이 약하여 약소조직적합항원(minor histocompatibility antigen)이라 하며 조직제공자와 받는 자 사이에 약소조직적합항원이 다른 경우에는 거부반응이 서서히 그리고 약하게 일어난다. 그러나 조직적합항원 중 거부반응을 가장 강하게 유발시키는 항원 분자가 있으며, 이 항원을 주조직적합항원(major histocompatibility antigen)이라 부른다. 주조직적합항원은 한 가지 세포 표면분자가 아니라 여러 가지 세포 표면분자들이 관여하며 이 분자들을 만드는 유전자들은 같은 염색체에 가까이 자리잡고 있다. 그래서 이들을 주조직적합복합체(major histocompatibility complex, MHC)라 부른다.

MHC는 이식반응에만 관여하는 것이 아니라 T 림프구가 이물질을 인식할 수 있도록 항원전달세포가 항원을 처리하여 제공하는 데 필요한 분자이다. MHC는 면역세포들의 상호작용을 결정하는 주요한 세포 표면 당단백질로서 B 세포 표면면역글로불린 그리고 T 세포항원수용체와 더불어 면역반응을 관장하는 중요한 분자이다. 모든 고등동물은 MHC 분자들을 가지고 있으며 이 분자들을 만드는 각각의 유전자좌에는 여러 가지 대립유전자들이 바뀌어 올 수 있으므로 높은 다형성(polymorphism)을 보이며, 실제로 밝혀진 유전자 다형성 중 MHC 유전자가 가장 다형성이 높다. 사람의 MHC는 human leukocyte antigen (HLA), 마우스의 MHC는 histocompatibility-2 (H-2)라 한다.

HLA 유전자들은 사람의 제6번 염색체에, 그리고 H-2 유전자들은 마우스의 제17번 염색체에 위치한다(그림 7-1). 각 유전자들이 만들어내는 세포 표면분자들은 그 구조, 기능 그리고 세포 분포에 따라 제일항원분자(class I molecule), 제이항원분자(class II molecule) 그리고 제삼항원분자(class III molecule)로 구분된다. HLA 제일항원분자는 HLA-A, -B, -C 분자이며, HLA 제이항원분자는 HLA-DP, -DQ, -DR 분자들이다. 제삼항원에는 보체계의 C2, C4 그리고 factor B 등이 속한다. 제삼항원은 항원전달과 관계가 없으며, 제일항원 분자와 제이항원 분자의 유전자 사이에 위치하고 있어서 붙여진 이름이다.

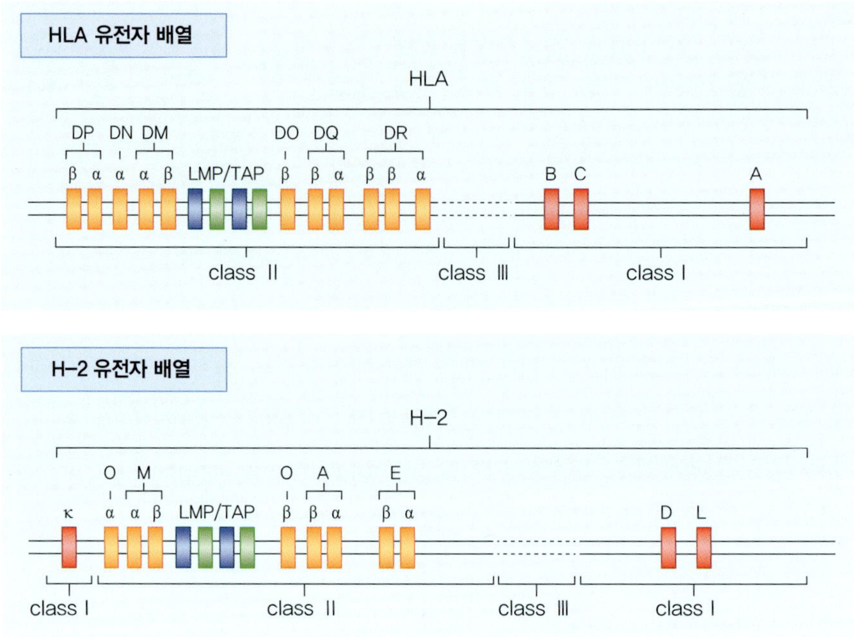

그림 7-1. MHC 유전자 배열

MHC 유전자들은 비교적 서로 가까이 위치하므로 이들 유전자들은 동일 염색체상에서 한 단위로 유전되는 것이 보통이다. 이처럼 동일 염색체 상에 가까이 연계되면서 함께 유전되는 하나의 유전자 집합체 단위를 MHC 일배체형(haplotype)이라 한다. 한 개체는 양쪽 부모로부터 한 개의 염색체를 받아오므로 두 개의 HLA 일배체형을 가지게 되고 각각의 유전자좌에 있는 대립유전자들은 상호우성(co-dominance)으로 발현된다.

I. MHC 유전자 구성

HLA 분자를 만드는 유전자들은 제6번 염색체의 단완에 약 3,500 kb를 차지한다(비교: 사람의 큰 유전자 크기 50~100 kb, 대장균 유전체 4,500 kb). 각 유전자좌에는 많은 수의 대립유전자들이 자리할 수 있으므로 HLA 항원은 매우 다형성이 높다.

HLA 제일항원계 유전자영역은 약 1,800 kb로, HLA-A, -B, -C 유전자좌가 해당된다. HLA-A 유전자좌가 동원체(centromere)로부터 먼 곳에, HLA-B 유전자좌가 동원체로부터 가까운 곳에, 그리고 이들 사이에 HLA-C 유전자좌가 위치하고 있다.

HLA 제이항원계 유전자 부위는 HLA-D 영역이라도 불리며, 크게 HLA-DP, -DQ, -DR의 세 아영역으로 부른다. HLA-D 영역에는 여러 가지 알파쇄 유전자좌와 베타쇄 유전자좌가 존재한다. 알파쇄를 만드는 유전자를 "A" 유전자(예: DRA1) 그리고 베타쇄를 만드는 유전자를 "B" 유전자(예: DRB1)라 부른다.

마우스 MHC인 H-2는 염색체 17에 약 2,000 kb를 차지하며, 사람 MHC인 HLA와는 약간 다른 순서로 유전자가 배열되어 있다. 마우스 제일항원계 유전자좌 중 하나인 H-2K는 제이항원계 유전자 영역보다 동원체에 가깝고, 다른 제일항원계 유전자좌 H-2D, H-2L은 제이항원계 유전자 영역보다 텔로미어 쪽으로 자리잡고 있다.

마우스 제이항원계 유전자 부위는 I-A 및 I-E라고 하는 2개의 제이항원계 유전자좌로 되어 있다. 각각의 제이항원계 MHC 분자의 알파쇄와 베타쇄를 코딩하는 I-A 및 I-E 유전자좌에는 A 및 B로 명명된 두 개의 상이한 유전자가 존재한다.

표 7-1. MHC 유전자, 영역, 항원분자

사람								
MHC	HLA							
클라스	II			III		I		
영역	DP	DQ	DR	C4, C2, Bf		B	C	A
항원분자	DP	DQ	DR	C2, C4, Bf	TNF-α TNF-β	HLA-B	HLA-C	HLA-A

마우스							
MHC	H-2						
클라스	I	II		III		I	
영역	K	IA	IE	S		D	L
항원분자	H-2K	H-2IA	H-2IE	C2, C4, Bf	TNF-α TNF-β	H-2D	H-2L

II. HLA 항원분자 구조

제일항원분자는 두 개의 폴리펩티드 쇄, 즉 분자량 44,000 Da의 당단백질과 분자량 12,000 Da의 비당화 단백질인 β_2-마이크로글로불린이 비공유결합으로 구성된 구조를 가지고 있다(그림 7-2).

β_2-마이크로글로불린 유전자는 사람에서는 제15번 염색체에 마우스에서는 제2번 염색체에 위치한다. 분자량 44,000 달톤의 당단백질의 구조는 면역글로불린의 구조와 매우 유사하며, 제일항원계 중쇄 또는 알파쇄라고 부르며 β_2-마이크로글로불린은 경쇄라고 부른다.

알파쇄는 N 말단으로부터 시작하여 세포밖 부위, 세포막통과 부위 그리고 세포질 내 부위의 세 부위로 구분된다. 세포밖 부위는 α1, α2, α3의 세 영역으로 구성되며, 각 영역은 각각 약 90개 아미노산으로 이루어져 있다. α1과 α2 영역은 펩티드 결합부위로 제일항원계 분자의 다형성을 결정하는 에피토프를 가지고 있다. 이들 영역은 8개의 베타판(β pleated sheet)이 바닥을 2개의 알파나선(α helix)이 양 옆을 구성하는 주머니(pocket) 모양을 이루고 있다(그림 7-3). 이 주머니의 크기는 약 25Å × 10Å × 11Å으로 대략 7~10개 아미노산 크기의 펩티드가 들어갈 수 있다. α3 영역과 β_2-마이크로글로불린은 구조 및 아미노산 배열이

면역글로불린의 불변부위와 유사하기 때문에 이들은 면역글로불린 대가족(immunoglobulin superfamily)에 속한다. β_2-마이크로글로불린은 알파쇄와 달리 세포막을 통과하지 않고 세포 밖에서 알파쇄와 비공유결합을 하고 있으며, 제일항원분자의 삼차구조 유지와 세포 내에서 만들어진 알파쇄가 세포 표면으로 이동하는데 필요한 분자이다. 개체마다 다른 다형성을 보이는 알파쇄와 달리 β_2-마이크로글로불린은 사람에서는 단일형으로 모든 개체가 동일하다.

제이항원분자는 두 개의 폴리펩티드 쇄, 즉 알파쇄와 베타쇄가 비공유결합을 하고 있으며 이 두 폴리펩티드 쇄는 모두 세포질 안에 뿌리를 박고 있다. 알파와 베타쇄를 만드는 유전자들은 모두 제이 MHC 유전자 영역에 위치하고 있다. 알파쇄는 약 34,000 Da 그리고 베타쇄는 약 29,000 Da의 분자량을 가지고 있다. 이들 역시 제일항원분자의 알파쇄 구조와 마찬가지로 세포밖 부위, 세포막 통과 부위 그리고 세포질 내 부위로 구분된다. 세포 밖 부위는 알파쇄의 α1과 α2, 그리고 베타쇄의 β1과 β2 영역으로 구성되며, 각 영역은 약 90개 아미노산으로 되어 있다(그림 7-2)

일반적으로 제이항원분자의 α1β1 영역은 항원 다형성이 높은 부위이며 세포막에 가까운 영역인 α2와 β2 영역은 불변부위로서, 제일항원분자의 α3 영역과 그리고 β_2-마이크로글로불린과 마찬가지로 면역글로불린 대가족에 속한다.

제이항원분자에서 펩티드 결합 부위는 α1과 β1 영역이 이루는 주머니이며 삼차원 구조는 제일항원 구조와 거의 유사하여 8개의 베타판(α1과 β1에서 각각 4개)이 바닥을, 2개의 알파 나선(α1과 β1에서 각각 1개)이 양옆을 구성하고 있다(그림 7-3). 이 주머니에는 13~18개 아미노산 크기의 펩티드가 들어갈 수 있다.

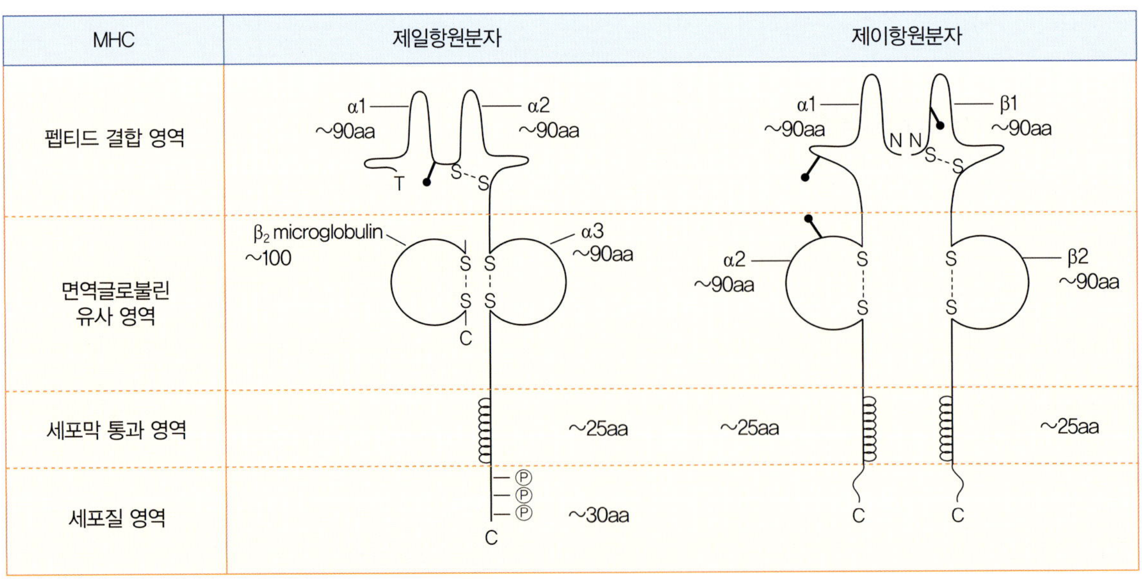

그림 7-2. MHC 분자 구조

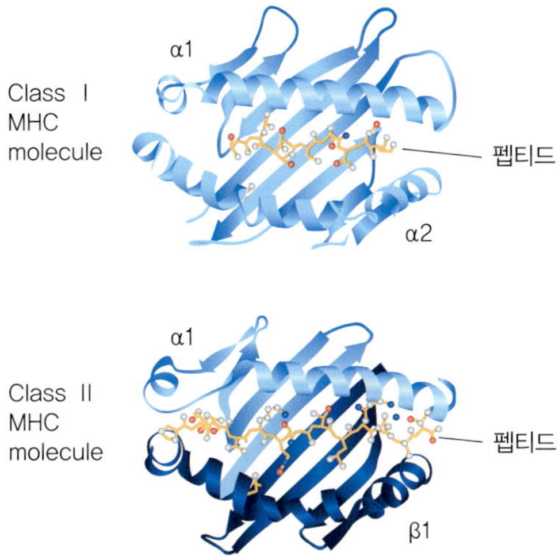

그림 7-3. 펩티드 결합부위의 삼차원 분자 구조

III. MHC 분자의 조직 분포

MHC 제일항원분자는 핵을 가진 모든 세포 표면에 존재한다. 즉 적혈구를 제외한 모든 세포 표면에 발현된다. 물론 세포에 따라 양적인 차이가 있어 림프계 세포 표면에 제일 많이 발현되며, 간, 폐, 신장, 뇌 및 근육 등에는 적게 표현된다. 그러나 제이항원분자는 수지상세포, 랑게르한스세포, B 림프구와 대식세포 등 항원전달기능을 가진 일부 세포 표면에만 발현된다. 그러나 IFN-γ로 자극하면 모세혈관 내피세포에도 제이항원분자가 발현될 뿐 아니라 제일항원분자의 발현도 증가한다. 사람 T 림프구 표면에는 제이항원분자는 발현되어 있지 않으나, 항원 또는 분열인자로 자극하여 활성화된 T 림프구 표면에는 제이항원분자가 발현된다.

표 7-2. MHC 분자의 세포 분포와 기능

비교	MHC 제일항원	MHC 제이항원
사람	HLA-A, -B, -C	HLA-DR, -DQ, -DP
마우스	H-2K, H-2D, H-2L	H-2IA, H-2IE
세포분포	모든 유핵세포	수지상세포, 랑게르한스세포, 대식세포, B 림프구
기능	$CD8^+$ T 림프구에 항원전달 7~10개의 아미노산과 결합	$CD4^+$ T 림프구에 항원전달 13~18개의 아미노산과 결합

IV. MHC 분자의 항원전달 기능

제일항원분자는 CD8 분자를 가진 T 림프구에게 항원 펩티드를 전달하는 기능을 한다. 예를 들면 $CD8^+$ 세포독성 T 림프구가 항원 펩티드를 인지하려면 항원 펩티드가 제일항원분자에 결합하여 제공되어야 한다. 바이러스가 감염되면 세포 내에서 바이러스 단백질이 생산되고 이 단백질이 분해되어 생긴 펩티드를 제일항원분자에 붙여 세포 표면으로 내보낸다. 제일항원분자-펩티드 결합체를 $CD8^+$ T 림프구가 인지하여 활성화되어 세포독성 T 림프구(cytotoxic T lymphocyte, CTL)가 된다. 이렇게 생긴 CTL은 동일한 바이러스로 감염된 세포를 공격하게 되는데, 이때 반드시 $CD8^+$ T 림프구에게 바이러스 펩티드를 제공할 때 이용된 동일한 제일항원분자를 가진 세포만 공격할 수 있다. 즉 CTL을 유도할 때 경험한 동일한 바이러스가 감염되어야 하는 항원 특이성은 물론 바이러스 펩티드 제공에 이용된 동일한 제일항원분자를 가진 세포만을 공격한다. 이러한 현상을 제일항원 제한현상(MHC class I restriction)이라 한다.

제일항원분자와 결합되는 펩티드는 항원전달세포 안에서 생성되어 세포기질에 존재하는 단백질, 즉 내인성 항원(endogenous antigen)이다. 그러나 외부에서 들어온 항원, 즉 외인성 항원(exogenous antigen)은 항원전달세포 내에서 처리하여 제이항원분자와 결합하여 세포 표면으로 내보내며 이와 같이 제이항원분자와 결합된 펩티드를 $CD4^+$ T 림프구가 인지하여 반응하게 된다. 즉 제이항원분자는 $CD4^+$ T 림프구에게 항원 펩티드를 전달하는 기능을 한다. 이때 $CD4^+$ T 림프구는 자신이 가슴샘에서 성숙되면서 경험한 제이항원분자와 동일한 제이항원분자에 결합된 펩티드에만 반응하여 활성화된다. 이러한 현상을 제이항원 제한현상(MHC class II restriction)이라 한다. MHC 분자는 펩티드와만 결합하며 단백질 항원의 펩티드 조각이 제일항원분자 또는 제이항원분자 중 어느 분자와 결합하는지는 단백질 항원이 어떠한 경로로 항원전달세포에 존재하는지에 따라 결정된다. 항원전달세포 안에서 합성된 내인성 단백질 항원 유래 펩티드 조각은 제일항원분자와 결합하고, 외부로부터 항원전달세포 포식소체(phagosome 혹은 endosome)안으로 들어온 외인성 단백질 항원은 펩티드로 처리된 후 제이항원분자와 결합된다.

CTL은 MHC 제일항원분자와 결합된 펩티드를 인지한다. CTL이 인지하는 펩티드는 항원전달세포 내에서 합성된 단백질이 제일항원분자와 결합되어 세포 표면에 발현된 것이다. 세포 내에서 합성되는 이종 단백질 항원으로는 바이러스 단백질과 종양항원이 대표적인 항원이다. 그러나 엄격히 구분하면 MHC 제일항원과 결합하는 펩티드는 세포기질에 존재하는 단백질이라고 표현하는 것이 정확한 표현이다. 특정한 용해성 단백질을 항원전달세포에 가하면 phagosome에서 처리되어 결국 제이항원분자와 결합하나, 이들 단백질을 세포질에 직접 투입시킨 경우에는 외인성 항원이면서도, 즉 세포 내에서 합성된 것이 아니면서도 분해되어 결국 제일항원분자와 결합하게 된다. 내인성 항원으로 세포 내에서 증식된 바이러스에 의해 만들어진 바이러스 단백질이 대표적인 예이다. 그러나 외인성 항원으로 탐식세포에 잡아 먹힌 세균 또는 원충류들이 만든 단백질의 일부는 포식용해소체(phagolysosome)에서 세포기질로 빠져나와 내인성 항원으로 취급되어 제일항원분자와 결합하는 경우도 있다.

세포 내에서 생성된 단백질 항원이 MHC 제일항원과 결합되어 세포 표면에 발현되기까지 몇 단계를 거치게 된다: 1) 단백질이 세포질 내에서 펩티드로 분해, 2) 분해된 펩티드가 ER로 이동, 3) 이동된 펩티드가 MHC 제일항원 분자와 결합하여 세포 표면으로 이동한다. 1)에서 세포질 내 단백질은 단백질분해효소 복합체인 프로테오솜에 의하여 분해된다. 프로테오솜의 subunit를 만드는 2개의 유전자로 LMP2와 LMP7 유전자가 MHC 안에 TAP 유전자 가까이에 위치하고 있다(그림 7-1). 2)에서 세포기질에서 생성된 펩티드는 ER안에서 생성되는 MHC 제일항원분자와 결합되기 위하여 ER 안으로 들어가야 한다. 펩티드

통과에 필요한 단백질로 76 kDa의 TAP (transporter associated with antigen presentation)-1과 70 kDa의 TAP2가 알려져 있다. TAP1과 TAP2가 이종이합체(heterodimer)를 이루어 펩티드가 ER 막을 통과하여 안으로 들어가게 한다(그림 7-4). TAP1 유전자좌와 TAP2 유전자좌는 MHC 내의 DQ 유전자좌와 DP 유전자좌 사이에 위치하고 있다(그림 7-1). TAP가 운반 가능한 펩티드의 이상적인 크기는 7개 내지 10개 아미노산 크기로 이 크기의 펩티드가 주로 MHC 제일항원분자에 의하여 제공되는 펩티드이다.

MHC 제일항원분자가 안정되게 단백질 접기(protein folding)가 되어 세포 표면에 발현되기 위해서는 펩티드와의 결합이 꼭 필요하다. 제일항원분자의 알파쇄와 β_2-마이크로글로불린은 각각 생성된 후 이들이 조립되어 완전한 제일항원분자를 형성한다. 조립된 후에 세포 표면으로 이동되기 위하여는 펩티드와 결합하여야 한다. 갓 생성된 제일항원분자 알파쇄는 ER 막 결합 단백질인 calnexin과 결합하여 불완전하게 접어진 상태로 존재하다 β_2-마이크로글로불린과 결합하면서 calnexin과 분리된다. 분리된 불완전하게 접어진 제일항원분자(α:β_2-마이크로글로불린 복합체)는 TAP1과 결합하여 ER에 있다가 펩티드와 결합하면 TAP1에서 분리되어 완전히 접기가 일어난 상태로 ER을 빠져나와 세포 표면으로 이동한다(그림 7-4).

외부에서 항원전달세포 안으로 들어온 단백질 항원은 제이항원분자와 결합한다. 외부에서 들어온 외인성 항원에는 세포외 기생세균, 진균, 기생충, 외부에서 투입된 단백질 항원들이 속한다. 이들은 항원전달

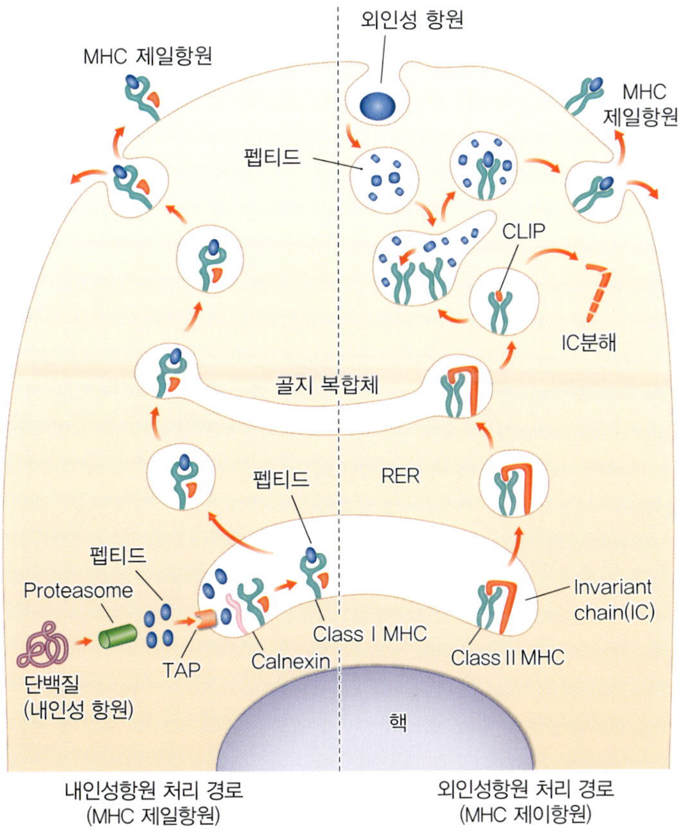

그림 7-4. 항원전달세포에서 단백질 항원 처리 과정. 내인성 항원은 처리되어 MHC 제일항원 분자와 결합 그리고 외인성 항원은 MHC 제이항원 분자와 결합하여 세포 표면에 발현된다.

세포의 포식작용 또는 세포내이입에 의하여 세포 안으로 들어와 소포 내에 존재하게 된다. 제이항원분자와 외인성 항원이 결합하여 세포 표면에 발현되기까지는 1) 소포 안에서 단백질 분해, 2) ER에서 합성된 제이항원분자가 세포질로 나와 소포로 이동, 3) 제이항원분자가 있는 소포와 펩티드가 있는 소포의 융합의 단계를 거치게 된다.

항원전달세포의 포식작용 또는 세포내이입으로 세포 안으로 들어와 외인성 항원을 포함하고 있는 소포를 엔도솜이라 하며 용해소체(lysosome)와 융합하게 된다. 엔도솜과 용해소체는 산성에서 활성화되는 단백질분해효소들을 다량 함유하고 있어 이 효소들에 의하여 단백질이 분해된다. 단백질분해효소로 cathepsin B, D 그리고 L이 강력한 단백질분해효소들이다.

MHC 제이항원분자도 ER에서 합성되어 조립된다. ER 안에서 α:β 이질이합체는 invariant chain (IC)과 비공유결합을 하고 있다. ER 안에는 내인성 항원 처리 경로에 의하여 TAP의 도움으로 들어온 펩티드를 비롯하여 여러 가지 단백질들이 존재하므로 제이항원분자가 이들과 결합되지 않게 막는 역할을 IC chain이 맡고 있다. IC 단백질의 또 다른 기능은 ER 밖으로 제이항원분자를 소포에 싸인 상태로 내보내 이들이 펩티드 포함 소포와 융합하게 한다.

IC 분자의 인도로 소포에 싸인 제이항원분자는 골지복합체를 통과하여 세포질 내로 이동한다. 제이항원분자를 가진 소포와 엔도솜이 융합되면 단백질분해효소에 의하여 IC가 분해되면서 IC 분자의 일부가 제이항원분자에 결합된 상태로 펩티드 결합을 막고 있다. 이와 같이 제이항원분자에 결합된 단백질을 class II-associated invariant chain peptide (CLIP)라 한다. 소포안에 있는 HLA class II 유사 분자인 HLA-DM은 세포 표면에는 발현되지 않으면서 CLIP을 제이항원분자로부터 분리시키고 펩티드가 결합하도록 돕는다(그림 7-4). HLA-DM 유전자 DMA와 DMB는 DP 유전자와 TAP 유전자좌 사이에 위치한다(그림 7-1).

V. HLA의 임상 응용

1. 장기이식

특정 조직 또는 장기가 제 기능을 하지 못하게 되었을 경우 최선의 치료방법은 정상적인 조직 또는 장기와 바꾸어 주는 것이다. 이러한 장기이식에서 가장 문제가 되는 것은 이식거부반응이다. 그러므로 거부반응을 최소화하여 이식결과를 좋게 하려면 장기 제공자 선택을 잘 하여야 하며 제공자 선택에 우선 고려하여야 할 점이 환자와 장기 제공자의 HLA 형별검사에서 어느 정도 유사한가를 판정하는 것이 중요하다. 장기이식에서 HLA 형별이 동일한 경우는 전혀 다른 경우에서보다 이식하여 준 장기의 생착 기간이 긴 것을 볼 수 있다. 그러나 앞에서 설명한 바와 같이 HLA 다형성이 매우 높아 가족 관계가 아닌 다른 사람에서 동일한 HLA 형별을 가진 장기제공자를 찾기는 매우 힘이 들어 실제 임상에서는 HLA 형별이 다른 사람간의 이식에서 거부반응을 최소화하려는 노력이 더 중요한 과제이다.

그러나 조혈모세포 이식에서는 신장, 간장 또는 심장 이식에서보다 동일한 HLA 일배체형을 가진 제공자를 찾는 것이 더욱 중요하다. HLA 항원이 다른 조혈모세포 제공자로부터 이식받은 경우에 이식해 준 조혈모세포에서 온 림프구들이 오히려 환자 조직에 대한 거부반응을 일으키는 이식편대숙주반응이 중요한 부작용이다. 이식편대숙주반응이 일어나면 치명적인 결과를 초래하므로 조혈모세포이식에서는 가능한 한 HLA 항원이 동일한 제공자를 선택하여야 하고 이식 후 이식편대숙주반응을 방지하는 면역요법 개발이 중요하다.

VI. HLA와 질병의 연관

특정 질병과 특정 HLA 분자의 연관은 상대위험도(relative risk, RR)로 나타낸다. 상대위험도가 1보다 크면 특정 질병과 연관이 있다는 의미이며, 상대위험도는 질병과 연관이 있는 특정 HLA 분자를 가진 사람이 이 항원을 가지지 않은 사람보다 나타내는 숫자 배수만큼 그 질병에 걸릴 위험률이 높다는 의미를 가진다.

표 7-1. HLA와 질병의 연관

질병	연관 HLA 항원	상대위험도(RR)
Ankylosing spondylitis	B27	87.4
Reiter's syndrome	B27	37.0
Goodpasteur's syndrome	DR2	15.9
Dermatitis herpetiformis	DR3	15.4
Pemphigus vulgaris	DR4	14.4
Subacute thyroiditis	B35	13.7
Psoriasis	Cw3	13.3
Celiac disease	DR3	10.8
Addison's disease	DR3	6.3
SLE	DR3	5.8
Multiple sclerosis	DR2	4.8
IDDM	DR3, DR4	4.2
Rheumatoid arthritis	DR4	4.2
Graves' disease	DR3	3.7
Hashimoto's thyroiditis	DR5	3.2
Myasthenia gravis	DR3	2.5

RR (relative risk) = $(a \times d) / (b \times c)$

a: 환자의 특정 HLA 대립유전자 양성자 수
b: 환자의 특정 HLA 대립유전자 음성자 수
c: 건강인의 특정 HLA 대립유전자 양성자 수
d: 건강인의 특정 HLA 대립유전자 음성자 수

HLA와 질병 연관 기전 가설은 다음과 같다. 마우스에서 특정항원에 대한 면역반응의 정도를 결정하는 유전자가 존재하고 이 유전자가 H-2I 영역에 존재한다는 것이 밝혀지고 사람에서 H-2I와 상동한 구조와 기능을 가진 분자 영역은 HLA-D 영역이다. 더욱이 HLA 영역 유전자는 매우 다양하여 이러한 다형성과 면역반응을 관장하는 유전자 존재의 가능성은 감염병은 물론 원인을 모르는 자가면역질환과 HLA 분자와의 관계를 규명하려는 연구에 관심을 가지게 되었다.

1) HLA 분자와 친화력이 낮은 항원분자는 T 림프구에게 효율적으로 제공되지 못하여 이러한 항원분자를 가진 병원균에 대한 감수성이 높게 된다.
2) 특정 항원분자와 HLA 분자 구조의 유사성이 높아 이러한 항원분자에 대한 면역반응이 유도되지 못한다(mimicry hypothesis).
3) HLA 분자가 특정 병원균의 수용체로 작용한다.
4) 특정 질병원인 펩티드와 결합하여 T 림프구 활성에 의한 자가면역 유발이 가능하다.
5) 정상적으로 HLA 제이항원분자가 발현되지 않는 세포 표면에 이들 분자가 발현되어 조직 펩티드를 제공하는 항원전달세포로 작용할 수 있다.

CHAPTER

08 T 세포 항원수용체 및 T 세포 활성화

I. T 세포 항원수용체의 종류

T 림프구 표면 항원수용체를 T 세포 항원수용체(T cell receptor, TCR)라 하며 T 림프구 표면에는 약 10^5개의 TCR 분자가 발현되어 있다. TCR과 B 림프구 표면 항원수용체(B cell receptor, BCR)는 몇 가지 다른 특징을 가지고 있다. 1) BCR은 두 개의 중쇄와 두 개의 경쇄 즉, 4 개의 폴리펩티드로 구성되어 있으며 두 개의 항원결합부위를 가지고 있으나, TCR은 두 개의 서로 다른 폴리펩티드로 구성된 이질이합체(heterodimer)로 하나의 항원결합부위를 가지고 있으며, 면역글로불린의 Fab 부분과 유사한 모양을 가지고 있다. 2) BCR은 B 림프구 세포 표면에 존재하거나 세포 표면에서 분리되어 체액에서 항체로도 작용하지만, TCR은 T 림프구 표면에만 존재한다. 3) BCR은 직접 단백질 항원과 결합할 수 있으나, TCR은 단백질 항원과 직접 결합하지 못하고 항원전달세포(antigen presenting cells, APC)가 처리하여 APC 표면에 주조직적합복합체(major histocompatibility complex, MHC) 제일항원 또는 제이항원 분자와 결합시켜 내놓은 MHC/펩티드 복합체에만 반응한다. 대부분의 T 림프구는 αβ 폴리펩티드가 이황화결합으로

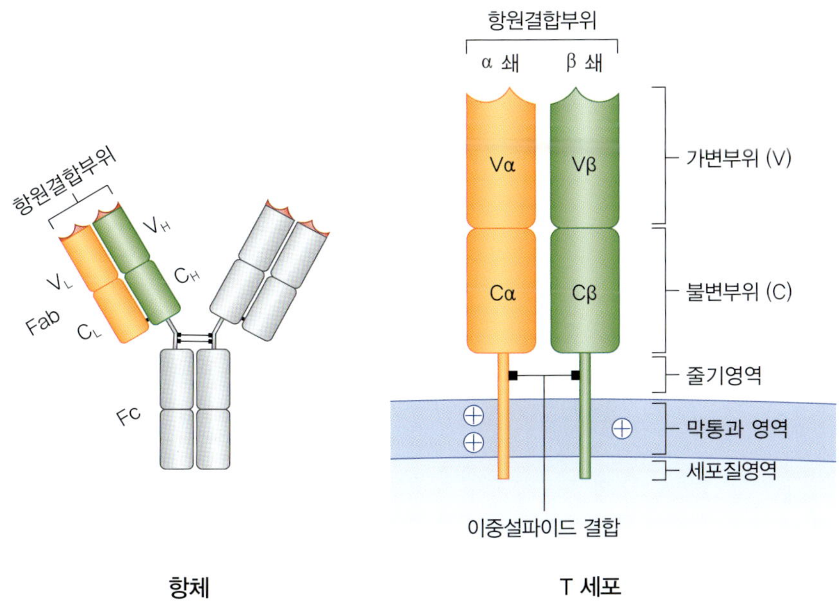

그림 8-1. 항체(IgG) 및 TCR의 구조 비교

결합되어 있으며 αβ 이합체인 TCR 옆에는 T 세포 표지자인 CD3 분자가 존재한다. αβ TCR 수용체 외에 γδ 이합체로 이루어진 TCR 수용체를 갖는 T 세포가 있으며 CD3 분자와 비공유 연관을 가지고 있다. γδ TCR은 CD4와 CD8 마커가 모두 없는 T 림프구에서 볼 수 있다. γδ TCR을 TCR I 그리고 αβ TCR을 TCR II라고 부른다. 말초혈액 T 림프구의 약 95%가 αβ TCR을 가지며 약 5%가 γδ TCR을 지니고 있으며, 일반적으로 TCR라고 하면 αβ TCR을 의미한다.

1. *αβ* TCR

αβ TCR (TCR II)은 분자량이 약 45,000 Da 알파쇄와 약 40,000 Da 베타쇄가 이황화결합으로 연결되어 있다. αβ TCR은 면역글로불린 구조와 유사하게 N 말단쪽이 변화가 다양한 가변부위이고 COOH 말단쪽이 불변부위이다(그림 8-1).

TCR의 가변부위 아미노산 변화도는 면역글로불린에 비하여 전체적으로 넓게 퍼져 있으나 TCR 가변부위에도 초가변부위(hypervariable region)가 세 부위(CDR1, CDR2, CDR3)에 존재하여 이 부분이 APC의 MHC/펩티드 복합체와 접촉하는 부분이다. 그러나 슈퍼항원은 MHC/펩티드 복합체와 달리 전형적인 항원 결합 부위(CDR1, CDR2, CDR3)가 아닌 바깥 부위에 결합한다. 한 슈퍼항원은 여러 개의 Vβ 유전자군과 결합이 가능하므로 한 슈퍼항원으로 2~20% 정도의 T 림프구 활성이 가능하다. MHC 제이항원 분자와도 결합하지만, 일반적인 단백질 항원과 달리 APC에 의한 항원 처리를 거치지는 않고 원형 슈퍼항원이 T 림프구와 반응한다(그림 8-2).

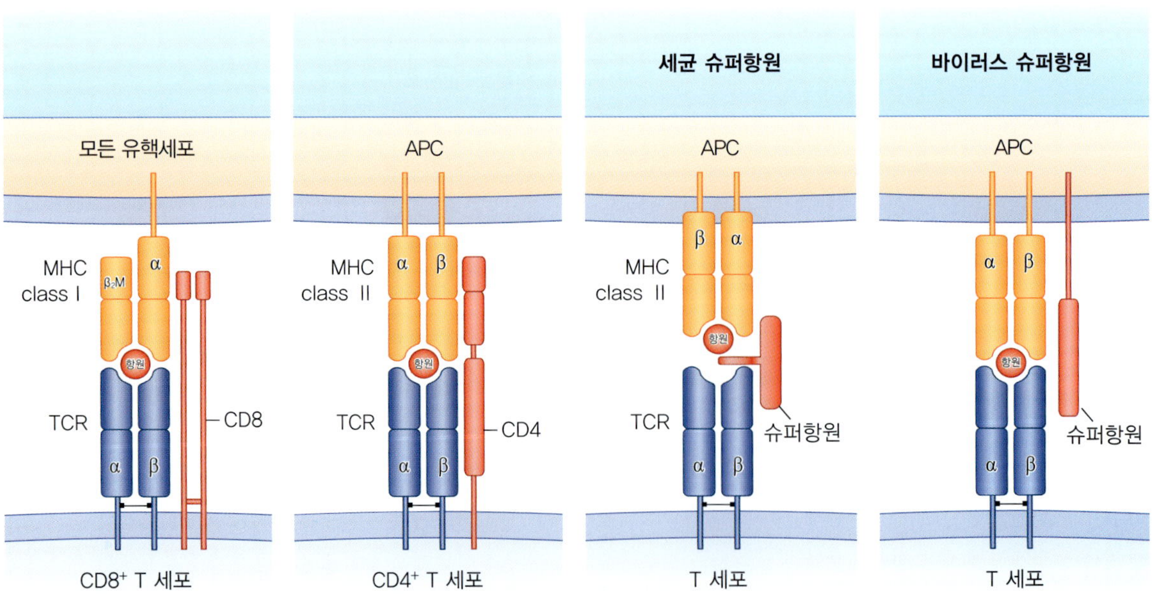

그림 8-2. T 세포의 항원인지 및 슈퍼항원, TCR과 MHC의 결합

2. γδ TCR

γδ TCR (TCR I)은 γ 폴리펩티드와 δ 폴리펩티드로 구성되어있다. γδ TCR은 CD4와 CD8 분자가 모두 없는 $CD3^+/CD4^-/CD8^-$ T 림프구 표면에 존재하며 말초혈액 T 림프구의 약 5%(1~10%)를 차지하고 있다. TCR I의 γ와 δ도 면역글로불린과 유사한 영역의 가변부위와 불변부위 영역을 가진 세포외영역, 돌쩌귀부위, 배수성 세포막통과영역 그리고 짧은 세포질 내 영역으로 구분되는 세포막 당단백질로 CD3 분자와 비공유결합으로 연계되어 있다. γδ TCR을 가진 T 림프구는 비전형적인(non-classical) MHC 분자와 연계된 세균 펩티드 또는 염증 부위에서 생산되는 열충격단백질(heat shock protein)에 반응하여, MHC 제한을 받는 αβ TCR을 가진 T 림프구에 의한 특이면역이 유도되기 전에 일차방어 기구로 중요한 역할을 한다.

3. TCR 수용체 신호전달을 통한 T 세포 활성화

T 세포는 항원을 인식 후 TCR의 CD3 복합체 및 CD28과 같은 보조활성인자(co-stimulatory molecules)의 복합체 형성을 통해 세포 내부로 신호를 전달하며, 그 아래 Fyb, Lck 등의 tyrosine kinase 들의 활성화가 일어나고 이들에 의한 여러 가지 단백질들의 인산화를 통해 다양한 신호전달 과정을 거쳐 최종적으로 NFAT (Nuclear factor of activated T-cells), NF-κB나 AP-1과 같은 T 세포 활성화 중요 전사인자를 활성화시킴으로써 최종적으로 T 세포 성장인자인 IL-2의 발현, 세포분열 및 성장에 관련된 전사체 등을 활성화하여 T 세포 활성화를 유도한다(그림 8-3).

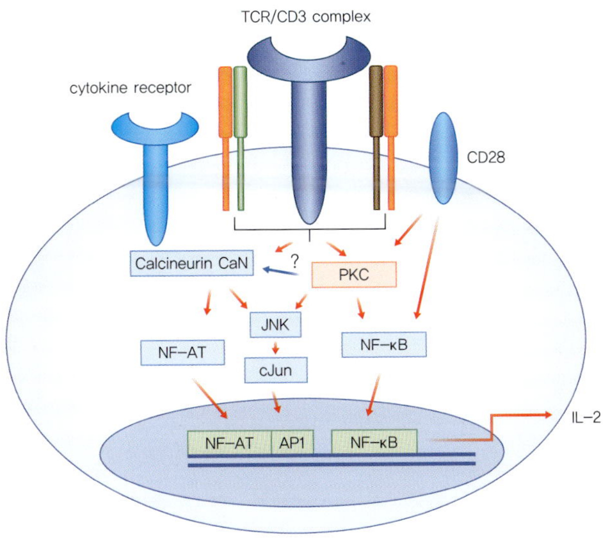

그림 8-3. T 세포 항원인식 및 활성화

II. TCR 유전자 재배합

면역글로불린 유전자와 같이 TCR 유전자들도 가변부위를 만드는 유전자 분절(V, D, J 유전자 분절)과 불변부위를 만드는 유전자 분절(C 유전자 분절)로 구분되며, 가변부위 유전자 분절들이 재배합되는 과정은 동일하다. 이를 통해 T 세포는 제한된 숫자의 TCR 유전자를 가지고 무수히 많은 항원들과 반응할 수 있는 특이성을 가진 TCR 분자를 만들 수 있다. 이러한 TCR 재배합 기전은 면역글로불린 다양성 기전과 아래의 세 가지 차이를 제외하고 동일한 방법으로 진행된다. 1) 체세포 돌연변이가 없음. 2) Junctional diversity 빈도가 면역글로불린 유전자에 비하여 높음. 3) 클래스 스위치가 없음.

1. 많은 숫자의 배세포 유전자 분절

BCR과 같이 양쪽 부모로부터 받은 배세포 때부터 TCR 유전자 계에는 수백 개의 유전자 분절을 가지고 있다(그림 8-3).

2. TCR 재배합에 의한 다양성 획득

① TCR α 폴리펩티드 예상 숫자: 70 (Vα 유전자분절) × 61 (Jα 유전자분절) = 4.3×10^3가지의 α 폴리펩티드 가변부위

② TCR β 폴리펩티드 예상 숫자: 52 (Vβ) × 2 (Dβ) × 13 (Jβ) = 1.4×10^3 가지의 β 폴리펩티드 가변부위 → TCR αβ 폴리펩티드 예상 숫자: 5.8×10^6

③ 접합 다양성 유도 폴리펩티드 예상 숫자: 2×10^{11} → 총 조합 가능 TCR 예상 숫자: $\sim 10^{18}$

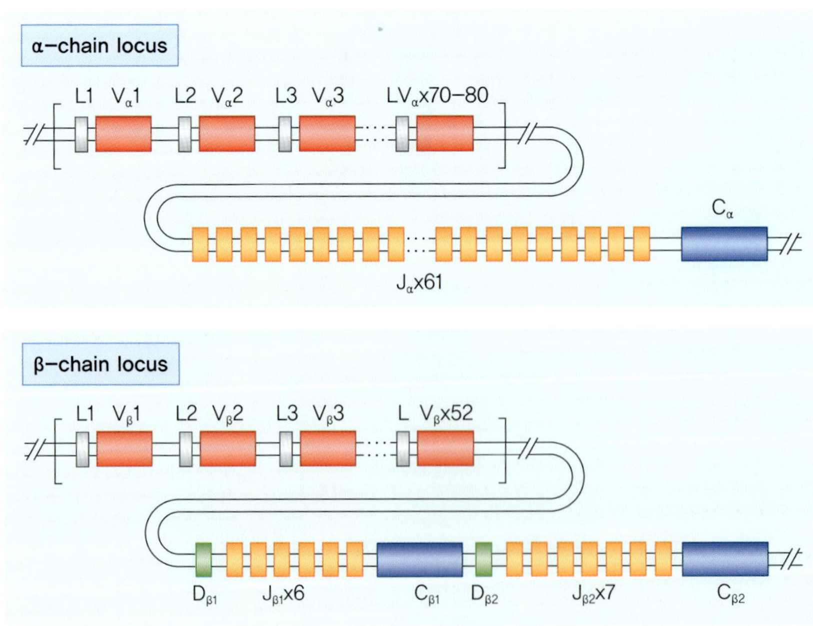

그림 8-3. TCR α, β 배세포 유전자 배열

앞서 확인해 본 것과 같이 TCR 유전자 재배합에서도 각 유전자분절 연결부위, 즉 V-J, V-D, D-D 그리고 D-J 연결부위에 다양한 변화가 있는 것을 볼 수 있다.

면역글로불린 유전자 재배합 기전에서 설명한 P-뉴클레오타이드 첨가와 N-뉴클레오타이드 첨가 기전은 모든 TCR 유전자의 재배합 부위에서 일어난다. V-D-J 연결부위가 TCR의 CDR3 부위를 형성하며 이 부위에서 면역글로불린 보다 더 높은 다양성을 나타낸다. 또한 TCR의 항원결합 특이성은 두 개의 독립적인 폴리펩티드의 이종이중체(heterodimer)의 형태로 인해 최종적으로 10^{18}개 정도의 특이적 TCR의 생성을 가능케 한다.

표 8-1. 다양한 면역글로블린과 TCR 생성

Element	면역글로블린		T 세포 수용체	
	H	κ+λ	β	α
V 유전자 수	~40	~70	52	~70
D 유전자 수	23	0	2	0
Number of D segments read in three frames	드묾	-	흔함	-
J 유전자 수	6	5(κ), 4(λ)	13	61
N-또는 P-뉴클레오타이드 첨가되는 결합부의 수	2 (VD 와 DJ)	50% of joints	2 (VD 와 DJ)	1 (VJ)
V 유전자 재조합수	1.9×10^6		5.8×10^6	
유전자 결합부에 의한 다양성	$\sim 3 \times 10^7$		$\sim 2 \times 10^{11}$	
총 다양성 수	$\sim 5 \times 10^{13}$		$\sim 10^{18}$	

III. T 세포 활성화

항원을 만난 경험이 없는 미감작(näive) T 세포가 특이적 항원을 제시하는 APC와 반응을 통해 T 세포 활성화가 유도된다. APC는 항원 펩티드를 제 1형 MHC ($CD8^+$ T 세포 활성화), 제 2형 MHC ($CD4^+$ T 세포 활성화) 분자에 결합하여 세포막에 제시하고, 이와 반응할 수 있는 고유한 항원수용체(TCR)를 발현하는 T 세포만 특이적으로 인지하고 세포가 활성화 된다. 이를 통해 T 세포는 증식, 성숙하고($CD8^+$ T 세포: 세포독성 T 세포, $CD4^+$ T 세포: 조력 T 세포), 최종적으로 작동세포(effector)와 기억세포(memory)로 분화하게 된다(그림 8-4).

1. 세포부착분자를 통한 항원전달세포와 미감작 T 세포의 초기 상호작용 매개

미감작 T 세포의 성공적 활성화를 위해서는 다양한 세포부착분자들 간의 상호작용을 통해 면역학적 시냅스(immunological synapse)를 형성하게 된다. 다양한 보조수용체(CD4, CD8, CD28)의 상호작용은 TCR/MHC-펩티드 복합체의 친화력을 증가시켜 cSMAC (central supramolecular activating complex)

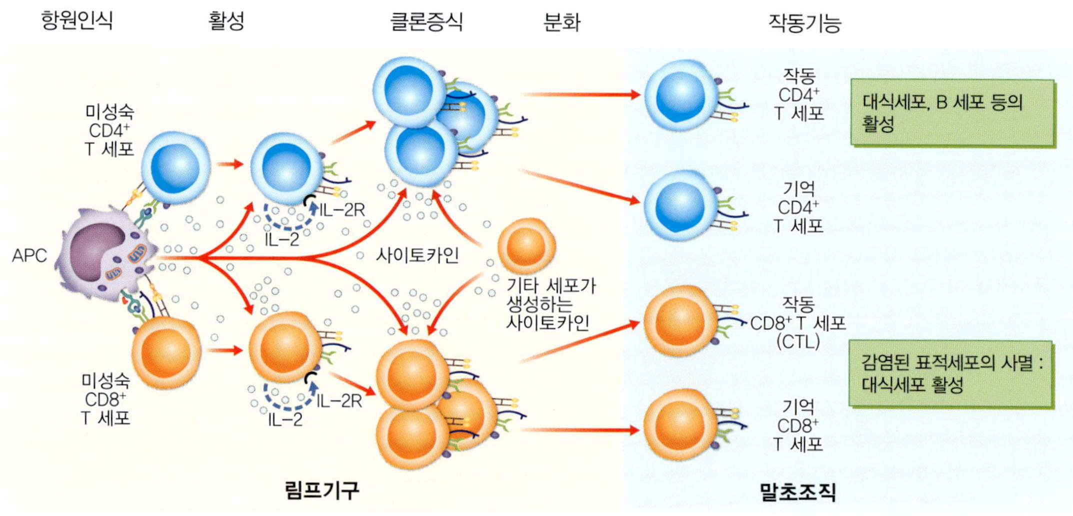

그림 8-4. T 림프구 활성화 및 작동세포

를 형성하고 안정화한다. 그 외 부착분자와 각 리간드(LFA-1/ICMA-1, CD2/LFA-3) 반응은 pSMAC (peripheral supramolecular activating complex)를 형성하고 이를 통해 TCR/MHC-펩티드 복합체간 안정한 결합을 돕고, 이를 통해 미감작 T 세포의 초기 활성화가 일어난다(그림 8-5).

2. 항원전달세포의 세 가지 신호 전달을 통한 미감작 T 세포 활성화

미감작 T 세포의 활성화는 APC에 의해 유도되는 3가지 주요 신호(신호 1, 신호 2, 신호 3)에 의해 일어난다. 신호 1은 펩티드 : MHC 복합체와 TCR 사이의 결합에 의해 전달되는 항원 특이 신호이다. 신호 2는 CD28 (T 세포)/B7 분자(APC) 등에 의해 유도되는 공동자극 신호로 T 세포의 생존과 분화에 필수적이다. 이러한 공동자극 없이 항원을 인지할 경우 T 세포는 조직 세포에서 발현하는 항원에 대해 활성화 되지 않은 면역무반응(anergy)이 유도된다. 마지막으로 신호 3은 항원 특이적 미감작 T 세포와 항원전달세포의

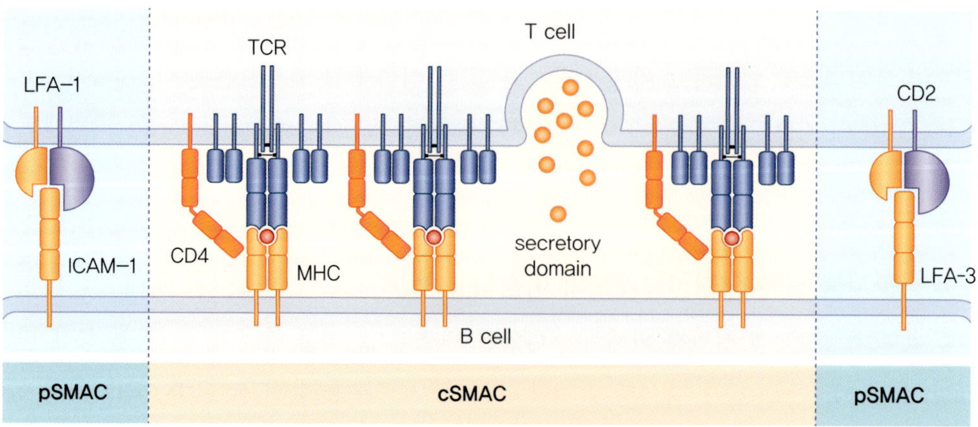

그림 8-5. T 세포의 면역시냅스 형성

결합 시 항원전달세포로부터 분비되는 다양한 수용성 면역단백질(주로 사이토카인)의 수용체의 결합이며, 이는 미감작 T 세포의 다양한 작동세포로의 분화를 결정하는 주요 인자이다(그림 8-6).

3. 미감작 T 세포 활성화를 통한 기능적 분화

미감작 T 세포 중 $CD8^+$ T 세포는 정상적 활성화를 통해 세포독성 T 림프구(cytotoxic T lymphocyte, CTL)로 분화되며, 표적세포(종양세포, 바이러스 감염된 세포 등)를 살상하는 기능을 담당한다. $CD4^+$ T 세포들은 다양한 형태의 신호 3의 도움을 통해 다양한 기능을 가진 조력 T 세포로 분화하게 된다. 미감작 $CD4^+$ T 세포는 특정 병원체를 인지한 APC로부터 분비되는 다양한 사이토카인(T_H1: IFN-γ/IL-12, T_H2: IL-4, T_H17: TGF-β/IL-6, T_{FH}: IL-6/IL-21, T_{reg}: TGF-β)에 의해 특정 병원체를 제거하는 조력 T 세포로 분화되고 이렇게 분화된 조력세포는 특정 면역단백질을 분비한다(T_H1: IFN-γ, T_H2: IL-4/IL-5/IL-13, T_H17: IL-17/IL-22, $T_{FH:}$ IL-21, $T_{reg:}$ TGF-β/IL-10). 이러한 면역단백질 분비는 특정 병원체를 제거할 수 있도록 다양한 면역세포의 활성 및 이동을 돕는다(그림 8-7).

4. T 세포 공동신호분자에 의한 세포 활성화 조절

최근들어 CD28/CTLA-4 이외의 다양한 공동신호분자들이 발견 되었을 뿐만 아니라 각 공동신호분자의T 세포 활성 조절에 대한 활발한 연구를 통해 TCR/MHC/항원 복합체에 의해 유도되는 T 세포 활성 신호에 미치는 영향에 따라 신호 강화 기능을 하는 공동자극분자(co-stimulatory molecule)와 신호 억제 기

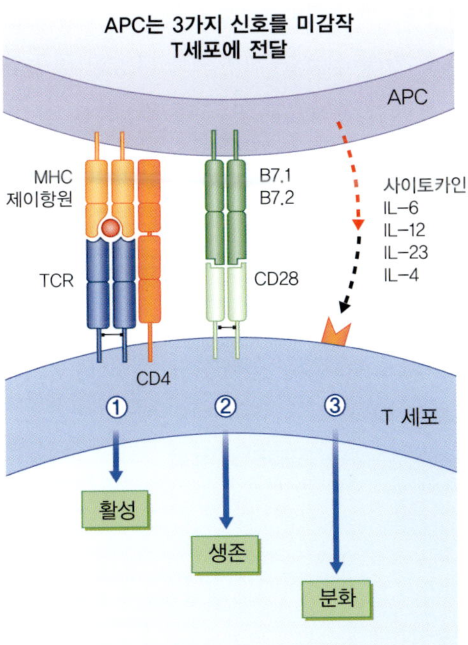

그림 8-6. APC에 의한 미감작 T 세포의 활성화 기전

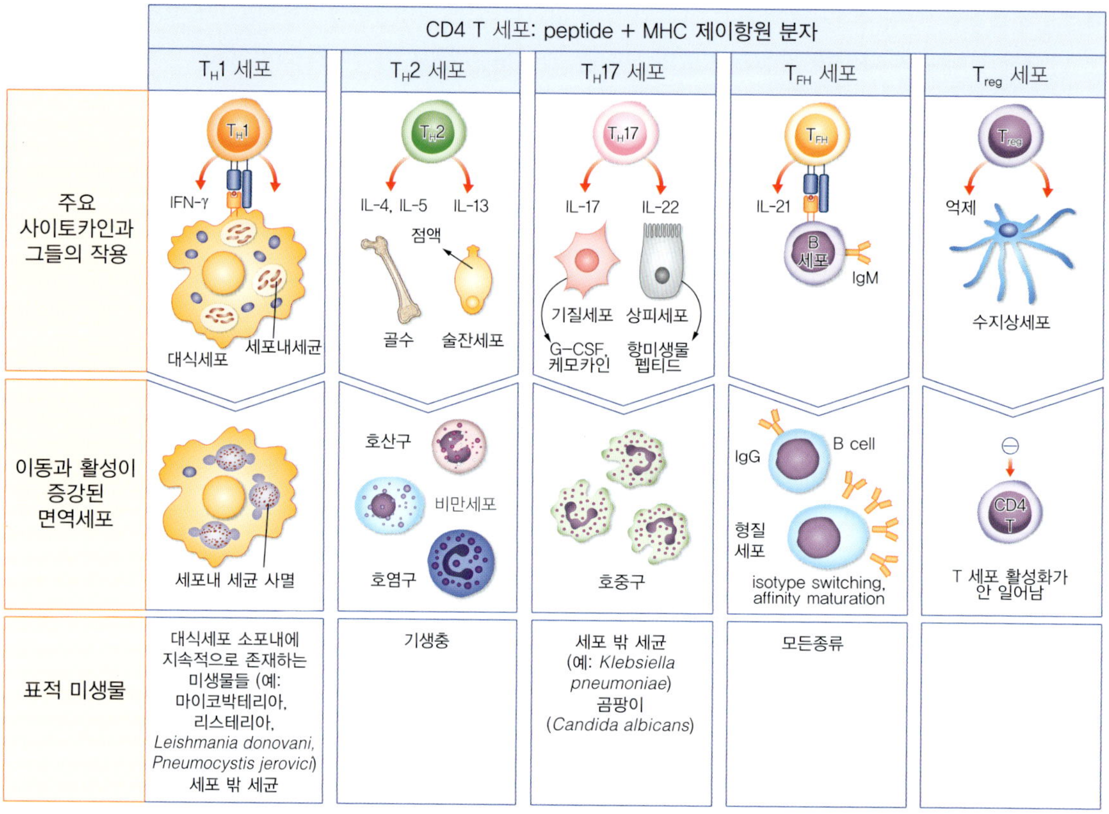

그림 8-7. CD4⁺ T 림프구 아집단과 기능

능을 하는 공동억제분자(co-inhibitory molecule)로 분류한다 (그림 8-8). 따라서 T 세포는 TCR/MHC/항원 복합체에 의해 유도되는 T 세포 활성 신호를 기반으로 다양한 공동신호분자들의 활성에 의해 유도 되는 공동자극/억제 신호의 통합을 통해 최종적으로 T 세포 활성화를 결정하게 된다.

대표적 T 세포 공동억제분자인 CTLA-4 (Cytotoxic T-Lymphocyte Associated Protein 4)와 PD-1 (Programmed Death-1)은 그 리간드와의 결합을 통해 T 세포 불활성화를 유도하며, 이를 기반으로 최근 들어 CTLA-4/PD-1 활성화 억제를 통해 항암면역반응을 유도하는 면역관문 차단제(immune checkpoint inhibitor)로 개발되어 항암치료의 새로운 패러다임으로 자리매김했다. 이러한 연구결과를 기반으로 최근 다양한 공동신호분자 단백질(TIM-3, LAG-3)을 이용한 T 세포 활성 조절기법 개발 및 이를 이용한 염증성 질환 치료연구가 활발히 진행되고 있다.

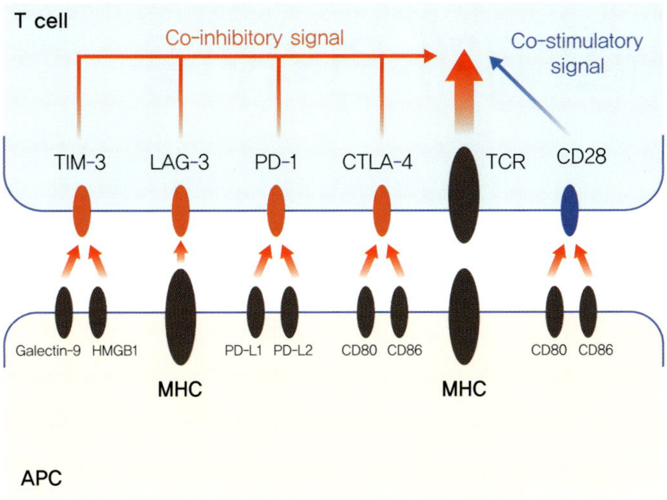

그림 8-8. T 세포 공동신호분자에 의한 세포 활성화 조절

CHAPTER

09 세포매개 면역반응

면역시스템은 감염으로부터 표적을 보호하고 표적 방어를 뚫고 침입한 병원체를 제거하는 기능을 담당하며, 이것은 크게 세포매개 면역반응과 체액성 면역반응으로 이루어진다. 세포 외부에 존재하는 병원균을 제거하는 체액성 면역반응과 달리, 세포매개 면역반응은 병원체가 감염된 세포를 찾고 죽임으로 세포 내 위치하는 병원체로부터 인체를 보호하는 기능을 한다. 세포매개 면역은 다양한 사이토카인, 케모카인 등의 분비를 통해 항원전달세포, B 림프구, 세포독성 림프구를 활성화시키는 조력 T 세포와 감염된 세포와 일부 병원체를 직접 공격하는 세포독성 림프구에 의해 유도된다. 세포독성 림프구는 크게 항원특이 세포인 $CD8^+$ T 림프구와 NKT 림프구가 있으며, 항원 비특이적 세포로는 NK 세포와 대식세포, 호중구, 호산구와 같은 비림프구 세포가 감염된 세포를 제거한다. 이러한 세포매개 면역은 감염된 세포를 제거하고 비정상 단백질을 발현하는 종양세포를 제거하는 데 중요한 역할을 한다.

I. 세포독성 작동세포

세포독성 작동세포는 바이러스나 마이코박테리아와 같은 세포내 병원체에 의해 감염된 표적세포를 제거하는 기능과 형질 전환된 종양세포를 제거하거나 과도한 스트레스를 받은 세포를 제거하는 데 중요한 역할을 한다.

1. 세포독성 T 세포

미감작 $CD8^+$ T 림프구는 TCR/펩티드-MHC 복합체에 의한 신호 1, 보조자극분자의 자극에 의한 신호 2, 그리고 IL-2에 의한 신호 3의 자극을 통해 활성화 및 분화되어 세포독성 T 세포로 분화하여 다양한 세포독성 과립과 염증성 사이토카인을 발현하며, 이를 통해 표적세포를 제거하여 우리 몸을 보호한다.

1) 세포독성 T 세포에 의한 표적세포의 세포자멸사(apoptosis) 유도

펩티드/MHC I 복합체를 인지한 세포독성 T 세포는 표적세포의 세포자멸사를 유도하여 사멸시킨다. 이는 두 가지 방법으로 이루어진다(그림 9-1).

① 세포독성 과립 비의존적 표적세포 세포자멸사

② 세포독성 과립 의존적 표적세포 세포자멸사

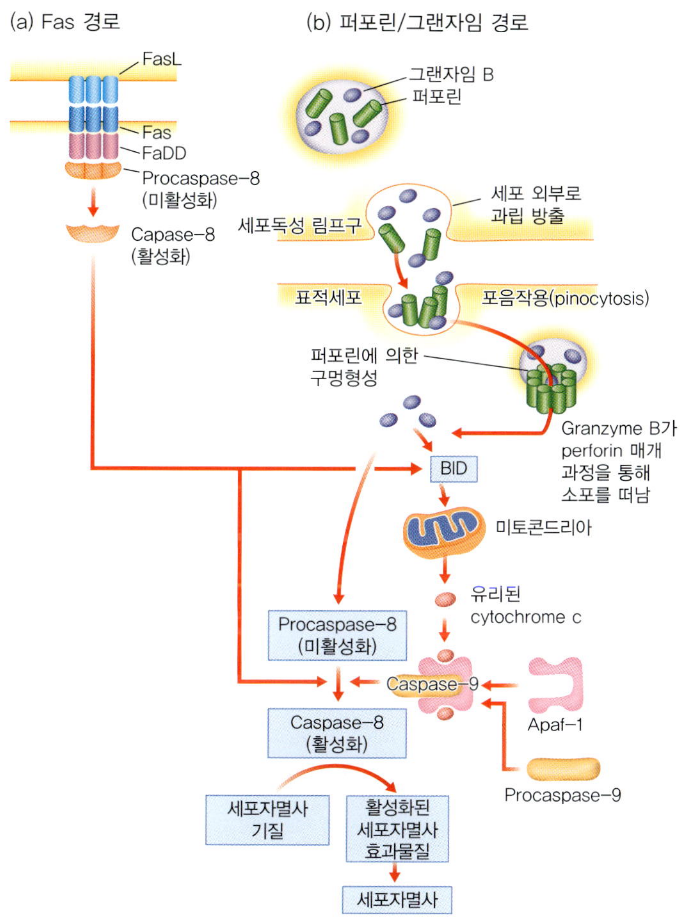

그림 9-1. 세포독성 T 세포에 의한 표적 세포자멸사 유도기작

(1) 세포독성 과립 비의존적 표적세포 세포자멸사

활성화된 세포독성 T 세포 표면에 발현된 FasL가 표적세포의 Fas와 결합하여 표적세포의 Fas가 연계(oligomerization)되고 하위로 신호를 전달하여 카스파제(caspases) 활성화로 표적세포의 세포자멸사가 유도된다.

(2) 세포독성 과립 의존적 표적세포 세포자멸사

세포독성 T 세포는 최소 세 가지로 구성된 세포독성 과립물질을 방출하고 이것이 표적 내로 침투하여 사멸을 유도한다.

① 퍼포린(perforin): 표적세포 세포질 내로 과립성분 전달을 도와준다.

② 그랜자임(granzyme): 세린 단백질분해효소(serine protease)로써 표적세포 세포질에서 세포자멸사를 유도한다.

③ 그라늄리신(granulysin): 항미생물작용을 가지고 있으며 높은 농도에서 표적세포의 세포자멸사를 유도한다.

퍼포린은 표적세포 막에 구멍을 형성하고, 이를 통해 그랜자임은 세포 외 공간으로 확산되지 않고 표적세포로 전달된다. 표적세포의 세포질 내 위치한 그랜자임은 BID (BH3-interacting domain death against protein)를 직접 또는 간접적으로 분해하여 사이토크롬 c의 방출을 촉진하고, 시스테인 단백질분해효소인 카스파제-3를 활성화한다. 이는 최종적으로 카스파제 활성데옥시리보핵산분해효소(caspase-activaled deoxyribonuclase, CAD)를 활성화시켜 DNA가 조각나는 것을 유도한다. 세포독성 T 세포는 이러한 일련의 과정을 통해 표적세포의 세포독성 과립 의존적 세포자멸사를 유도한다.

2) 세포독성 T 세포의 사이토카인 분비

세포독성 T 세포가 표적세포의 세포자멸사의 유도뿐만 아니라, IFN-γ, TNF-α 및 LT-α 등의 사이토카인을 분비하고 이렇게 분비된 염증성 사이토카인은 대식세포를 활성화시키고, 바이러스의 증식을 억제한다. 또한 세포독성 T 세포의 MHC 제일항원의 발현을 증가시켜 표적세포의 인지 기회를 증가시켜 방어기전에 기여한다.

2. Natrural killer (NK) 세포

NK 세포의 표적세포 파괴 기전은 세포독성 T 세포의 표적세포 파괴기전과 유사하다. 다만 표적항원 인지 방법이 다르다. NK 세포는 항원 자극에 의한 유도 없이 표적세포(종양세포와 바이러스 감염세포)를 파괴시킬 수 있는 능력을 가지고 있다. NK 세포와 표적세포가 결합되면 CTL에서와 같이 입자세포유출경로(granule exocytosis pathway)와 Fas/FasL 경로 두 방법을 통하여 표적세포를 파괴한다. NK 세포의 활성화 수용체는 정상 세포 및 변형된 세포에 있는 리간드와 상호작용하여 활성화 신호를 통해 세포사멸을 유도한다. 하지만 살해억제 수용체[[killer inhibitory receptors (KIRs) 및 CD94 (NKG2)]는 MHC 제일분자를 인지해 활성화 신호를 억제하여 NK 세포에 의한 사멸로부터 정상세포를 보호하고 감염 세포의 경우 MHC I의 발현 정도의 감소로 인해 NK 세포에 의한 특이적 사멸을 가능케 한다(그림 9-2).

1) NK 억제 수용체와 리간드

억제 수용체와 MHC 제일분자의 결합은 NK 세포에 의한 표적세포 제거 여부의 결정에 중요 단계이다. 사람에서 KIRs가 대표적인 억제 수용체이다. 마우스는 KIR 대신 렉틴과 비슷한 Ly49군 수용체가 정상세포의 MHC 제일분자와 결합하여 억제작용을 나타낸다. 다른 대표적 억제 수용체는 두 개의 당단백질이 이황화결합으로 연결된 이형이량체인 CD94/NKG2A 분자이다. KIR 수용체는 HLA-B, HLA-C를 CD94/NKG2A는 표적세포의 HLA-E를 인식하며, 이를 통해 정상세포를 보호한다.

2) NK 세포 활성화 수용체와 리간드

사람과 마우스의 NK 세포 활성화 수용체는 구조적으로 유사하다. NKG2D는 대표적인 활성화 수용체로서 T 림프구의 CD28에 의한 신호전달과 비슷한 기능을 한다. NKG2D 리간드는 β_2-마이크로글로불린

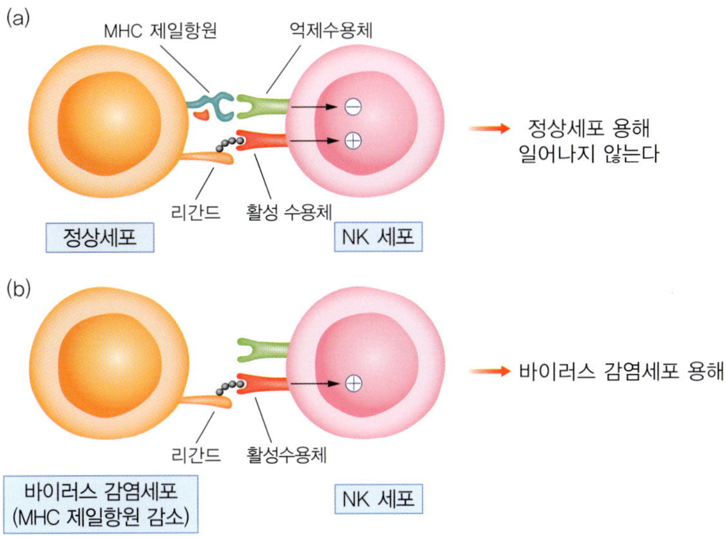

그림 9-2. NK 세포에 의한 표적세포 파괴기전

비결합 MHC 제일항원과 유사한 분자들로, DNA 손상 혹은 감염 등의 스트레스 상황에서 특이적으로 발현되어 NK 세포를 활성화시킨다. CD2 (LFA-3의 수용체), CD244 (CD48의 수용체) 등은 NK 세포 이외에 다른 세포에도 발현되지만 NK 세포의 활성화를 유도한다고 알려져 있다.

3) NK 세포 활성 '허가(licensing)'와 조절

NK 세포는 적절한 활성화 수용체와 억제 수용체 신호에도 불구하고 표적세포에 대한 세포독성 기전을 나타내기 전에 허가가 필요하다. NK 세포의 허가는 억제 수용체(Ly49)와 MHC 제일항원 분자와의 첫 번째 결합을 통해 일어난다. 이러한 현상은 NK 세포의 사멸 활성을 억제하는 능력을 시험하는 면역체계의 한 방법이며, 이렇게 허가받은(licensed) NK 세포는 다양한 활성화 수용체와 억제 수용체를 통해 조직과 표적세포를 지속적으로 탐색하여, MHC 제일분자의 발현에 이상이 생긴 종양세포, 감염세포, 스트레스 받은 세포를 제거한다.

3. 대식세포

세포 내 기생 병원균에 감염된 대식세포는 활성화된 $CD4^+$ T_H1 림프구가 생산한 IFN-γ의 자극과 T_H1 림프구 표면의 CD40L와 대식세포 표면의 CD40 결합에 의한 신호를 받아 활성화된다. 이는 NO (nitric oxide)와 ROI (reactive oxygen intermediate)를 생산하여 세포 내 기생 병원균 또는 표적세포를 파괴시킨다(그림 9-3).

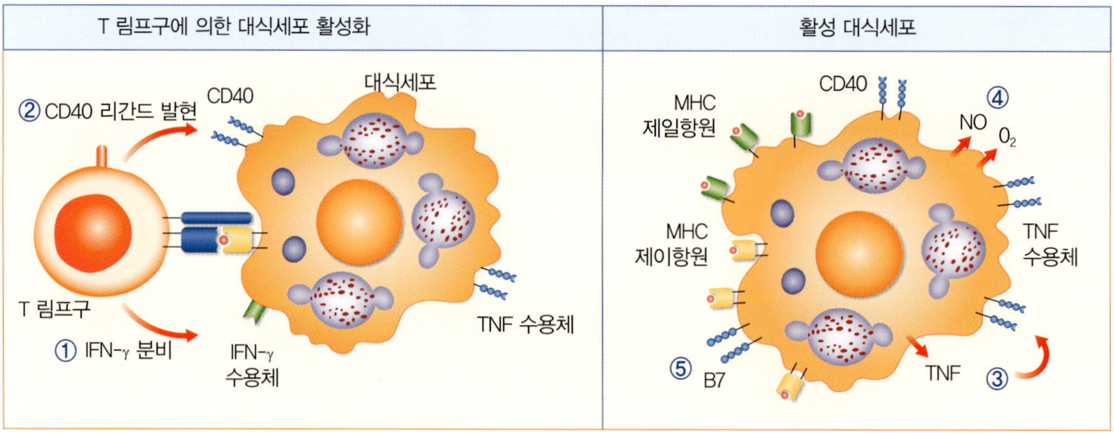

그림 9-3. 대식세포의 활성화 및 기능성 변화

II. 조력 T 세포

미감작 $CD4^+$ T 림프구는 TCR-펩티드/MHC 복합체에 의한 신호 1, 보조자극분자의 자극에 의한 신호 2에 의해 활성화가 유도되며, 사이토카인 자극에 의해 유도되는 신호 3은 활성 T 림프구의 특정 아집단으로의 분화 방향을 결정한다. 이를 위한 사이토카인은 항원전달세포가 생성하기도 하고 주변의 면역세포가 항원 자극을 통해 생성하기도 한다. 이때 생성되는 사이토카인의 종류는 아래 네 가지에 따라 결정된다.

① 생성 세포의 종류(수지상세포, 대식세포, NK 세포 등)

② 생성 세포의 성숙도와 활성 정도

③ 병원체의 종류와 염증 매개물질

④ 병원체가 감염된 조직

1. 작동 조력 T 림프구(T_H)

조력 T 림프구는 5개의 소그룹으로 구별되고 각 조력 T 림프구에 따라 분극화(polarization) 사이토카인, 주된 전사인자(transcription factor), 작동 사이토카인이 다르며 특정 유형의 세포성 면역반응을 조절하는 동시에 상호보완 및 간섭을 통해 세포성 면역반응을 조절한다.

1) T_H1 (T helper 1 cells)

미감작 T 림프구는 IL-2, IL-12, IL-18, IFN-γ의 자극을 통해 T_H1 림프구로 분화된다. 수지상세포의 TLRs를 통한 병원체 인지는 수지상세포를 활성화시키고 이를 통해 앞서 언급한 분극화 사이토카인을 분비한다. 이러한 사이토카인은 T_H1 림프구 분화의 주된 전사인자 T-bet (Tbx21)의 발현을 증가시키고 T-bet은 T_H1 분화에 중요한 유전자 발현을 관장한다. T_H1 세포가 주로 분비하는 사이토카인은 IFN-γ이다. IFN-γ는 대식세포를 활성화시키고 MHC 제이항원 발현과 IL-12의 생성을 유도하며, B 림프구의 IgG로

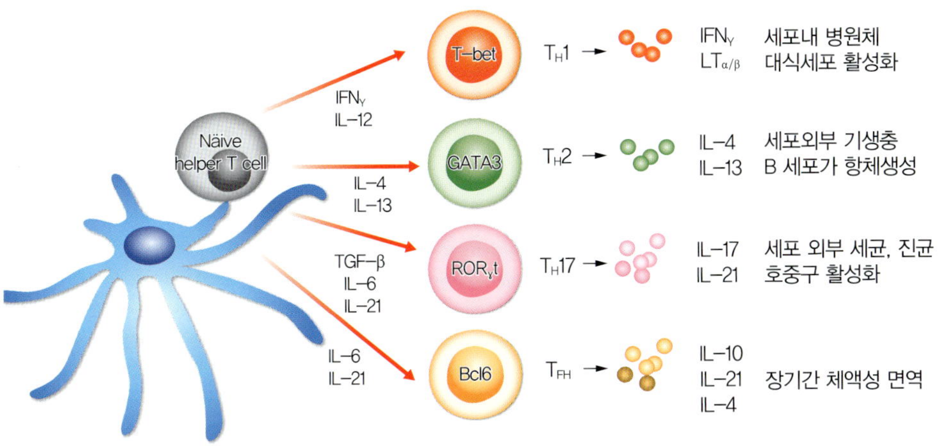

그림 9-4. 조력 T 림프구의 분극화 및 분화

클래스 변환을 유도하여 탐식기능과 보체결합기능을 증가시키고, $CD8^+$ T 림프구의 CTL로 분화를 유도한다. 이를 통해 T_H1 림프구는 세포 내 감염 미생물에 대한 면역방어기전을 담당한다.

2) T_H2 (T helper 2 cells)

T_H2 림프구의 분극화는 사이토카인 IL-4가 촉진한다. 미감작 T 림프구는 활성초기 IL-4의 자극을 통해 T_H2 분극화 전사인자 Gata3를 발현하고 Gata3는 림프구의 T_H2 분극화를 촉진하여 IL-4, IL-5, IL-13을 발현하게 한다. T_H2 림프구가 생성하는 사이토카인은 세포 밖에서 기생하는 병원체, 특히 기생충을 방어하는 데 중요하다. T_H2로부터 분비되는 IL-4는 호산구의 분화, 활성화 및 이동을 유도하고, B 림프구의 활성화와 IgE로 클래스 변환을 유도한다. IgE는 IgE 수용체를 특이적으로 발현하는 호산구를 활성화시켜 염증매개인자를 분비하여 기생충에 대한 면역방어기전을 담당한다.

3) T_H17 (T helper 17 cells)

T_H17로의 림프구 분극화는 미감작 T 림프구가 IL-6와 TGF-β의 자극을 받으면 일어난다. IL-6와 TGF-β의 자극은 T_H17 림프구의 분화와 활성을 조절하는 전사인자 RORγt를 발현시키고 이를 통해 최종 분화된 T_H17 림프구는 곰팡이나 세포 밖에서 기생하는 세균의 감염이 발생할 때 IL-17A/F, IL-22와 같은 사이토카인 분비를 통해 인체를 보호한다.

4) 유도 T_{reg} 림프구(Induced T_{reg})

유도 T_{reg} 림프구는 T 림프구 반응을 억제함으로써 말초 면역관용을 유도하는 데 중요한 기능을 수행한다. 유도 T_{reg} 림프구는 미감작 T 림프구의 활성화와 함께 TGF-β의 자극에 의해 유도된다. 분화된 유도 T_{reg} 림프구는 IL-10, TGF-β와 같은 항염증성 사이토카인을 분비하여 항원전달세포의 기능을 억제한다.

5) T_{FH} 림프구

소포조력 T 림프구(follicular helper T cells, T_{FH})는 가장 최근에 알려진 조력 T 림프구 아집단으로 B 림프구 면역반응을 돕는다. T_{FH} 림프구는 미감작 T 림프구가 IL-6와 IL-21을 자극을 통해 분화가 이루어지며, 이러한 사이토카인은 T_{FH} 림프구의 전사인자 Bcl-6의 발현을 유도한다. 이렇게 분화된 T_{FH}는 IL-4와 함께 IL-21 사이토카인을 분비함으로써 B 림프구의 분화를 돕는다.

표 9-1. 조력 T 세포 아집단의 조절과 기능

	분극화 사이토카인	전사인자	작동 사이토카인	기능
T_H1	IL-12 IFN-γ IL-18	T-bet	IFN-γ TNF	APC 활성 증강 CTL 활성 증강 세포내 병원체로부터 보호 지연형 과민반응, 자가면역에 관여
T_H2	IL-4	Gata-3	IL-4 IL-5 IL-13	세포밖 병원체로부터 보호(특히 IgE 반응에 의해) 알레르기에 관여
T_H17	TGF-β IL-6 (IL-23)	RORγt	IL-17A IL-17F IL-22	일부 곰팡이와 세균 감염으로부터 보호 염증, 자가면역에 기여
T_{REG}	TGF-β IL-6	FoxP3	IL-10 TGF-β	염증 억제
T_{FH}	IL-6 IL-21	Bcl-6	IL-21 IL-4	림프절의 follicle과 germinal center에서 B 세포를 도움

CHAPTER

10 항체매개면역반응 및 보체

B 림프구 활성화와 항체 생성

골수에서 조혈줄기세포의 유래 B 세포 계열의 세포는 pro-B, pre-B, 미성숙 B 세포로 증식, 분화, 성숙의 과정을 거쳐 혈액으로 나온 후 이차 림프기관으로 이동한다. Pro-B 세포는 BCR의 발현이 없으나 성숙해가면서 Ig 유전자의 재조합을 통해 pre-BCR, 성숙 BCR을 발현하게 된다. 이 기간에는 항원 자극에 반응을 하지 않는다. 성숙한 B 세포는 표면에 IgM과 IgD를 발현한다.

단백질 항원(T 의존 항원)의 자극을 받으면 이차 림프기관에서 항원과 최적의 결합력을 보이는 성숙 B 세포가 활성화된다. 이후 T_H 세포와 사이토카인의 도움으로 B 세포가 증식하여 클론을 형성하고, 이후 형질세포로 더욱 분화하여 많은 항체를 형성하게 된다. B 세포가 처음으로 항원 자극을 받으면 초기에는 IgM 클라스의 항체를 형성하나, 이후 T_H 세포와 사이토카인의 도움으로 항체 생성에 변화를 일으켜 isotype (class) switch와 친화도 성숙(affinity maturation)이 일어난다. 항원이 제거되면 일부 B 세포는 최종적으로 기억 B 세포로 분화하여 존재하다가 동일한 항원의 재차 자극에 대비하게 된다.

I. 일차면역반응과 이차면역반응

B 세포가 처음 항원 자극을 받아 일으키는 면역반응을 일차면역반응(primary immune response), 동일한 항원으로 재차 자극을 받아 일으키는 면역반응을 이차면역반응(secondary immune response)이라 한다. 이들은 양적, 질적으로 차이를 보인다(그림 10-1). 이는 백신 투여 시 추가접종하는 이유가 된다. 일차면역반응은 어떤 항원(T 의존항원 혹은 비의존항원)으로 투여하든 처음 투여 시 면역반응이 느리고, 항체생산에서 초기에 IgM이 생성하고 T 의존항원 투여시 나중에 IgG가 생성되며 그 역가 및 친화력은 낮은 편이다. 그러나 이차 면역반응은 T 의존항원으로 재차 투여 시 나타나며 이미 생성된 기억 B 림프구에 의해서 면역반응이 빠르고, 클라스 전환된 항체(주로 IgG, 때로는 IgA, IgE)가 생성되며 그 역가 및 친화력도 높다.

표 10-1. 일차 면역반응과 이차 면역반응의 차이

특징	일차면역반응	이차면역반응
반응 유도 항원	T 의존 항원, T 비의존 항원	T 의존 항원
B 림프구	미감작 B 림프구	기억 B 림프구
면역반응 지체기	5~10일	1~3일
최대 반응 시기	7~10일	3~5일
최대 항체 생산	항원보강제로 항원성 증가	일차면역반응의 100~1,000배 (항원보강제 효과는 작음)
항체 아이소타이프	IgM	IgG 증가(상황에 따라 IgA, IgE 증가)
항체 친화력	비교적 낮음	높음

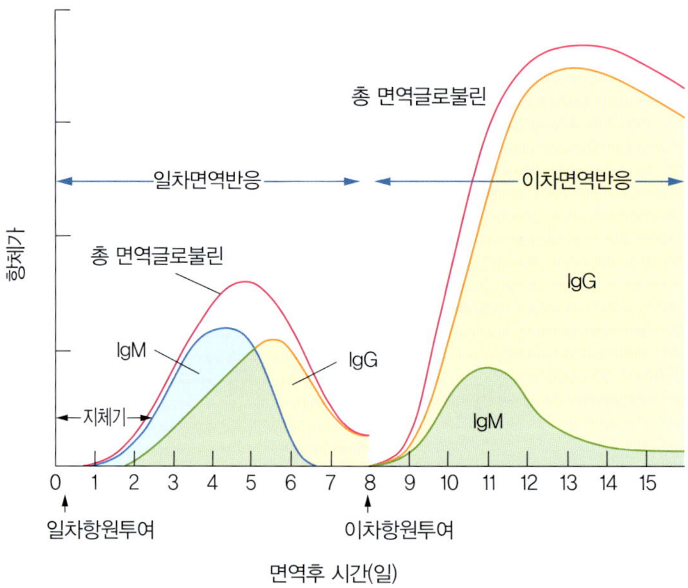

그림 10-1. T 의존항원 투여시 일차면역반응과 이차면역반응

II. B 림프구 활성화 기전

1. T 비의존항원 혹은 T 의존항원에 따른 B 세포의 활성화의 차이

1) T 비의존항원에 의한 B 림프구 활성

비장이나 림프절에 있는 marginal zone B 세포, 점막이나 복강에 있는 B-1 B 세포는 세균의 다당류나 지질 등 반복적인 에피토프가 있는 항원과 결합하여 주로 IgM 항체를 생성한다. 이 항원은 BCR에 다중 결합하여 T 세포의 도움 없이도 직접 B 세포를 활성화시킬 수 있는 항원이다(그림 10-2).

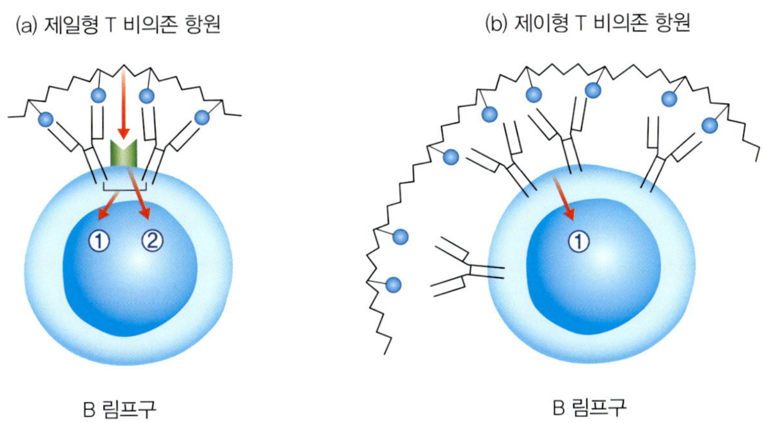

그림 10-2. T 비의존 항원에 의한 B 림프구 활성 기전.
(a) 제일형 T 비의존 항원: ① 에피토프와 BCR 교차결합(cross–link)에 의한 제일 신호, ② 다클론 활성인자에 의한 제이 신호. (b) 제이형 T 비의존 항원: ① 여러 개의 BCR과 반복 에피토프의 결합에 의한 신호

2) T 의존항원에 의한 B 림프구 활성

비장이나 림프절에 있으며 끊임없이 순환하는 follicular B 세포는 혈액 혹은 피부 및 점막을 통해 침입한 T 의존항원인 단백질 항원과 결합한 후(항원-BCR 결합: 제 1 신호), T_H 세포의 도움(T-B cell 결합: 제 2 신호)으로 활성화되어 항체를 형성한다. 처음 자극 받은 B 세포는 초기에는 IgM을 형성하나 나중에는 T_H의 영향으로 isotype이 스위치되어 IgG, IgA 혹은 IgE 항체를 형성할 수 있게 되고, 또한 친화력이 증가하게 된다. 일부 B 세포는 기억 B 세포가 된다(그림 10-3).

2. T 의존항원에 의한 B 림프구 활성화와 germinal center 형성

T 의존항원의 침입으로 항체가 형성되는 일련의 과정을 보면 다음과 같다(그림 10-4).

1) 항원의 이동과 T 세포와 B 세포 활성화

(1) 피부나 점막을 통해 들어온 항원은 항원 주위 미성숙 DC에 의해 탐식된다. 탐식 후 미성숙 DC는 성숙 DC가 되어 MHC 발현이 증가하며, CCR7을 발현하여 가까운 림프절의 T 세포 지역으로 화학주성 기전으로 이동한다(T 세포 지역은 CCR7의 리간드인 CCL19, CCL21을 분비함). 또 항원의 일부는 가까운 림프절로 배출되어 B 세포 소포로 들어간다.

(2) T 세포 지역으로 이동한 DC는 MHC 제이항원-펩티드를 미감작 T_H 세포에 제시하여 작동 T_H 세포로 활성화시킨다. 작동 T 세포는 CD40L를 발현하고 CXCR5를 발현하여 B 세포 소포쪽으로 이동한다(B 세포 소포는 CXCR5 리간드인 CXCL13을 생성함).

(3) (1)에서 B 세포 소포로 들어온 항원은 가장 적합한 B 세포의 BCR과 교차결합하여 B 세포를 활성화시키며(B 세포 활성 제 1 신호) 세포내로 들어와 분해되어 MHC class II로 제시된다. 활성화 된 B

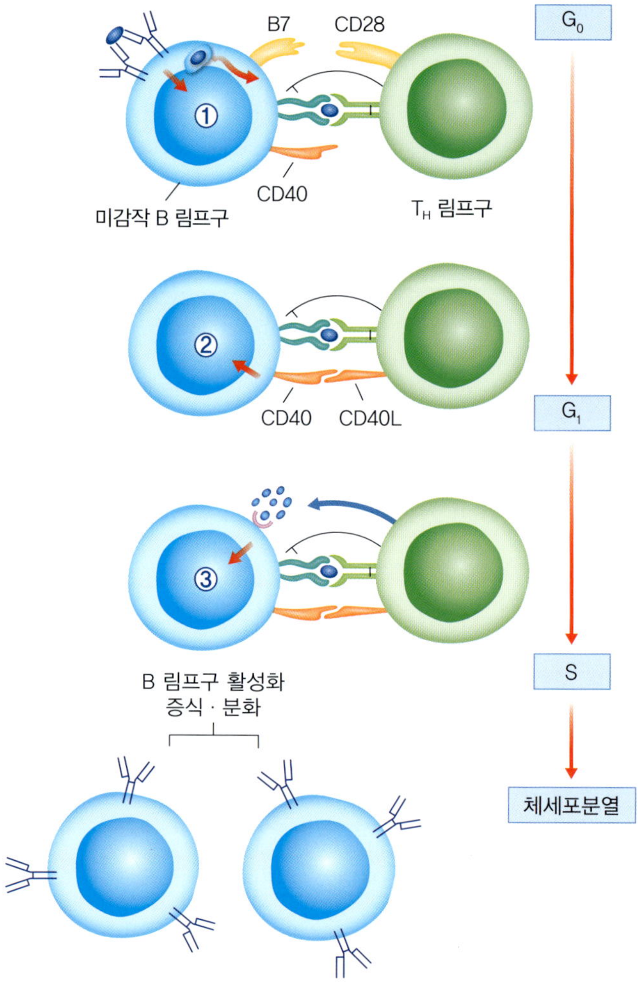

그림 10-3. T 의존 항원에 의한 B 림프구 활성 기전.
① 에피토프와 BCR 교차결합에 의한 제1신호로 B 림프구 표면에 MHC 제II항원 분자와 B7 발현 항진. TCR과 MHC/펩티드 결합 그리고 B7과 CD28 결합으로 $CD4^+$ T 림프구 활성, ② 활성화된 T 림프구 표면에 CD40L 발현. B 림프구 표면의 CD40과 결합에 의한 제2신호, ③ 활성화된 B 림프구 표면에 사이토카인 수용체 발현. 활성화된 $CD4^+$ T 림프구가 생산한 사이토카인 결합에 의한 신호로 B 림프구 증식과 분화.

세포는 표면에 CD40(T 세포의 CD40L와 결합), B7 분자(T 세포의 CD28과 결합), IL-4 수용체(T 세포에서 분비하는 IL-4에 반응) 및 CCR7 (T 세포 지역으로 이동)의 발현을 증가시킨다.

(4) 활성화된 T_H 세포와 B 세포는 서로 상대방 쪽으로 화학 주성으로 이동하여 parafollicular area에서 만나 T-B 세포 상호 결합한다. CD40L-CD40 결합으로 B 세포에 활성 신호를 전달한다(B 세포 활성 제 2 신호). 또한 CD28-B7 결합으로 T_H 세포가 더욱 활성화되고 IL-4 등의 사이토카인을 분비하여 B 세포가 증식하여 extrafollicular foci를 형성한다. 항체는 초기에는 IgM을 분비하나 나중에는 IgG를 분비한다.

2) Germinal center reaction

(1) Extrafollicular foci에서 활성화된 B 세포와 작동 T_H 세포의 일부는 B 세포 소포로 이동한다. 이곳에서 B 세포는 아주 빠르게 증식하여(B 세포 1개가 수일 내 5,000개 이상의 세포로 증식) dark zone(세포 증식으로 핵 염색이 진하게 됨)이 형성되며, 이후 세포가 분화하여 light zone(증식이 적어 핵 염색이 연하게 됨)을 형성한다. 이 두 부위를 총칭하여 germinal center라 하며, 이 반응을 germinal center reaction이라 한다. Dark zone에서 증식하는 세포를 centroblast, light zone에서 분화하는 세포를 centrocyte라고 한다.

(2) Germinal center에는 follicular dendritic cell (FDC)가 있으며 이 세포 표면에는 항원이 면역복합체(Ag-Ab) 혹은 Ag-C3b 혹은 C3d 형태로 결합되어 있다(참고 1). 증식된 centrocyte 중 항원과 친화력이 높은 세포는 FDC 표면에 제한된 항원과 생존적으로 결합하여 선택되고, 결합을 못한 나머지는 사멸한다(결국 affinity가 좋은 세포가 살아남음).

(3) (1)에서 germinal center에 작동 T_H 세포는 T_{FH} 세포로 유도되어 germinal center에서 T_{FH}-B 세포 반응을 한다(참고 2). T_{FH}-B 세포 반응으로 CD40L-CD40에 의한 신호 전달로 B 세포에서 AID 효소가 활성화되어 항체의 클라스 스위치가 일어나고 아울러 항체 가변부위에 somatic hypermutation을 통하여 affinity maturation이 일어난다(참고 3), 클라스 스위치는 T 세포 등에서 생성된 사이토카인의 종류의 영향으로 다른 isotype으로 전환된다(참고 4).

(4) Germinal center에서 B 세포는 형질세포로 더욱 분화하여 항체를 왕성하게 생성한다. 이 형질세포는 골수로 이동하여 주로 골수에서 항체를 생성하게 된다. 일부 B 세포는 기억 B 세포로 분화된다.

참고 1: FDC 세포는 탐식작용이 없고, MHC 제이항원분자의 발현이 없음. 대신 CR1, CR2, CR3, FcγR 수용체가 있어서 Ag-Ab 면역복합체 혹은 Ag-C3b/C3d와 결합하여 세포 표면에 항원을 표현한다.

참고 2: T_{FH} 세포는 CXCR5, ICOS, IL-21을 발현하여 germinal center 형성에 관여하고 B 세포의 분화에 중요한 역할을 한다.

참고 3: AID (activation-induced cytidine deaminase) 효소는 cytidine을 deamination시켜 uridine로 바꾸어 결국 thymidine이 되게 바꿈. 이 반응이 항체의 가변부위(특히 CDR 부위)에서 일어나면 somatic hypermutation이 흔하게 일어남. 또한 스위치 부위(constant region 유전자 앞쪽에 있는 유전자)에서 일어나면 다른 효소(uracil N-glycosylase, Ape I endonuclease 등)의 연속 반응을 거쳐 클라스 스위치가 일어나도록 한다.

참고 4: IFN-γ는 주로 IgG2a, IL-4는 IgE, TGF-β는 IgA로 클라스 스위치를 유도한다.

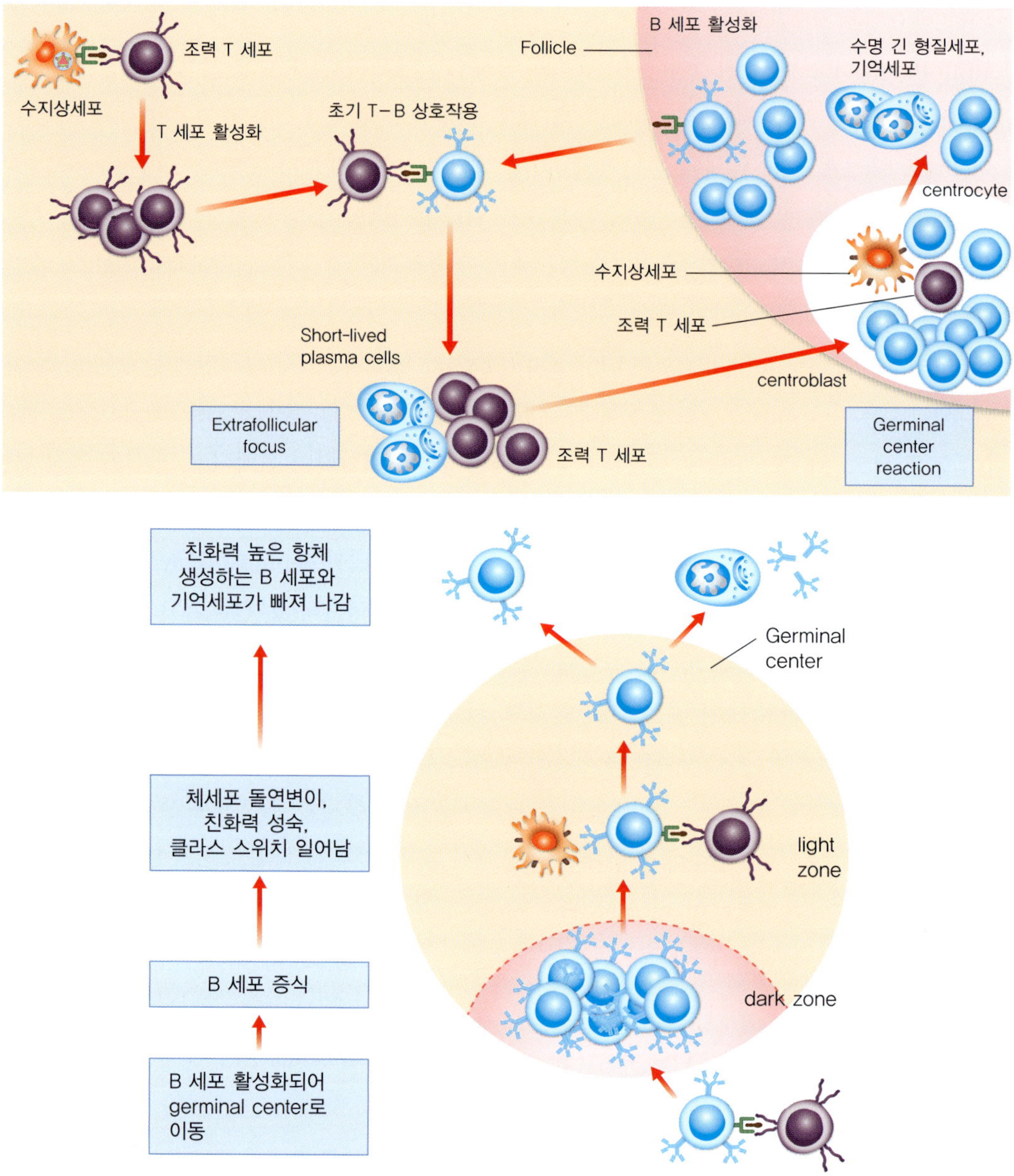

그림 10-4. Germinal center 형성

III. B 세포에서 세포막 Ig과 분비형 Ig의 차이

B 세포는 항원과 T 세포 영향 및 사이토카인의 영향으로 활성화되어 결국 형질세포로 분화되어 항체를 형성한다. B 세포는 자극이 없는 상태에는 세포막에 Ig을 발현하지만 활성화되면 항체를 분비하게 된다. 세포막 Ig 항체와 분비형 항체는 가변부위 및 불변부위는 동일하다. 차이점은 일차 RNA 전사체 3′부위에 polyadenylation이 막통과 부위 앞에서 일어나는지 혹은 뒤에서 일어나는지에 따라 분비형 혹은 세포막형 Ig이 형성된다(그림 6-9 참조).

IV. B 림프구 활성화 억제 기전

항체 형성으로 항원이 제거되면 B 세포에서 항체 생성은 조절되어야 한다. 이 조절은 Ag-Ab 복합체가 B 세포 표면의 억제 수용체와 결합하여 일어난다.

1. FcγRIIB 경로: 항원에 의하여 항체가 형성되면 Ag-Ab 복합체가 B 세포의 FcγRIIB (CD32)와 결합하여 ITIM (immunotyrosine inhibitory motif)을 활성화하여 B 세포의 활성화 반응이 억제된다.
2. CD22 경로: ITIM 모티프가 존재하여 B 세포 활성화를 억제한다.

보체

생체 안에서 일어나는 생화학적 반응들 중에 반드시 순서대로 단계를 밟아 일어나며 정확한 조절이 되지 않으면 커다란 위험을 가져오는 것들이 있다. 혈액 응고계, 섬유소 융해계 및 키닌계 등의 생화학적 반응들은 혈액응고 및 혈관투과성을 조절하는 기구로서 반응에 이상이 생기면 출혈 또는 혈관 내 혈액 응고로 생명이 위험하다. 이들 반응의 특징은 첫 단계 반응의 방아쇠를 당겨 활성화시켜 주면, 이어서 두 번째 단계 반응이 활성화되고, 또 차례로 다음 단계 반응이 활성화되는 계속적 단계반응(cascade reaction)이다. 이 계속적 단계반응은 반드시 순서대로 도미노처럼 활성화되며, 앞 단계 반응 없이 중간단계 반응부터 활성화되지는 않는다. 면역학적으로 항체의 기능을 도와서 숙주 방어기전에 한 몫을 하는 보체(complement)계가 바로 이와 같다. 보체는 활성화되면 연속적 단계반응이 일어나 최종적으로 병원체 표적에 구멍을 뚫어 파괴함으로 숙주를 보호하는 중요한 방어 역할을 한다. 그러나 반응 환경에 따라 보체 활성화는 숙주세포를 파괴하여 해로운 결과를 가져오기도 한다. 흥미로운 것은 보체계가 활성화되는 과정에서 여러 가지 생화학적 활성을 일으키는 부산물이 생기며 이 활성물질들도 숙주에 이롭거나 해로운 작용을 한다.

I. 보체 성분 활성

보체는 혈중에 존재하는 단백질 군(family)으로 이루어져 있다. 평소에 보체는 불활성화 상태로 있으나 여러 조건이 형성되면 활성화된다. 즉, 항원-항체 복합체가 생기거나 병원균이 침입하면 활성화된다. 보체 활성화 경로는 크게 세 가지 경로(아래 참조)가 있으며 경로마다 관여하는 보체 성분이 조금 다르다.

II. 보체활성 경로

보체계의 활성화 경로는 고전경로(classical pathway), 대체경로(alternative pathway), 렉틴경로(lectin pathway)가 있다. 이 세 경로는 각각 활성화 시작 유발 물질, 시작 초기단계(시작부터 C3 활성단계까지를

표 10-2. 보체단백질군

보체 단백질	혈청농도(μg/mL)	기능
C1q	70	구조 단백질로 IgG, IgM의 Fc 부위에 결합
C1r	50	세린 단백질분해효소로 C1s 활성화
C1s	50	세린 단백질분해효소로 C4, C2 활성화
C4	300	C4a, C4b로 분해: 1) C4b-C2a 결합하여 C3 전환효소로 작용 2) C4a는 아나필라톡신(anaphylatoxin) 작용
C2	25	C2a, C2b로 분해: C4b-C2a 결합하여 C3 전환효소로 작용
C3	70	C3a, C3b로 분해: 1) C3b는 C4b-C2a-C3b 형성으로 C5 전환효소로 작용 2) Bb-C3b 형성으로 C3/C5 전환효소로 작용 3) C3a는 아나필라톡신 작용
C5	70	C5a, C5b로 분해: 1) C5b는 세포벽에 결합하여 MAC 구성 2) C5a는 화학주성인자와 아나필라톡신 작용
C6	60	MAC 구성
C7	55	MAC 구성
C8	55	MAC 구성
C9	60	MAC 구성
Factor B	200	Ba, Bb로 분해: Bb와 C3b 결합으로 C3와 C5 전환효소로 작용
Factor D	1	세린 단백질분해효소로 B 인자 활성
Properdin	25	C3b-Bb 결합을 안정화
MBL	1	세균 벽의 만난에 결합, C1q와 상동
MASP-1	1.5-12	C1r과 상동
MASP-2	?	C1s와 상동
MASP-3		

MAC: membrane attack complex

의미)에 관여하는 경로가 약간 다르다. 그러나 활성화되면 동일한 공통 경로(common pathway: C3 활성화 이후 MAC를 형성하기까지를 의미)를 가지며 결국 표적 병원체에 구멍을 생성한다.

1. 고전경로

1) 유발 인자

주로 IgM 또는 IgG에 의한 항원-항체 복합체가 유발한다(그림 10-5).

2) 경로

항원-항체 복합체가 생성되면 C1q 분자가 IgG의 Fc 부위를 bridging 하는 형태로 결합한다. 이후 C1q 분자에 2개의 C1r-C1s 분자가 결합하여 $C1qr_2s_2$가 형성되면(Ca^{++} 필요) 효소처럼 작용하여 C4를 C4a와 C4b로, C2를 C2a와 C2b로 분해하여 C4b2a를 형성한다. C4b2a는 다시 C3를 C3a와 C3b로 분해하며 C4b2a3b가 되어 C3b를 더욱 많이 형성하면서 보체를 활성화시킨다.

참고 1: Hexamer인 C1q가 두 분자의 IgG의 Fc 부위와 bridging 결합한다. IgM은 자체가 multimer이므로 C1q가 한 분자의 IgM의 Fc 부위와 결합하여 활성화가 가능하다.

참고 2: 보체는 효소전구체 형태로 존재하다가 분해되어 a, b로 잘려 활성화된다. 일반적으로 작은 분자를 a, 큰 분자를 b로 명명하며 b가 활성화된 형태이다. 그러나 C2a, C2b는 원래 명명에 따라 C2a가 활성화된 형태로 사용하기도 한다(그러므로 책마다 C2a와 C2b의 표기가 다를 수 있다). C3 분자는 C3b가 더 잘려서 C3c, C3d, C3e, C3f, C3g가 되기도 한다. 활성화된 분자는 그 다음 분자를 분해하여 연쇄반응을 일으킨다. 활성화된 분해효소처럼 작용하는 것을 윗선을 그어 표시하기도 한다(예: $C\overline{3bBb}$).

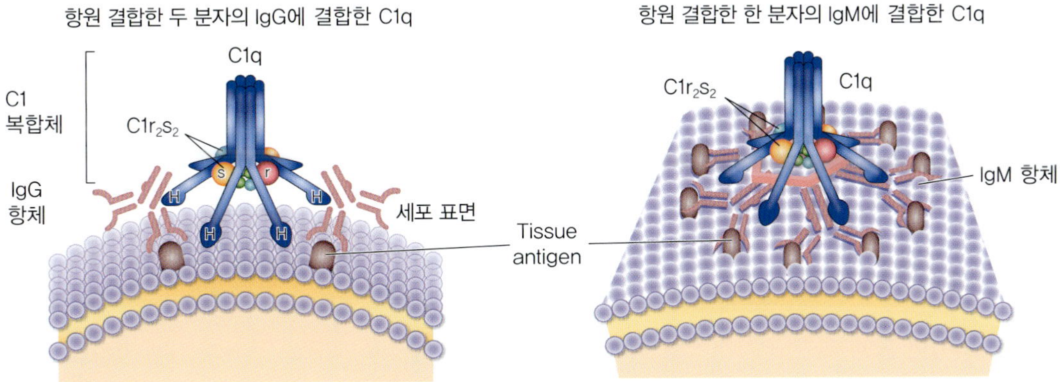

그림 10-5. 고전경로 유발인자

2. 대체경로

1) 유발 인자

항원-항체 복합체 없이도 뱀독, 세균의 지질다당질(LPS) 등은 직접 보체를 활성화한다(그림 10-6).

2) 경로

C3 보체가 체내에 들어온 병원균 벽에 직접 결합하여 분해되면서 활성화 C3b가 형성된다. 이후 혈중 factor D의 도움으로 factor B가 활성화되어 Bb가 형성되어 C3bBb가 형성된다. 이는 C3b를 더욱 많이 형성하여 C3bBb3b를 형성한다.

참고 1: Properdin은 병원균 벽에 형성된 C3bBb를 안정화시키는 역할을 한다.

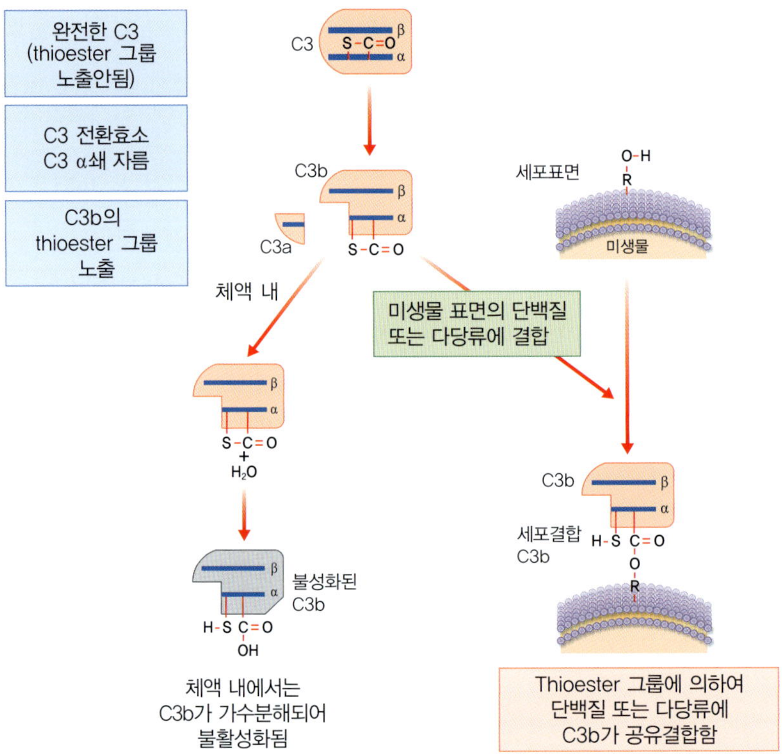

그림 10-6. 대체경로

3. 렉틴경로

1) 유발 인자

세균이 침입하면 혈액 내 만노스결합렉틴(mannose-binding lectin, MBL) 분자가 세균벽의 만노스 당과 결합한다(참고: 혈액 내 ficolin은 병원균의 N-acetylglucosamine과 결합함(그림 10-7)).

2) 경로

MBL이 세균의 만노스 당에 결합하면(혹은 ficolin이 N-acetylglucosamine에 결합하면) 연이어 MBL-associated serine protease-1 (MASP1)과 MASP2이 결합한다. 이 결합은 고전경로의 $C1qr_2s_2$처럼 기능하여 C4를 C4a와 C4b로, C2를 C2a와 C2b로 분해하여 C4b2a를 형성한다. 이후 C3를 분해하여 C4b2a3b를 형성하여 반응을 증폭한다.

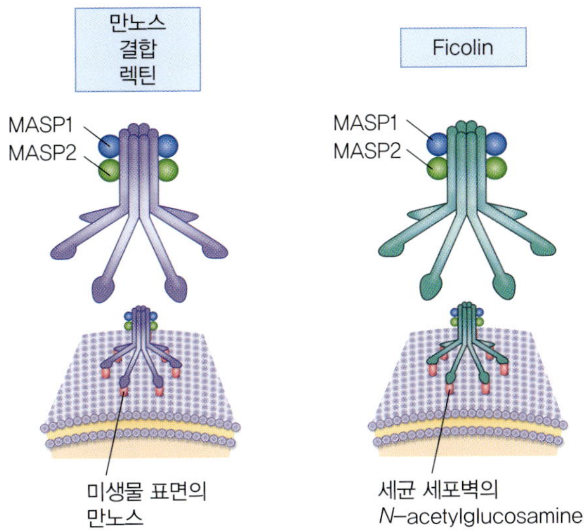

그림 10-7. 렉틴경로

최종적으로 위 1), 2), 3)의 경로가 활성화되어 C4b2b3b를 형성하면 C5를 C5a와 C5b로 분해한다. C5b는 표적에 결합을 하게 되고, 이후 C6, C7, C8이 차례대로 결합을 한다. 최종적으로 C9 분자가 중합화(polymerization) 되면서 표적에 박히어 구멍을 내게 된다(그림 10-8, 9, 10).

III. 보체 활성 조절 단백질

보체 활성으로 생성된 성분들은 숙주세포막에 결합하여 자신의 세포를 파괴할 수 있다. 보체의 활성으로 숙주에 생기는 부작용을 막기 위하여 우리의 혈청과 세포막에는 보체 활성을 조절하고 방어하는 단백질이 존재한다. 이에 관여하는 단백질이 보체 활성 조절 단백질이며, 혈중과 세포막에 존재한다(표 10-3).

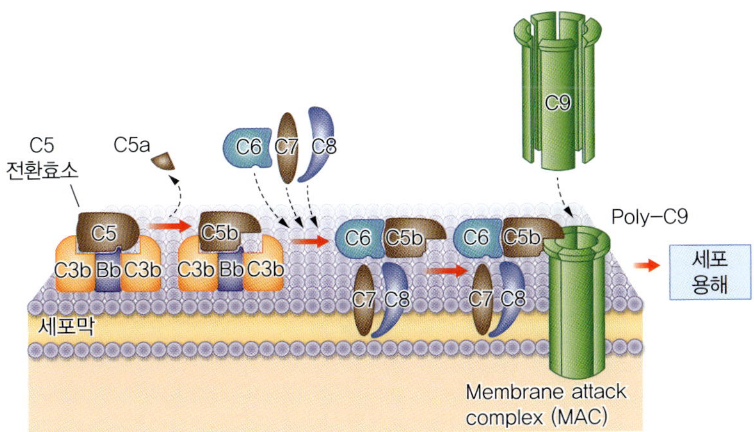

그림 10-8. 보체활성화 후기 경로와 MAC 형성

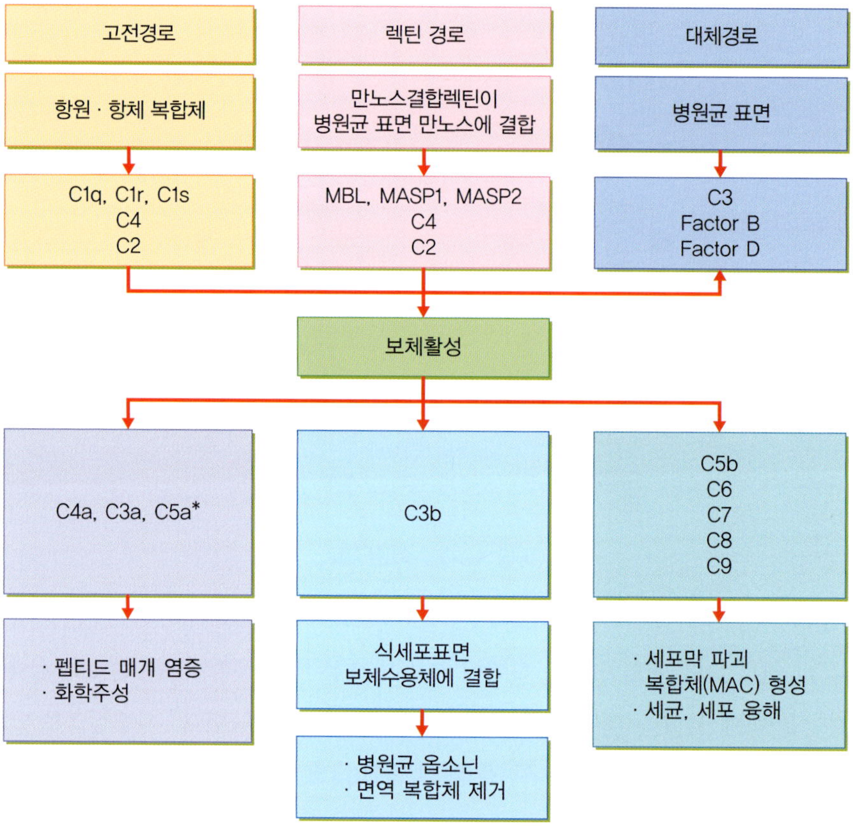

그림 10-9. 보체 활성 경로의 관여 요소
*C1s가 C4를 C4a와 C4b, C3 전환효소가 C3를 C3a와 C3b 그리고 C5 전환효소가 C5를 C5a와 C5b로 분해하여 생성된 작은 조각인 C4a, C3a, C5a는 화학주성 또는 아나필라톡신 등 생물학적 작용에 관여한다.

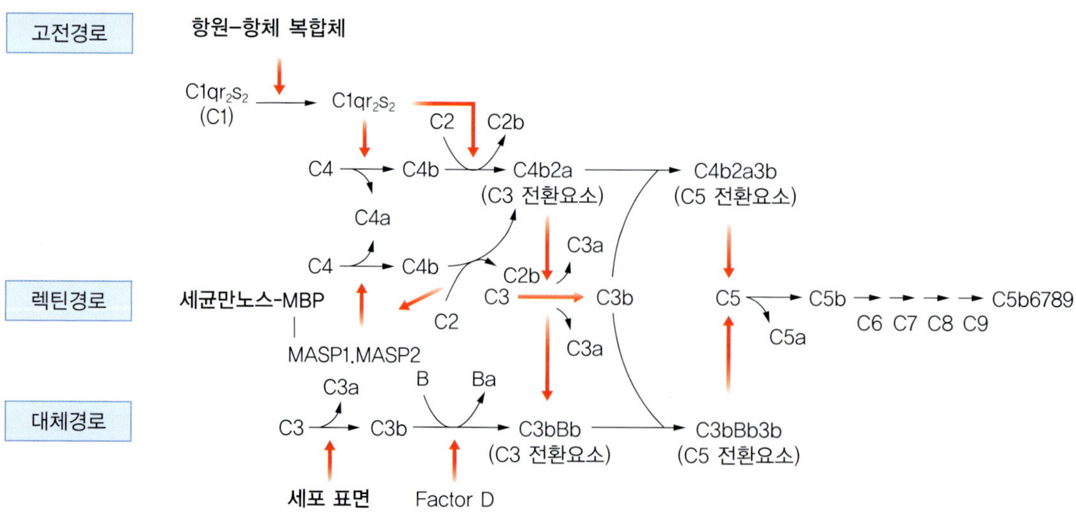

그림 10-10. 보체활성경로 요약

표 10-3. 보체 활성 조절 단백질

조절 단계	보체 활성 조절 단백질	기능
C1 억제	C1INH (C1 inhibitor)	활성 C1r, C1s에 결합하여 C1q에서 분리시킴
C3 전환효소 억제 C5 전환효소 억제	C4bBP (C4b-binding protein)	C4b에 결합하여 C2a와 분리 및 I 인자에 의한 C4b 분해에 co-factor로 역할
	CR1 (complement receptor 1)	C4b에 결합하여 C2a와 분리, C3b 분리. I 인자에 의한 C4b 분해에 보조인자로 역할
	I 인자(factor I)	C3b, C4b 분해 효소로 보조인자(H, MCP, C4bBP, CR1)의 도움이 필요
	H 인자(factor H)	C3b에 결합하여 Bb 분리 및 I 인자의 보조인자로 역할
	DAF (decay accelerating factor)	세포 표면 단백질. C3b에서 Bb 분리 및 C4b에서 C2a 분리
	MCP (membrane co-factor protein)	세포 표면 단백질. C3b 또는 C4b에 결합하여 I 인자의 보조인자로 역할
MAC 형성 억제	S protein (vitronectin)	C5b67 복합체에 결합하여 복합체가 세포막에 결합하지 못하도록 방해하고 또한 이후 C9 중합체 형성을 방해
	SP-40,40 (clusterin)	C5b657 복합체에 결합하여 복합체가 자신 세포 내로 파고드는 것을 억제
	HRF (homologous restriction factor) CD59 (protectin)	C8과 C9에 결합하여 MAC 형성을 방해

IV. 보체 성분의 면역학적 및 생물학적 작용

보체의 성분은 병원균인 표적세포를 죽이는 역할을 담당할 뿐만 아니라 그 외에도 다양하고 중요한 면역학적, 생물학적 작용을 담당한다.

1. 보체매개 세포용해반응(complement-mediated cytolysis, bacteriolysis): MAC (C5b-9)에 의한 세포벽, 세포막을 파괴한다.
2. 옵소닌 작용(opsonization) 및 식균작용: C3b나 C4b가 병원균 표면에 부착되면 식세포 표면에 CR1은 이와 결합하여 식균작용을 훨씬 용이하게 한다.
3. 화학주성 및 염증반응 유발: C5a, C3a, C4a는 백혈구의 이동을 유도하여 모이게 한 후 활성화시켜 세균을 제거하도록 돕는다.
4. 아나필라톡신(anaphylatoxin): C5a, C3a, C4a는 비만세포, 호염구, 호산구의 탈과립을 도와 아나필락시스를 유발한다.

5. 면역복합체 제거: 적혈구 표면에 있는 CR1은 항원-항체 복합체에 결합된 C3b를 인식하여 결합한다. 적혈구는 간이나 비장을 지나면서 항원-항체 복합체가 reticulo-endothelial system에서 제거된다.

6. 면역항진작용

① B 세포에는 CD21가 있어서 항원과 결합된 C3d (Ag-C3d)를 인지한다. 이는 항원과 BCR와의 결합에 의한 B 세포의 활성을 효과적으로 증가시키는 보조수용체이다.

② Follicular dendritic cell (FDC): germinal center에 존재하며 세포 표면에 CR1, CR2, CR3가 있어서 항원-항체-보체 복합체와 결합한다. 이는 germinal center에서 B 세포가 지속적 항원선택으로 생존에 중요한 역할을 한다.

V. 보체 수용체

보체의 생물학적 및 면역학적반응은 보체 활성 과정에서 생산된 활성인자들이 세포 표면에 있는 보체 수용체에 결합하여 일어난다. 보체 수용체에는 활성화되지 않은 보체는 결합하지 못한다(표 10-4).

표 10-4. 보체수용체

보체수용체	리간드(배위자)	세포 분포	기능
CR1(CD35)	C3b, C4b, iC3b	적혈구, 호중구, 단구, 대식세포, 호산구, B/T 림프구, FDC	식세포작용 항진, 소포 germinal center에 면역복합체 집결, C3 전환효소 형성 억제
CR2(CD21)	C3d, C3dg, iC3b, EBV, CD23	B 림프구, 활성 T 림프구, FDC	B 림프구 활성 보조수용체로 작용, EBV 수용체
CR3 (CD11b/CD18)	iC3b, ICAM-1, fibrinogen, LPS	단구, 대식세포, 호중구, NK 세포, FDC, T 림프구, 비만세포	식세포 기능 항진, 세포유착으로 혈관 밖으로 유출
CR4 (CD11c/CD18)	iC3b, fibrinogen		
C3a/C4aR	C3a, C4a	비만세포, 호염구, 과립백혈구, 림프구	탈과립, 혈관통과 항진
C5aR(CD88)	C5a	비만세포, 호염구, 과립백혈구, 대식세포, 단구, 혈소판, 혈관내피세포, 림프구	탈과립, 혈관통과 항진, 화학주성 항진

항체매개 면역반응

항체매개 면역반응은 B 림프구가 활성화 되어 항체를 생산하고 생산된 항체가 항원과 작용하는 반응이다. 항체에 의한 체내 방어의 주요 기전은 중화반응(neutralization), 옵소닌 작용(opsonization), 보체활성화작용(complement activation) 그리고 항체의존 세포매개 세포독성(antibody dependent cell-mediate cytotoxicity, ADCC)을 들 수 있다. 생체 외 실험방법으로 항체를 확인하는 방법은 침전반응(precipitation), 응집반응(agglutination) 그리고 보체결합반응(complement fixation)이 있다.

I. 항체의 체내 방어 주요 기전

1. 중화반응

세포 내 기생세균과 바이러스는 감염 시 숙주세포 표면에 부착이 필요하다. 이들 병원균에 항체가 결합하여 숙주세포 표면에 부착을 방지하는 작용을 중화반응이라 한다. 또한 항체는 세균이 분비하는 독소나 뱀독 등에 의한 독소와 결합하여 중화함으로 숙주를 보호한다(그림 10-11).

2. 옵소닌 작용 및 식작용

식세포들이 병원균을 잡아먹는 작용을 도와주는 현상을 옵소닌 작용이라 한다. 병원균에 결합된 항체의 Fc 부분은 식세포 표면의 Fc 수용체(FcR)와 결합하여 식작용이 아주 효과적으로 일어나도록 도와준다. 특히 IgG와 이의 수용체인 FcγR가 주요 역할을 한다. 또한 보체를 활성화하는 과정에서 생산된 C3b가 병원균 표면에 부착된 후 식세포의 보체수용체(CR1)에 결합하여 식작용이 일어난다(그림 10-11). 식작용에 도움을 주는 IgG와 C3b를 옵소닌이라 한다.

3. 항체의존 세포독성

표적세포(특히 암세포) 표면 항원에 IgG가 결합하면(free IgG는 작용 못함) NK 세포의 FcγRIII (CD16) 수용체가 IgG의 Fc 부위를 인지 결합하여 활성화된다. 그러면 NK 세포내 과립물질을 분비하며 표적세포를 죽이는 작용을 한다.

4. 보체 활성화 작용

항체는 병원균과 결합만으로 병원균을 죽이지 못한다. 그러나 항체가 병원균과 결합하여 보체를 활성화시킬 수 있다. 보체가 차례로 활성화되면 최종적으로 MAC을 형성하여 세포막에 구멍을 뚫어서 파괴시킨다(그림 10-11). IgG와 IgM 항체가 이 작용에 관여한다. 보체가 활성화되면 C5a, C3a, C4a가 부수적으로 생성되어 염증반응에 관여한다(보체 참조).

5. 세포 통과

산모의 IgG는 태반의 FcRn과 결합하여 태아로 이동하여 출생 후 신생아 방어에 중요하다. 또한 IgA는 이량체(dimer) 형태로 점막을 통과하여 분비형 IgA 형태로 분비되어 점막면역에 중요하다.

6. 기생충 방어

기생충 표면에 IgE가 결합하여 호산구의 FcεR가 결합하여 활성화되어 과립물질을 분비하여 기생충 살상에 작용한다.

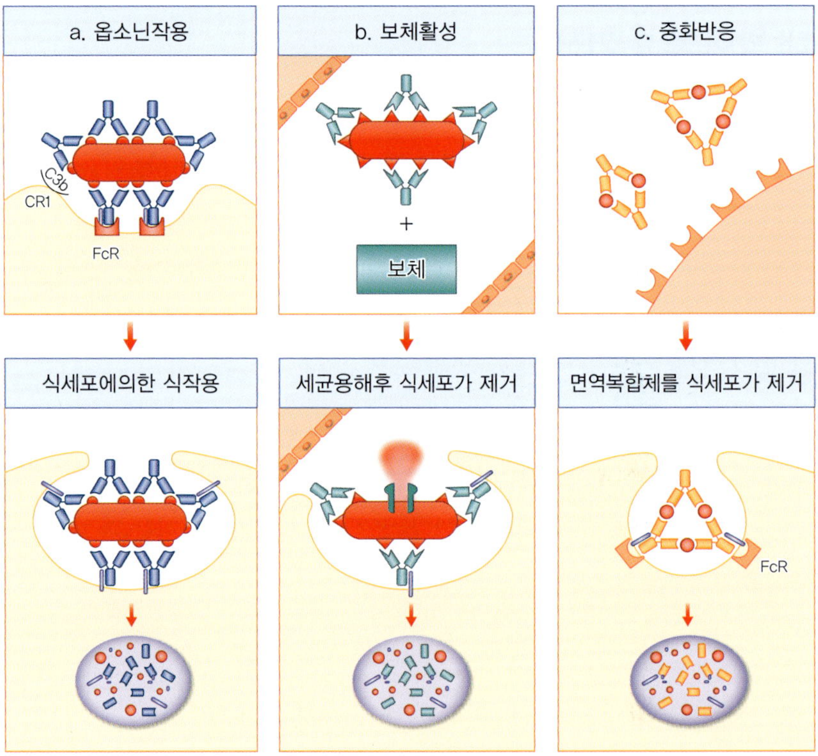

그림 10-11. 항체에 의한 면역기능

CHAPTER

11 면역반응의 조절 및 면역관용

면역반응의 조절

I. 면역반응 조절의 필요성

- 이물질 침입에 대하여 숙주를 보호하기 위하여 숙주 면역계가 나와 남을 구별하는 면역반응이 필요하다.
- 면역반응이 더 이상 필요 없을 때는 휴식기로 들어간다.
- 양적은 물론 질적으로 면역반응을 적절히 조절하는 기능을 상실하면 자가면역질환과 비정상적인 림프계 증식 등 숙주에게 해로운 면역반응이 일어난다.

II. 면역반응 조절 인자

1. 항원에 의한 면역반응 조절

- 면역반응은 항원 자극으로부터 시작된다.
- 항원의 1) 특성, 2) 투여 양, 3) 투여시기 그리고 4) 투여경로에 따라 면역반응 유발 여부, 면역반응의 유형(항체매개 또는 세포매개 면역반응) 그리고 면역반응의 양적 차이가 결정된다.
  ① 다당과 지다당 항원은 항체매개면역반응을 유발하고 단백질 항원은 항체매개면역반응과 세포매개 면역반응 모두 유발한다.
  ② 다량 투여하면 면역관용이 유발된다.
  ③ 항원투여 시기: 모체로부터 받은 항체가 남아있는 상태에서 예방접종하면 면역반응 효과가 저하된다.
  ④ 근육 또는 피하주사로 면역반응이 유도되나 동일한 항원을 경구 또는 정맥주사 투여하면 면역관용 유도 가능성이 있다.

2. 항체에 의한 조절

IgG 항체는 되먹이기 조절로 항체생산반응을 저하시킨다.

1) 조절기전

(1) 항원 제거: 항원에 항체가 결합하여 항원을 제거한다.

(2) B 림프구에 항원이 결합하는 것을 방해: 항원 에피토프에 항체가 결합하여 BCR에 항원이 결합하는 것을 방해[완전한 항체분자뿐 아니라 물론 $F(ab')_2$로도 가능]한다.

(3) Fc 수용체 교차결합(cross-linking)으로 항체 생산을 억제한다(그림 11-1).

FcγRIIb (CD32)가 주된 억제반응매개(receptor cross-link) 분자이며, 에피토프 특이적이 아닌 항원 특이적 억제이다. Fc 수용체 교차결합에 의한 항체 생산 억제는 완전한 항체분자로만 가능하다. 즉 Fab 또는 $F(ab')_2$로는 억제되지 않는다.

3. T 림프구에 의한 조절

1) 면역편중

$CD4^+$ T 림프구는 생성하는 사이토카인 종류에 따라 T_H1 림프구와 T_H2 림프구로 구별하고 이들의 상호작용으로 면역반응이 조절된다(표 11-1). T_H1 림프구의 기능이 항진되고 T_H2 림프구 기능이 저하되면 세포매개면역반응이 강하게 유도되고, 반대로 T_H2 림프구 기능이 항진되고 T_H1 림프구 기능이 저하되면 항체매개면역반응이 강하게 유도되는 면역편중(immune deviation)이 일어난다.

2) 조절 T 림프구

조절 T 림프구(regulatory T lymphocytes)는 FoxP3를 특이적으로 발현하는 $CD4^+$ T 림프구로 T 림프구의 활성화를 억제하고 작동 T 림프구의 기능을 저해하는 조절 기능을 다음과 같은 기전을 통해 수행한다.

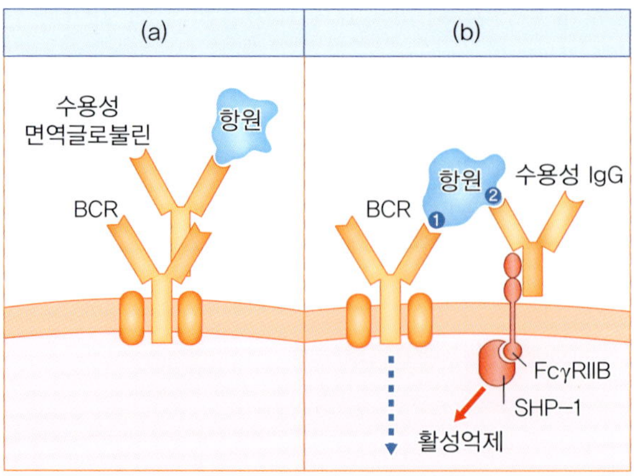

그림 11-1. 항체에 의한 항체 생산 억제. (a) 친화력이 높은 수용성 항체가 BCR과 경쟁적으로 항원 에피토프와 결합하여 BCR에 항원 결합 방해, (b) Fc 수용체 교체결합: 항원의 에피토프 ①과 BCR 결합 그리고 동일 항원 분자의 다른 에피토프 ②에 수용성 IgG 결합. IgG Fc 부분과 B 림프구 FcγRIIB의 결합으로 두 수용체의 교차결합 일어남. FcγRIIB를 통한 신호전달은 B 림프구 활성을 억제함

표 11-1. T_H1 및 T_H2 림프구 비교

CD4⁺ T 세포	
T_H1 세포	T_H2 세포
IL-2 TNF-α IFN-γ: T_H2 증식 억제	IL-4 IL-5 IL-6 IL-10: APC의 B7과 IL-12 생성 억제 및 T_H1 활성 억제 TGF-β: T_H1 증식 억제
B 림프구가 $CD4^+$ T 림프구에게 특이항원 제공 시 $CD4^+$ T 림프구에 FasL가 발현되어 B 림프구의 Fas와 결합하여 B 림프구 자멸사 유발	B 림프구 활성을 보조

(1) 조절 T 림프구는 높은 CTLA-4 발현을 통해 항원전달세포의 B7을 고갈시키고 IL-2 소비를 통해 작동 T 림프구의 생존을 억제한다.

(2) 조절 T 림프구는 TGF-β 및 IL-10 분비를 통해 면역 조절기능을 수행한다.

4. 이디오타이프 연쇄반응(network theory)에 의한 조절

1) 항체 분자에 존재하는 3종류 항원결정인자(표 6-2 참조)

(1) isotypic determinant (isotype): 중쇄와 경쇄의 불변부위

(2) allotypic determinant (allotype): 중쇄와 경쇄의 불변부위의 특정 아미노산

(3) idiotypic determinant (idiotype): 중쇄와 경쇄의 가변부위(BCR과 TCR 항원결합부위)

이디오타이프(idiotype, Id)에 대한 항체생산반응이 유도되며, 이 항체를 항이디오타이프 항체(anti-Id Ab)라 한다. Anti-Id Ab는 항원분자의 특이 에피토프의 모양과 유사하여 특이 에피토프를 대체할 수 있다. 즉 Anti-Id Ab로 면역시키면 특이 에피토프와 반응하는 항체 생산을 유도할 수 있다.

5. 사이토카인에 의한 조절

T_H1 림프구와 T_H2 림프구가 생산하는 사이토카인은 이들 림프구 기능을 상호 항진 또는 억제하여 면역반응을 조절한다(그림 11-2).

6. 유전적 조절

1) MHC 유전자

특정 항원에 대한 면역반응이 잘 유도되는 개체(high responder) 또는 면역반응이 잘 유도되지 않는 개체(low responder)는 MHC 유전자에 따라 결정된다.

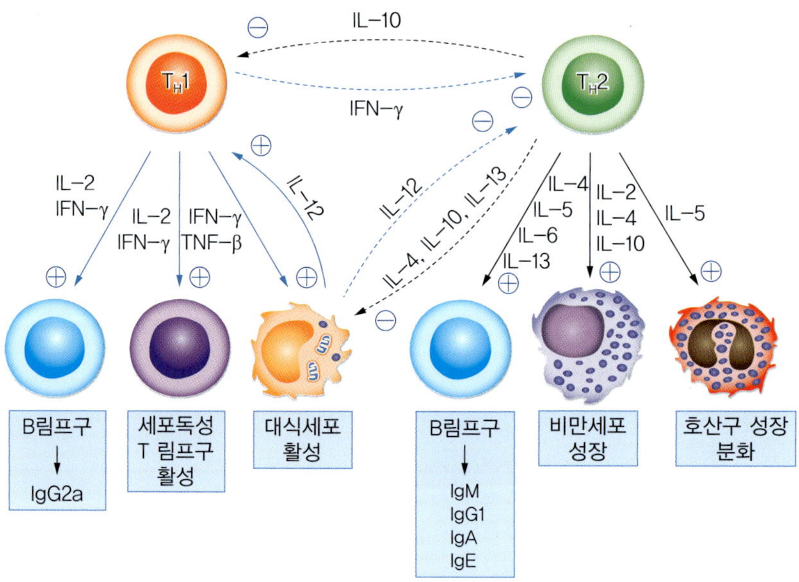

그림 11-2. 사이토카인에 의한 면역반응 조절 항진과 억제 반응

(1) MHC 유전자가 면역반응을 조절하는 기전

- determinant selection model: 항원 펩티드와 MHC 분자의 결합 능력에 따라 면역반응 결정
- holes in the repertoire model: 가슴샘에서 T 림프구 분화과정에서 자신의 MHC-펩티드와 결합하는 T 림프구만 선택되고 다른 MHC-펩티드와 결합하는 T 림프구는 세포자멸사로 제거되어 없음

(2) MHC 반응 제한

- $CD4^+$ T 림프구는 MHC 제이항원/펩티드 복합체를 인지한다.
- $CD8^+$ T 림프구는 MHC 제일항원/펩티드 복합체를 인지한다.

(3) MHC-연관 유전자

- 마우스 H-2의 I-E 영역: *Trichinella spiralis*, *Leishimania donovani* 감염 감수성 결정 유전자
- 사람 HLA 연관: 자가면역질환, 감염, 종양과 연관성
  (인슐린의존당뇨병: DQB1*0302, 류마티스관절염: HLA-DR4)

7. 신경내분비계에 의한 조절

면역계, 신경계 그리고 내분비계도 면역반응 조절에 관여한다(그림 11-3). 스트레스를 받아 분비되는 신경전달물질 또는 내분비계 호르몬들이 면역반응 조절에 관여한다(표 11-2).

표 11-2. 면역반응 조절에 관여하는 신경전달물질 또는 호르몬

신경전달물질 또는 호르몬	면역반응 조절 기능
글루코코르티코이드(hydrocortisone)	항체 생산, NK 세포 기능, 사이토카인 생산 억제
카테콜아민(epinephrine)	마이토젠에 의한 림프구 증식 억제
아세틸콜린	골수 내 림프구와 대식세포 수 증가
베타엔돌핀	항체 생산, 대식세포와 T 림프구 활성 항진 또는 억제
엔케팔린	T 림프구 활성(소량에서 항진, 다량에서 억제)
프로락틴	대식세포 활성, IL-2 생산 항진
성장호르몬	항체 생산, 대식세포 활성, IL-2 조절 항진
VIP	사이토카인 생산 억제 또는 항진
멜라토닌	혼합 림프구 반응, 항체 생산 항진
ACTH	사이토카인 생산, NK 세포 활성, 항체 생산, 대식세포 활성 항진 또는 억제
소마토스타틴	프라그 형성 세포, 마이토젠 반응 항진 또는 억제
성호르몬	림프구 변환, 혼합 림프구 반응 항진 또는 억제

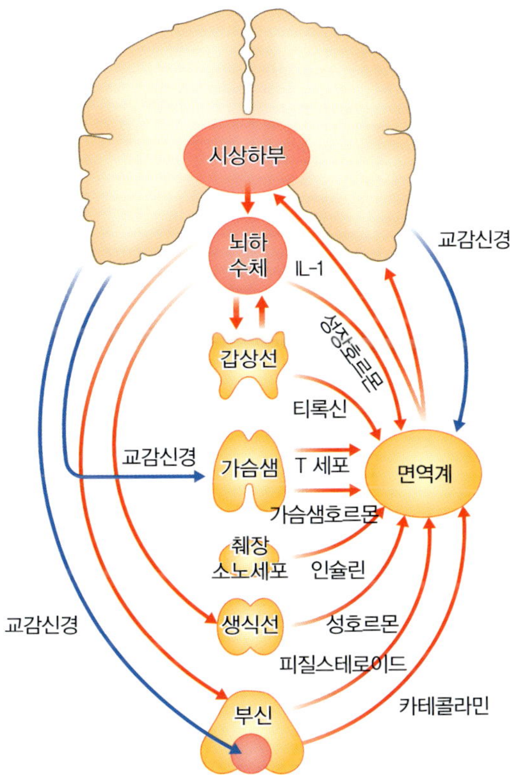

그림 11-3. 신경계내분비계 그리고 면역계의 연관

면역관용

T 림프구와 B 림프구는 클론선택에 의하여 각각 세포 표면에 한 가지 특정 에피토프와 반응하는 특정 수용체를 가지고 있다. 이들 T 림프구와 B 림프구 중 자신의 분자와 결합하는 수용체를 가진 세포가 존재하는 경우는 숙주에게 치명적이다. 그러므로 T 림프구와 B 림프구들이 자신의 분자에 반응하지 못하게 하는 자신의 분자에 대한 자가 면역관용(self tolerance)은 숙주 보호에 매우 중요한 기전이다. 면역관용은 크게 두 단계에서 일어난다. 일차림프기구에서 면역관용이 생기는 경우를 중추면역관용(central tolerance) 그리고 이차림프기구에서 면역관용이 생기는 경우를 말초면역관용(peripheral tolerance)이라 한다. 자기 항원에 대한 T 림프구와 B 림프구의 면역관용이 소실되면 자가면역(autoimmunity)이 유발되어 자가면역질환이 생기게 된다.

I. 중추면역관용

1. 제거 선택(negative selection)

고유한 항원 에피토프에 특이적인 수용체를 가진 T 림프구 및 B 림프구는 일차림프기구인 가슴샘 및 골수에서 각각 만들어진다. 특히 면역관용에 중요한 T 림프구는 가슴샘에서 다음 선택과정을 통해 성숙한 T 림프구로 생성된다.

① 골수에서 가슴샘으로 이동한 T 전구세포($CD4^-$ $CD8^-$)는 가슴샘 피질에서 무작위적인 TCR 유전자 재배합 과정을 통해 특정 TCR을 발현하는 T 림프구($CD4^+$ $CD8^+$)로 분화한다.

② 이렇게 생성된 다양한 T 림프구는 다음과 같은 두 번의 검사과정을 거치게 된다. 우선, 피질 상피세포 표면의 자신의 MHC 분자에 결합하는 T 림프구는 살아남고, 자신의 MHC 분자에 결합하지 않는 세포는 세포자멸사로 제거된다. 이를 구조선택(positive selection)이라 한다. 이 과정에서 자신의 MHC 분자에 결합하는 TCR을 가진 T 림프구만 선택된다.

③ 살아남은 T 림프구 중 수질에서 지상돌기세포(interdigitating cell) 표면의 MHC-자신의 펩티드 복합체와 강하게 결합하는 TCR을 가진 세포는 세포자멸사로 제거되고, 결합하지 않거나 약하게 결합하는 TCR을 가진 T 림프구는 선택되어 말초 조직으로 나간다. 이와 같이 MHC-자신의 펩티드 복합체를 강하게 인지하는 TCR을 가진 세포를 제거하는 선택과정을 제거선택(negative selection)이라 한다. 가슴샘에서 구조선택과 제거선택 두 선택 과정(표 11-3, 그림 11-4)을 통해 자기 항원에 강하게 결합하는 TCR을 가진 T 림프구를 제거함으로써 T 림프구의 자기 항원에 대한 면역관용이 생긴다.

B 림프구가 자기 항원 중 T 의존 항원에 대하여 면역관용을 보이는 것은 T 림프구의 관용으로 인한 이차적인 결과이다. 그러나 골수에서 B 림프구도 B 전구세포가 성숙, 분화되는 과정에서 자기항원과 반응하는 BCR을 가진 세포는 제거선택에 의하여 세포자멸사로 제거된다.

표 11-3. 가슴샘의 구조선택과 제거선택

특징	구조선택	제거선택
장소	피질	수질
관여하는 기질 세포	상피세포	대식세포, 지상돌기세포
선택 기전	자신 MHC 분자와 친화력이 있는 T 림프구 생존	자신 MHC/자신 펩티드 복합체와 강한 친화력이 있는 T 림프구 세포사멸
나타나는 면역 현상	자신 MHC 제한 반응	자가면역관용

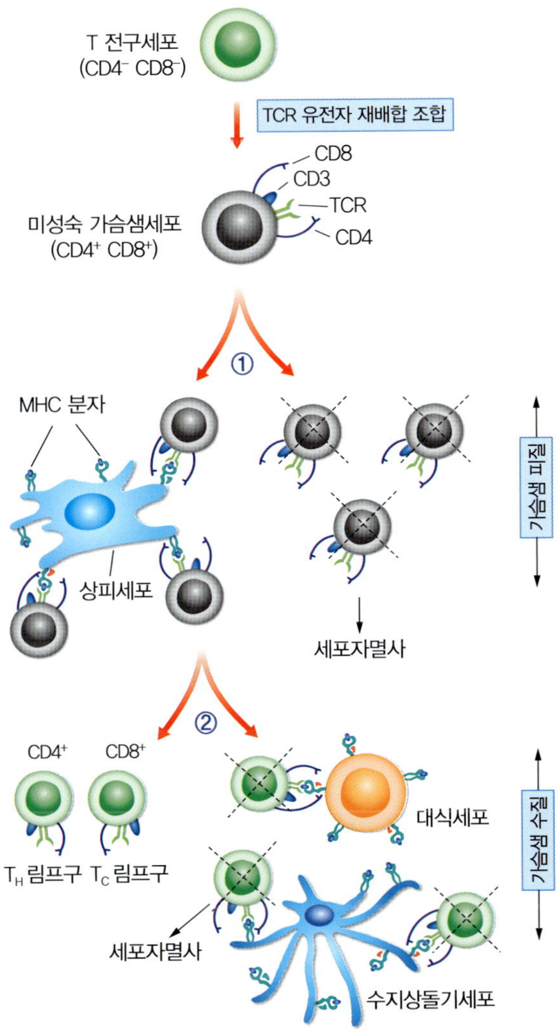

그림 11-4. 가슴샘에서 구조선택(①)과 제거선택(②)에 의한 자기 MHC 제한 현상(self MHC restriction)과 자가면역관용 유발

2. 수용체 편집(receptor editing)

골수에서 B 림프구가 성숙하는 과정에서 무작위적인 BCR 유전자 재배합을 통해 BCR을 발현하는 세포로 분화한다. 이렇게 BCR을 발현하는 B 림프구는 골수에서 자기 항원 결합성을 검사 받는데, 이때 자기 항원에 결합하는 BCR을 가진 B 림프구는 BCR의 경쇄를 다시 한번 재배합하는 과정이 진행된다. 즉, B 림프구의 수용체 특이성을 변화시키는 기회가 제공되며 이를 수용체 편집이라고 한다.

3. 조절 T 세포

가슴샘의 제거선택 과정에서 자기 분자에 강하게 결합하는 TCR을 발현하는 T 림프구 중 일부는 제거되지 않고 조절 T 세포로 분화되어 말초 조직으로 이동한다. 말초 조직에서 조절 T 세포는 해당 분자에 대한 T 림프구 활성화를 억제하는 역할을 한다.

II. 말초면역관용

다음과 같은 이유로 자기 항원에 반응하는 림프구들이 일차림프기구에서 성숙되는 과정에 제거되지 않고 말초림프기구로 나오게 된다.

① 자기 항원에 대하여 낮은 친화력을 가진 수용체를 가진 T 림프구는 제거되지 않는다.

② 자기 항원에 반응하는 수용체의 발현이 적게 된 T 림프구는 제거되지 않는다.

③ 자기 항원이 모두 가슴샘에 발현되지는 않는다.

④ 모든 펩티드 에피토프가 MHC 분자와 안정된 복합체를 이루지는 못하여 이러한 자기 항원에 반응하는 T 림프구는 제거되지 않는다.

위와 같은 이유로 일차림프기구에서 경험하지 못한 자기 항원에 반응하는 림프구들은 말초림프기구로 나오게 된다. 일차림프기구에서 경험하지 못한 자기항원에 대하여 이차림프기구에서 면역관용이 생기며 이러한 면역관용을 말초면역관용이라 한다.

1. Autoimmune regulator

가슴샘에 발현되지 않는 자기 항원을 가슴샘 세포에 추가로 발현시키는 역할을 하는 단백질을 자가면역조절자(autoimmune regulator, AIRE)라고 한다. AIRE 유전자의 변이는 자기 항원에 반응하는 T 세포가 제거되지 않아 자가면역반응이 일어난다.

2. 클론 무력화

1) T 림프구 클론 무력화(Clonal anergy)

T 림프구가 자기 항원과 TCR이 결합한 자극만 받고 보조 자극은 받지 못하면 면역관용이 유도된다. 이 상태에서 T 림프구는 살아 있으나 TCR과 결합했던 자기 항원에 대한 면역무반응(unresponsiveness)이 유

도된 상태가 된다. 이러한 현상을 T 림프구 클론 무력화라 한다. 이는 주로 자기 항원이 항원전달세포에서 B7 발현을 유도하지 못해 B7-CD28 보조자극 과정이 발생하지 않아 T 림프구가 정상적으로 활성화되지 않아 발생한다.

2) B 림프구 클론 무력화

T 의존항원에 대한 B 림프구 활성에는 $CD4^+$ T 림프구와 상호작용으로 CD40-CD40L를 통한 보조자극이 필요하다. 그러나 자기 항원에 대한 $CD4^+$ T 림프구는 제거선택으로 제거되어 자기항원에 대한 B 림프구 활성에 필요한 보조자극이 없게 되고, 그 결과 자기항원에 반응한 B 림프구의 면역관용이 유도된다. 이러한 현상을 B 림프구 클론 무력화라 한다.

3. 면역무관심

자기 항원에 반응하는 T 림프구는 있으나 1) 자기 항원의 양이 너무 적은 경우, 2) MHC 분자 발현이 없는 세포 표면에 발현된 자기 항원, 3) 자기 항원 반응 T 림프구 수가 아주 적은 경우 그리고 4) 클론 무력화가 유도되는 경우와 같이 보조자극의 결여 등의 원인으로 면역관용이 생기는 현상을 면역무관심이라 한다.

4. 말초 T 림프구 세포자멸사

항원 자극으로 활성화되어 증식된 특정 T 림프구가 제거되는 말초 세포자멸사는 자기 항원에 대한 면역관용은 물론 면역계의 항상성을 유지하는데 중요한 기전이다.

말초에서 항원 자극을 받은 T 림프구가 제거되는 기전으로 1) Fas-FasL 결합으로 Fas를 통한 세포자멸사 신호, 2) TNF와 TNF 수용체 결합에 의한 시그널, 3) 활성 T 림프구 표면에 발현되는 CTLA-4와 항원전달세포의 B7 결합에 의한 시그널로 T 림프구의 IL-2 생산 억제 등이 관여한다.

5. 조절 T 림프구에 의한 억제

가슴샘에서 자기 분자를 인식하는 TCR 발현 T 림프구 중 일부가 분화한 조절 T 림프구와 함께 말초 조직에서도 조절 T 림프구가 생성된다. 조절 T 림프구는 $FoxP_3$를 특이적으로 발현하여 다양한 조절 T 림프구의 기능을 수행한다. 이러한 조절 T 림프구는 자기 분자를 인식하는 TCR을 가진 T 림프구 반응을 억제한다.

CHAPTER

12 피부면역, 신경면역, 점막면역

피부면역

피부는 우리 몸을 가장 바깥에서 감싸고 있는 상피기관이다. 조직학적으로 바깥층에서부터 안쪽으로 표피, 진피, 피하지방층으로 구성된다. 피부의 주요 역할 중 하나는 우리 몸을 물리적으로 방어하는 일차방어 역할을 수행한다. 표피는 대부분 각질형성 세포(keratinocytes)라는 구조세포로 구성되며 각질형성 세포는 분화과정을 통해 표피 가장 바깥쪽에 위치하는 각질층(stratum corneum)을 형성한다.

각질층은 (1) 분화과정이 끝난 후 세포막에 다양한 단백질이 결합된 각질세포외피(cornified envelope)를 갖고 있는 각질세포(corneocytes)와 (2) 이를 둘러싸고 있는 지질성분으로 구성된다. 각질세포와 지질층으로 구성된 각질층은 굉장히 조밀하고 튼튼한 장벽기능(barrier function)을 갖고 있어 외부병원균, 외부항원 및 알레르겐이 피부를 쉽게 투과하지 못하게 막아주는 물리적 방어 역할을 수행한다. 하지만 각질층의 장벽기능에 영향을 미치는 유전적 소인 및 환경적 요인에 노출되면 외부 항원 및 알레르겐에 의해 감작되어 알레르기성 접촉성 피부염 혹은 아토피 피부염과 같은 알레르기성 피부질환이 발생할 가능성이 높아진다.

이와 같이 피부는 물리적 방어 역할을 수행하는 주요 상피기관이지만, 피부에는 많은 수의 다양한 면역세포가 존재하기 때문에 피부 내에서 발생하는 면역반응을 이해하는 것은 만성적인 피부면역질환의 기전을 이해하는 데 필수적이다.

1. 피부면역반응에서 각질형성 세포의 역할

각질형성 세포는 다양한 선천성 면역자극을 인지할 수 있는 선천성 면역수용체(innate immune receptors)를 발현하여 피부의 선천성 면역을 담당하는 주요 세포이다. 특히 각질형성 세포는 외부자극의 종류에 따라 TNF, IL-1, IL-6, IL-18과 같은 향염증성(pro-inflammatory) 사이토카인 및 케모카인을 다량으로 생산하여 피부염증반응에 직접적으로 참여함과 동시에 다양한 선천성, 후천성 면역세포들을 피부로 끌어들여 피부염증 반응을 매개하고 조절하는 역할을 수행한다(그림 12-1). 또한 각질형성 세포 내에서만 NF-κB 및 STAT3 신호체계를 활성화시킨 유전자변형 생쥐에서 피부염증이 발생하는 연구결과는 피부면역반응에서 각질형성 세포가 핵심적인 역할을 수행함을 뒷받침한다.

2. 피부면역반응에서 피부수지상세포와 T 세포의 역할

피부에는 다양한 종류의 수지상세포(DC)가 존재하여 항원을 인지하고 항원 특이적 T 세포 면역반응을 매개한다. 피부 DC는 피부에 노출된 항원을 인지하고 섭취하여 하부진피에 존재하는 림프관을 통해 국소 림프절로 이주한 후 MHC를 통해 항원을 제공하여 항원 특이적 T 세포 면역반응을 유도한다. 표피에 존재하는 DC는 랑게르한스세포이며 표피 내로 노출된 항원을 인식한다.

진피에는 발생학적 기원 및 분류에 따라 제1형 및 제2형 DC가 존재하며 항원을 전달하는 방식에 따라 각각 $CD8^+$ T 세포 반응 및 $CD4^+$ T 세포 반응에 좀 더 특화되어 있다고 알려져 있다. 피부에 노출되는 항원의 종류 및 염증반응에 따라 특정 아형의 DC가 좀 더 우세한 면역반응을 유도한다고 생각한다. 경우에 따라 DC의 역할이 중복(redundancy)되는 경우도 있어 이에 대한 추가 연구가 필요하다.

피부 국소림프절에서 피부에 노출된 항원에 대한 항원 특이적 T 세포가 활성화되고 분화되면 피부귀소분자(skin-homing molecules, 예: cutaneous lymphocyte antigen) 및 케모카인 수용체(예: CCR4, CCR10)를 발현하는 피부귀소 작동 T 세포가 림프절로부터 피부에 유입되어 염증반응을 유발한다.

급성 피부 염증반응이 해소된 후 피부에 유입된 일부 기억 T 세포는 피부에 오랫동안 머물며 거주하는 특성을 보이는데 이러한 세포를 피부 거주 기억 T 세포(skin resident memory T cells)라고 한다. 이 T 세

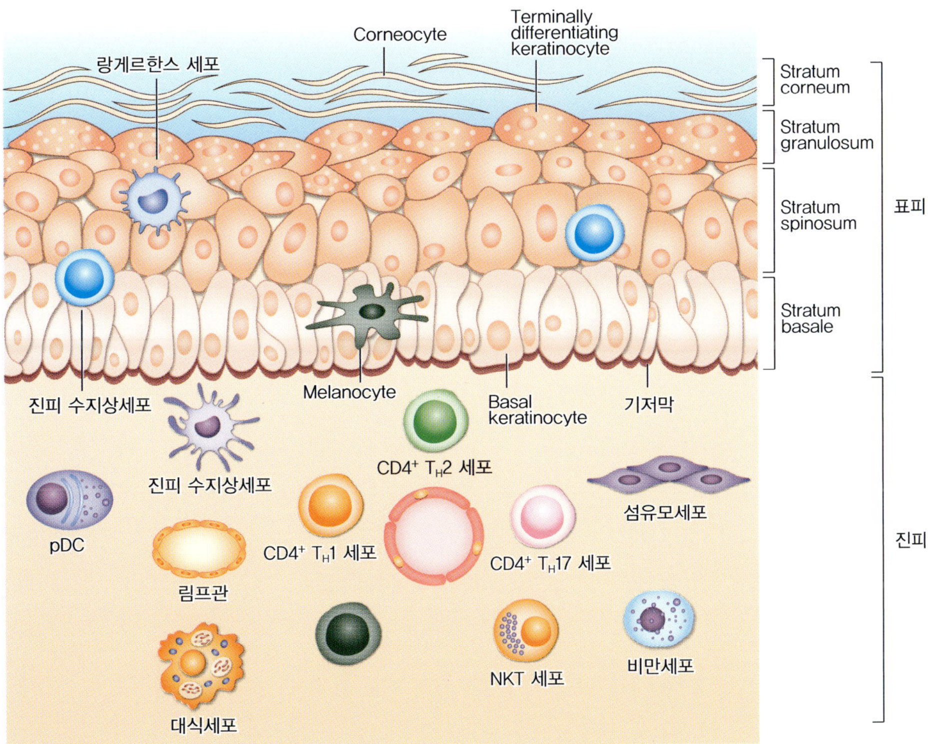

그림 12-1. 피부의 구조 및 피부의 면역세포

피부의 가장 바깥층에는 각질층(stratum corneum)이 존재하여 물리적 방어 역할을 수행한다. 표피는 대부분 각질형성세포로 구성되어 있으며, 표피 수지상세포인 랑게르한스 세포가 존재한다. 진피에는 혈관 및 림프관이 존재하며 매우 다양한 종류의 면역세포가 존재한다. 피부에 노출된 항원은 피부 수지상세포에 의해 인지되며, 림프관을 통해 국소 림프절로 전달된다.

포는 병원체 및 항원이 피부에 재노출되었을 때 피부에서 병원체를 빠른 시간 내에 제거할 수 있는 항원특이적 면역기억반응 역할을 수행한다.

3. 과도한 피부면역반응과 연관된 대표적인 만성 염증성 피부질환

피부 면역반응은 병원체에 대해 우리 몸을 보호하기 위해 필수적으로 필요하지만, 피부에 과도한 면역반응이 지속될 경우 다양한 만성 염증성 피부질환이 발생한다.

1) 건선(psoriasis)

두터운 각질을 동반한 판상 피부병변으로 주로 20~30대에 호발하여 거의 평생 동안 지속되는 피부질환이다. 피부병변에 다수의 T 세포 침윤이 관찰되어 T 세포 활성화를 억제하는 사이클로스포린을 투여 시 치료 효과가 나타나는 T 세포매개 염증성 피부질환이다. 건선병변의 T 세포를 분석하면 IL-17을 생산하는 T_H17 세포 및 Tc17 세포가 동정되며, 항-IL-17A 항체를 투여 시 매우 뛰어난 건선 치료 효과를 보인다. 이로써 건선은 IL-17을 생산하는 T 세포에 의한 질환임이 규명되었다. 현재까지 건선의 발생 원인은 피부 손상에 의해 유리되는 자가핵산(self-nucleotides)이 항균 펩티드 LL-37과 결합하여 DC의 선천성 수용체를 자극하여 생산되는 제1형 인터페론에 의한 염증반응으로 이해된다. 이 과정에서 피부 DC 중 T_H17 세포를 활성화시키고 증폭시키는 IL-23 사이토카인을 생산하는 DC가 존재한다. 임상적으로 항-IL-23 항체는 건선에서 매우 뛰어난 치료효과를 보인다. 이로써 건선의 병태생리에서 DC는 핵심적인 역할을 수행함을 알 수 있다.

2) 아토피 피부염(atopic dermatitis)

영유아기 시절에서부터 주로 사지의 접히는 부위 및 노출부에 습진성 피부병변이 발생하여 호전과 악화가 반복되는 대표적인 만성 염증성 피부질환이다. 아토피 피부염 피부병변에도 다수의 T 세포 침윤이 관찰되며, 사이클로스포린 투여 시 치료효과가 나타나므로 건선과 마찬가지로 T 세포매개 염증성 피부질환이다. 하지만 건선과는 달리 아토피 피부염 병변에 침윤되는 T 세포는 주로 IL-4, IL-13 사이토카인을 생산하는 T_H2 세포이다. IL-4, IL-13 사이토카인의 수용체는 IL-4Rα 수용체가 공통 서브유닛이므로 이에 대한 차단 항체를 투여하면 뛰어난 치료효과를 나타낸다. 이로써 아토피 피부염은 T_H2 세포에 의한 질환임을 알 수 있다. 또한 많은 수의 아토피 피부염 환자는 다양한 알레르겐에 대해 상승된 IgE 수준을 보인다. 이는 아토피 피부염 환자에서 피부장벽 기능 저하로 인해 피부에서 알레르겐에 대한 물리적 방어 기능이 감소되었음을 시사한다. 이 과정에서 표피 랑게르한스세포 및 FcεRI을 발현하는 염증성 수지상세포가 알레르겐을 인지하여 아토피 피부염을 매개하는 수지상세포 아형임이 제시되었다. 아토피 피부염은 피부장벽 기능 문제로 알레르기성 피부면역반응이 나타나는 대표적인 피부질환이다.

신경면역

중추신경계(central nerve system, CNS)는 두개골, 척추와 같은 뼈 구조 및 신경을 감싸고 있는 여러 겹의 막구조로 보호받고 있는 우리 몸의 중추 기능을 담당하는 기관이다. CNS에 염증이 발생하면 치명적인 신경계 기능 저하를 초래할 수 있기 때문에 과거부터 CNS는 면역특권(immune privilege)을 부여받아 면역계와 물리적으로 구분되어 있고 면역계의 감시활동에서 벗어나 있다고 생각하였다. 하지만 CNS에는 조직거주(tissue resident) 대식세포 중 하나인 미세아교세포(microglia)가 존재하며, 실험적 자가면역 뇌수막염[experimental autoimmune encephalomyelitis (EAE), 중추신경 자가면역질환인 다발성 경화증(multiple sclerosis)에 대한 동물모델] 연구결과 중추신경계에도 활발한 면역반응이 존재하여 질환에 관여함을 알게 되었다.

1. 중추신경계와 말초 면역계 사이의 장벽

CNS는 뇌척수막(meninges)이라고 불리는 여러 겹의 막구조에 의해 둘러싸여 있는데, 뇌척수막은 뼈구조 밑에서부터 CNS를 감싸는 막까지 순서대로 경막(dura), 거미막(arachnoid), 거미막밑공간(subarachnoid space), 연수막(pia)으로 구성된다(그림 12-2A). 거미막밑공간에는 뇌척수액이 존재한다. 뇌척수막은 CNS의 면역세포들이 밀집되어 존재하는 곳으로, CNS의 감염이나 물리적 손상이 발생하였을 때 T 세포 및 단핵구와 같은 면역세포들이 몰려들어 CNS 내부로 들어갈 수 있도록 한다.

면역세포가 CNS로 유입되는 경로는 다음의 경우가 존재한다고 생각된다. 첫 번째는 거미막밑공간에 있는 뇌척수막혈관을 통한 방법으로 혈액수막장벽(blood-meningeal barrier, BMB)이라고 알려진 뇌척수막혈관벽을 통과하여 면역세포가 거미막밑공간 뇌척수액으로 유입되고 이차적으로 연수막을 통과해 뇌실질로 침윤되는 방법이다(그림 12-2A, 12-2C). 뇌척수막혈관이 뇌실질 사이로 분지하여 들어갈 경우 실질내혈관(intraparenchymal vessel)이라고 하는데, 이 경우 실질내혈관벽은 뇌실질에 존재하는 별아교세포(astrocyte)가 세포막을 발처럼 뻗어 주위를 감싸고 있어 굉장히 튼튼한 물리적 투과장벽을 구성하고 있으며 혈액뇌장벽(blood-brain barrier, BBB)이라고 불린다. 평상시에는 BBB를 통해 면역세포가 뇌실질로 침윤될 수 없으나 CNS의 염증이 발생할 경우 사이토카인에 의해 활성화된 면역세포가 BBB를 직접적으로 통과하여 뇌실질로 침윤될 수 있다(그림 12-2C).

두 번째는 뇌실(ventricle) 주위에 존재하는 맥락얼기(choroid plexus)를 통한 방법이다. 맥락얼기는 모세혈관이 풍부한 구조이며 다른 혈관과는 다르게 혈관벽에 구멍이 존재하여 면역세포가 비교적 쉽게 뇌실질로 침윤할 수 있는 것이 특징이다(그림 12-2B). 뇌실은 맥락얼기 옆에 존재하는 공간으로 상피세포에 의해 둘러싸여 있으며, 맥락얼기 내의 혈액을 여과하여 뇌척수액을 형성하는 구조이다. 하지만 뇌실질로 침윤된 면역세포가 뇌실 상피세포를 통과하여 CSF를 통해 뇌척수막에 전체적으로 분포할 수 있는지에 대해서는 아직 알려지지 않았다. 이와 같이 CNS는 혈관계와의 물리적 장벽구조를 통해 어느 정도 구분되며 향후 말초 면역계와의 관계는 지속적인 연구가 필요하다.

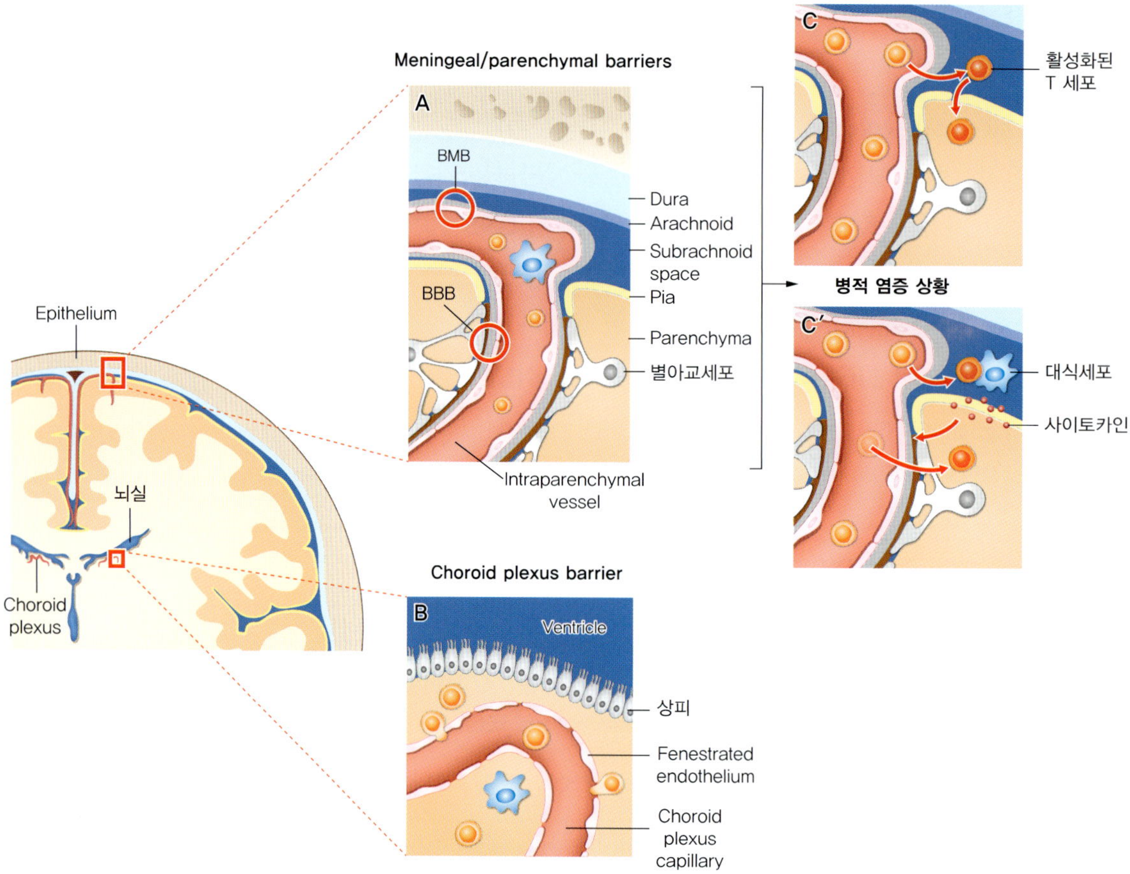

그림 12-2. 중추신경계의 면역해부학적 특징
A. 중추신경계를 둘러싸고 있는 뇌척수막의 구조
B. 맥락얼기를 통한 면역세포의 신경계 침윤 모식도
C. 혈액수막장벽을 통한 면역세포의 신경계 침윤 모식도
C′. 병적인 염증상황에서 혈액뇌장벽을 통한 면역세포의 신경계 침윤 모식도

2. 중추신경계의 선천면역 및 관련 질환

급성 중추신경 손상이 발생할 경우 IL-33, ATP, HMGB1과 같은 초기 선천면역반응을 활성화시킬 수 있는 알라민(alarmin)이 생성되고 뒤이어 후천면역반응이 활성화된다. 특히 급성 신경손상 후 생성되는 IL-33은 중추신경 내로 단핵구를 유입하게 하여 신경손상을 보호하는 역할을 수행한다고 알려져 있다. 뇌에 존재하는 미세아교세포는 출생 전 난황주머니(yolk sac) 및 태아 간(fetal liver)에 존재하는 골수성 전구세포(myeloid precursor)가 뇌로 이주하여 분화된 대식세포 중 하나이며, 뇌의 선천면역을 담당할 뿐만 아니라 뇌에서 생성된 다양한 물질을 탐식하는 역할을 수행한다. 최근 연구에 의하면 미세아교세포의 기능적 변화가 알츠하이머병과 같은 신경변성질환(neurodegenerative disease) 보호작용 및 발생과정에 관여함이 보고되어 이에 대한 연구가 활발히 진행되고 있다(그림 12-3). 따라서 CNS의 선천면역은 신경손상을 보호하는 역할뿐만 아니라 신경변성질환에도 관여할 수 있다.

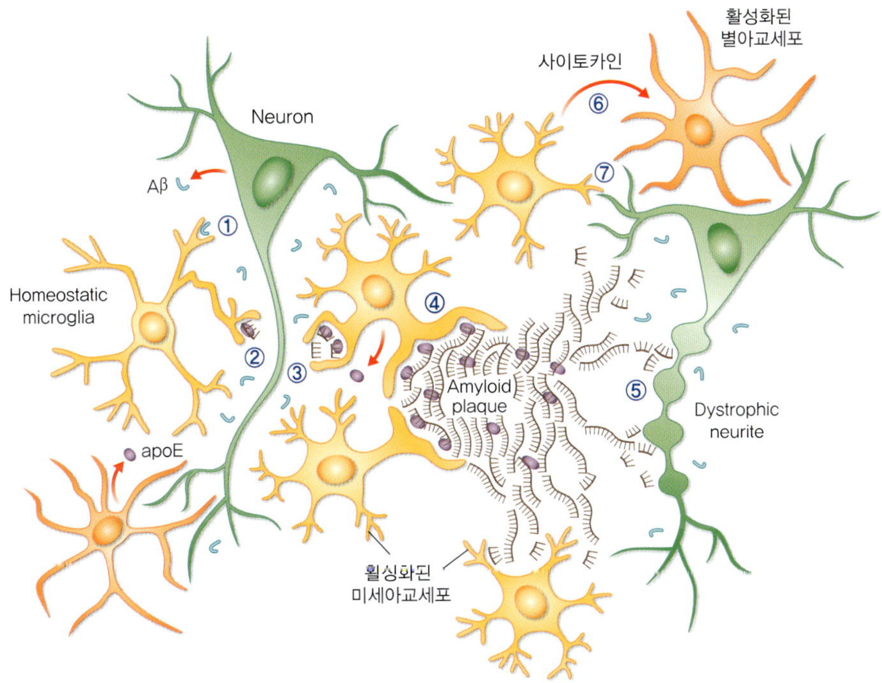

그림 12-3. 알츠하이머병에서 미세아교세포의 역할

① 미세아교세포는 용해성 아밀로이드베타(Aβ) 펩티드를 섭취하여 제거할 수 있음.
② 미세아교세포는 지질단백질 연관성 Aβ 펩티드를 섭취할 수 있음.
③ 미세아교세포는 원섬유 Aβ 응집체를 탐식할 수 있음.
④ 미세아교세포는 거대한 Aβ 플라크(amyloid plaque)를 둘러싸고 신경망 손상을 최소화시킴.
⑤ 아밀로이드 플라크 주변부위의 원섬유 Aβ는 신경손상을 유도할 수 있음.
⑥ 진행된 알츠하이머병에서 미세아교세포는 별아교세포를 활성화시킬 수 있는 사이토카인을 분비하거나
⑦ 아밀로이드 의존적 시냅스소실에 관여함.

3. 중추신경계의 후천면역 및 관련 질환

CNS 염증반응에서 후천면역이 관여할 수 있음은 다발성 경화증의 동물모델인 EAE 연구를 통해 알게 되었다. 위에서 언급한 대로 비염증 상황에서는 T 세포는 뇌실질 내로 유입되기 어려우나, 어떠한 이유에 의해 비특이적인 선행염증이 발생하여 중추신경 안에 있는 자가항원이 외부로 노출되어 T 세포가 활성화되면 이 세포는 뇌실질로 유입되어 자가면역성 신경염증이 발생할 수 있다. 특히 림프절에서부터 T 세포의 혈액으로 유입을 차단할 수 있는 fingolimod (FTY720)가 다발성 경화증 및 자가면역 뇌수막염 모델에서 치료효과가 있음으로 볼 때, CNS의 자가면역성 후천면역반응에서 T 세포가 유입되는 것이 중요함을 알 수 있다.

현재까지 CNS의 자가항원에 대해 반응하는 자가반응성 T 세포가 어떻게 형성되고 어떤 자가항원에 대해 반응하는지는 잘 알려져 있지 않다. 비염증성 상황에서 자가반응성 T 세포는 오히려 뇌의 인지기능을 유지하는데 관여함이 보고되어 면역항상성이 유지되는 상태에서는 자가반응성 T 세포가 CNS에 이로운 역할을 할 것이라고 생각된다. 따라서 인지기능 저하와 관계있는 알츠하이머병의 원인과 치료적인 관점에서 자가반응성 T 세포에 대한 연구가 지속적으로 필요하다.

점막면역

상피세포 장벽은 숙주의 가장 바깥쪽에서 외부와 경계를 이루고 있다. 특히 위장관 및 호흡계의 내강은 구강 및 비강을 통해 외부와 연결되어 미생물의 침입이 용이한 곳이다. 그래서 위장관 및 호흡기의 상피세포층은 점액층으로 둘러싸여 미생물의 침입을 일차적으로 억제하고 있고 이를 점막이라고 한다. 특히 위장관의 내강에는 비병원성 공생 미생물이 상주하고 또한 섭취한 음식물을 통해 병원균이 침입할 가능성이 높아 이에 대한 적절한 면역반응이 필요하다. 이처럼 점액층으로 둘러싸인 위장관 및 호흡기 상피세포층에서의 특별한 면역반응을 점막면역이라고 한다.

1. 위장관 면역계의 구조(그림12-4)

1) 점막 상피층

점막 상피층에 존재하는 주요 세포는 다음과 같다.

① 장 상피세포: 단일층, 측면 세포와 tight junction으로 단단히 연결, 다수의 미세융모가 존재

② Goblet 세포: mucin 단백질 분비하여 점액 형성

③ Paneth 세포: crypt에 주로 존재, 디펜신(defensin) 등 항균 펩티드 분비

④ M 세포: 내강의 일부 미생물이 세포내이입되어 고유층으로 이동하는 통로 역할을 하는 세포

2) 점막 고유층(lamina propria)

① 상피층 아래에 존재하는 결합조직

② 다양한 면역세포와 세포들이 분비하는 단백질 등이 혼재

③ Peyer's patch 등 점막연관 림프조직(mucosa-associated lymphoid tissue, MALT)이 있어서 장간막 림프절과 함께 내강에서 유래한 항원 특이적 림프구 형성

3) 장간막 림프절

내강에서 포획된 항원은 항원전달세포에 의해 장간막 림프절(mesenteric lymph node)로 이동하여 항원 특이적인 T 림프구 및 B 림프구 생성

2. 위장관 면역계의 특징

1) 면역반응 조절

내강에 존재하는 공생 미생물에 대한 불필요한 염증반응은 조직을 손상시킬 수 있어서 다음과 같은 방법들로 공생 미생물에 대한 면역반응이 어느 정도 억제되고 있다.

① Pattern recognition receptor (PRR) 위치: 장 상피세포는 TLR이 내강쪽이 아닌 기저막 쪽(basolateral)에 발현하여 염증신호가 잘 전달되지 않는다.

② 고유층에 존재하는 대식세포 및 수지상 세포의 경우 다른 조직에 존재하는 세포에 비해서 TLR4 발현이 낮으며 항염증성 사이토카인 분비가 많다.

③ T_{reg} 세포 비율이 높다.

2) IgA

장 점막림프조직에는 TGF-β, APRIL 등 IgA로의 동형전환(isotype class switching)을 유도하는 인자들이 많이 분포해서 MALT에서 활성화되는 B 세포는 IgA를 주로 생산한다. 고유층에 존재하는 형질세포에 의해 분비하는 IgA는 점막 상피세포를 통과해 내강으로 분비된다. 이 과정에서 Poly-Ig 수용체 일부가 IgA에 결합된 상태로 내강에 분비되어 장에 존재하는 단백질분해효소로부터 보호된다.

3) 장 림프구의 귀환(homing)

위장관 내강에 존재하는 항원에 특이적인 T 세포 및 B 세포는 장간막 림프절 또는 장 점막림프조직에서 활성화된 후 혈관을 통해 순환하다가 다시 장 점막으로 귀환한다. 장 점막 조직에는 식이에서 유래한 비타민 A 대사산물인 retinoic acid가 풍부하다. 장 림프조직에서 T 세포와 B 세포가 활성화되는 과정에서 retinoic acid는 T 및 B 림프구에 CCR9 및 α4β7의 발현을 유도한다. 그리고, 이들이 발현된 T 세포와 B 세포는 혈관을 순환하다가 장 고유층의 세정맥에 풍부한 CCR9 리간드(CCL25) 및 α4β7 특이적 흡착 분자에 의해 장 점막 고유층으로 귀환한다.

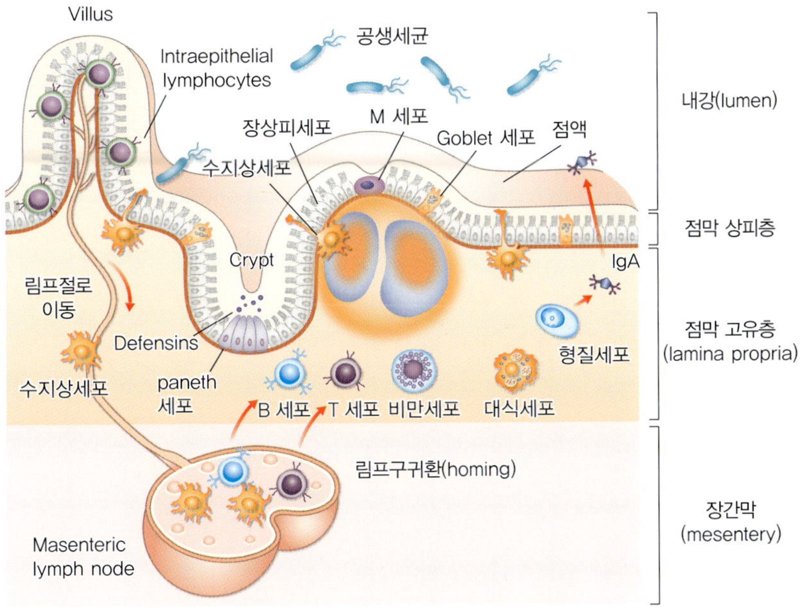

그림 12-4. 위장관 면역계의 구조

CHAPTER

13 감염 면역 및 백신

감염에 대한 숙주 방어는 감염 초기(감염 후 4일 이내)에는 주로 선천 면역(구조적 방어벽, 생리적 방어벽, 식세포 작용, 사이토카인, 보체의 대체경로활성 그리고 염증반응)이 주 면역방어 기전이다. 감염 후 4일 이후에는 적응면역반응이 유도되고 감염에 대한 면역방어 그리고 면역기억으로 다시 감염 시 즉각 적응면역이 유도된다. 이처럼 태어날 때부터 면역계의 가장 본질적인 생리학적 기능은 미생물 감염으로부터 숙주를 보호하는 것이다. 특히 감염성 질병은 미생물과 숙주의 다양하고 복잡한 상호작용을 통하여 발생한다. 한 예로 숙주의 과도한 면역반응(면역병리, immunopathology)은 오히려 미생물에 의한 감염질환의 진행을 도와주는 역할도 한다.

미생물에 의한 감염질환이 발생하기까지의 병인기전은 미생물의 침입, 숙주 조직 침범과 집락화, 미생물의 숙주 면역계 회피 능력, 미생물 고유의 병독성 인자, 독소 생성 능력, 숙주 조직의 파괴 정도에 따라 좌우된다.

미생물 방어는 선천면역과 적응면역에 의하여 이루어지며 선천면역은 적응면역에 비하여 일반적으로 비특이적으로 발생하고 적응면역은 선천면역보다 일반적으로 강력한 방어작용을 나타낸다. 미생물마다 질병을 일으키는 정도(pathogenicity)가 다르기 때문에 숙주의 면역계는 다양한 병원체에 효과적으로 대응할 수 있는 특이적인 면역계를 발달시켜 왔다.

일반적으로 세포 외 기생병원균에 대한 적응면역에 의한 면역방어는 주로 항체매개면역반응(항체와 보체)이 관여하고, 세포 내 기생병원균(*Mycobacteria*, *Listeria*, *Legionella*, 바이러스)에 대한 면역방어는 주로 세포매개면역반응(T 림프구, 대식세포 그리고 NK 세포)이 관여한다. 그러나 바이러스 감염에도 감염 초기 단계(숙주세포에 부착 단계)에는 항체가 중요한 면역방어 능력을 발휘한다. 이 장에서는 세포 외 기생세균, 세포 내 기생세균, 바이러스에 따라 숙주 방어기전이 어떻게 이루어지는지 병원체는 숙주의 방어면역에 어떻게 저항하는지 알아보기로 한다.

I. 세균 감염에 대한 면역

세포 외 기생세균은 다양한 독소(외독소: exotoxin, 내독소: endotoxin)와 효소를 분비하여 염증반응을 유발하고 조직을 파괴하여 질병을 유발한다. 내독소의 경우, 대식세포와 호중구 등 선천면역 세포를 활성화시키며 때때로 과도한 사이토카인을 생성하여 염증반응을 유발한다. 많은 외독소들은 주로 특이적인 세포에 작용하여 세포독성을 유발하여 결과적으로 세포의 정상적인 기능을 억제한다. 세포 외 기생세균에 대한 숙주의 선천면역은 주로 보체의 활성화, 포식작용과 사이토카인의 분비에 의한 염증반응에 의하여 이루어진다(표 13-1).

세포 외 기생세균에 대한 적응면역반응은 항체를 포함하여 주로 체액성 면역(humoral immunity)에 의하여 이루어지며 체액성 면역반응은 조직에서 세균을 제거하고 독소를 중화시키는 주요한 방어면역이다.

독소의 중화작용은 주로 IgG와 IgA에 의하여 일어나고 보체경로를 활성화하고 옵소닌화를 통하여 포식작용을 높이 항체는 주로 IgG와 IgM이다. 하지만 때때로 세포 외 기생세균 또는 독소에 대하여 숙주가 과도한 면역반응을 유발하여 심한 염증과 패혈증을 유발하기도 한다. 세포 외 기생세균은 숙주의 선천면역에 저항하는 정도와 체액성 면역을 회피하는 기전으로 질병을 유발한다. 그중 체액성 면역을 회피하는 중요한 수단은 세균 표면에 존재하는 다양한 항원의 유전적 변이를 통해서 일어난다. 한 예로, 임질균(*Neisseria gonorrhoeae*)의 경우 숙주세포 부착에 중요한 섬모를 가지고 있으며 섬포는 pillin이라는 소단위 단백질로 이루어져 있다. 섬모단백질의 경우 C 말단 부위에 항원 변이를 유발하여 숙주의 항체매개 반응을 무력화시키며 재감염에 대한 방어 면역을 어렵게 만들고 이에 따라 임질균에 대한 백신을 만드는 것도 쉽지 않다.

세포 내 기생세균은 대식세포 내에서 증식할 수 있는 세균을 의미한다. 세포 외 기생세균과 달리 세포 내 기생세균의 경우 세포매개 방어면역이 중요하다. 세포 내 기생세균에 대한 방어에 관여하는 주요한 선천면역 세포는 대식세포와 NK 세포이다. 하지만 종종 세포 내 기생세균은 선천면역 세포에 의하여 쉽게 제거되지 않기 때문에 세포 내 기생세균의 주된 방어면역은 IL-2와 IFN-γ를 주로 분비하는 T 세포 매개 적응면역반응이 가장 중요 방어면역이다. 특히, IFN-γ의 경우 세포 내 기생세균이 존재하는 대

표 13-1. 세균 감염 및 면역방어기전

감염 단계	면역방어 기전	세균 침입 기전
숙주세포에 부착	분비 IgA 항체가 숙주세포에 세균의 부착 방해	• 분비 IgA 분해효소 생산: *N. meningitidis*, *N. gonorrhoeae*, *H. influenzae* • 부착 구조의 항원성 변이: *N. gonorrhoeae*의 섬모
세균 증식	• 보체매개세균용해와 국소 염증반응 • 옵소닌 작용 (항체, C3b)	• 그람양성 세균은 일반적으로 보체매개세균용해에 내성 • 그람음성 세균 세포벽의 LPS가 보체계 MAC의 삽입 억제 • 화학주성인자 C3a, C5a를 파괴시키는 분해효소 생산 • 식작용 방해 구조를 생성: 다당협막, M 단백질, 피브린막 • 식세포 내 생존기전을 마련 • 대식세포 세포자멸사: *Shigella flexneri*
숙주 조직 침입	항체매개응집반응	조직 침습을 보조하는 효소 생산(hyaluronidase)
독소 생산	독소 중화항체 생산	

식세포에 작용하여 활성산소(reactive oxygen species), 산화질소(nitric oxide), 포식용해소체의 융합(phagolysosomal fusion)을 유도하여 세포 내 기생세균을 사멸시킨다. 하지만 세포 내 기생세균에 대한 방어면역 역시 과도한 면역반응을 유도하여 조직을 손상시킬 수 있다. 가령 결핵균의 경우 지속적 항원 자극으로 T 세포와 대식세포의 활성을 유도하고 육아종(granuloma)를 형성하여 조직 괴사와 섬유화를 촉진한다. 세포 내 기생 세균의 경우 포식용해소체의 형성을 억제하거나 포식소체 막의 파괴를 통하여 세포질 내로 탈출함으로써 숙주의 방어면역을 무력화시킨다.

II. 바이러스 감염에 대한 면역

바이러스는 숙주세포 내에서 증식해야 하는 세포 내 절대 병원체로 숙주의 핵산 또는 단백질 합성을 이용하여 세포 내에서 증식, 복제한다. 따라서 세포 내로 유입된 바이러스는 주로 숙주세포의 단백질 합성과 핵산 합성 억제를 통하여 세포에 손상을 유발하고 결과적으로 감염된 세포를 죽인다. 바이러스에 대한 선천면역에서 가장 중요한 기전은 제1형 인터페론과 NK 세포에 의한 감염세포의 빠른 사멸로 바이러스 증식과 확산을 억제하는 것이다(표 13-2).

제1형 인터페론의 경우 정상세포나 감염된 세포가 항바이러스 작동기전을 개시할 수 있는 다양한 전사인자를 활성화시킨다. NK 세포의 경우 바이러스에 감염된 세포를 용해시켜 적응면역이 시작되기 전에 중요한 초기 방어면역을 담당한다.

바이러스 감염에 대한 적응면역반응은 주로 바이러스 중화항체와 세포독성 T 세포에 의한 감염세포의 사멸에 의하여 바이러스 감염을 억제하는 것이다. 특히 IgA 항체는 점막면역이 중요한 호흡기나 소화기를 통하여 침입하는 바이러스를 방어하는데 중요하다. 한 예로 폴리오바이러스에 대한 경구백신은 sIgA를 포함하여 점막면역을 유도함으로써 효과가 있다. 이러한 각 바이러스에 대한 특이적 중화항체 반응을 유

표 13-2. 바이러스 감염에 대한 면역방어기전

면역방어 기전	방어 행동인자, 행동세포	면역방어 기전
항체매개 면역반응	IgA 항체	• 숙주세포에 바이러스 부착 방해
	IgG, IgM, IgA 항체	• 바이러스 외피와 숙주세포 원형질막의 융합을 방해
	IgG, IgM 항체	• 옵소닌 작용 • 보체 활성으로 옵소닌 작용과 바이러스 입자 용해
	IgM 항체	• 바이러스 입자 응집
세포매개 면역반응	CTL, NK 세포	• 바이러스 감염 세포 파괴
	NK 세포, 대식세포	• ADCC 기전으로 바이러스 감염 세포 파괴
	IFN-α, IFN-β, IFN-γ	• 바이러스 증식 억제

도하는 체액성 면역반응을 이용하여 다양한 바이러스에 대한 예방 백신이 개발되었다. 또한 세포 안에 존재하는 바이러스의 제거는 주로 세포독성 T 세포에 의하여 이루어진다.

바이러스에 감염된 세포를 인식하여 세포독성을 나타내는 T 세포는 주로 $CD8^+$ T 세포(세포독성 $CD8^+$ T 세포)이며 감염된 세포에서 발현되는 MHC 제일항원 분자에 결합된 바이러스 항원을 인식한다. 하지만 이러한 세포독성 $CD8^+$ T 세포의 경우 오히려 정상조직을 파괴하여 조직손상을 유발하기도 한다. 바이러스는 숙주의 방어면역을 회피하기 위하여 다양한 기전을 진화시켜 왔다. 많은 바이러스들은 방어면역의 표적이 되는 항원을 변이시켜 방어면역을 회피하기도 하며 일부 바이러스는 MHC 제일항원 분자의 항원제시를 억제하기도 한다. 또한 일부 바이러스는 선천면역과 적응면역을 억제하는 다양한 분자들을 생산하기도 한다. 한 예로, 전염성단핵구증을 유발하는 Epstein-Barr 바이러스는 숙주가 분비하는 IL-10과 유사한 단백질을 생산하여 대식세포나 수지상세포의 활성화를 억제하고 항원제시 능력을 떨어뜨려 세포매개면역을 억제한다. HIV 바이러스처럼 $CD4^+$ T 세포에 감염되어, 감염된 세포를 사멸시키거나 기능을 억제하는 경우도 있다.

III. 백신

병원균으로부터 숙주를 보호하고 특정 항원(예: 인플루엔자 바이러스의 혈구응집소)에 효율적인 특이 면역반응 항진은 특이 항원에 대한 면역법(immunization)으로 가능하다. 면역법의 종류는 크게 능동 면역법과 수동 면역법으로 나눌 수 있다(표 13-3).

세균과 바이러스에 대한 예방접종에 이용되는 병원체를 이용하는 백신은 병원체가 살아 있으면서 병원성이 낮은 약독화 백신(attenuated vaccine)과 열 처리 또는 화학물질 처리로 증식을 할 수 없게 된 병원체를 이용하는 불활화 백신(inactivated vaccine)으로 구분한다. 또한 병원체의 구성 성분(단백질, DNA, RNA 등) 또는 병원체가 생산하는 독소를 약독화시킨 톡소이드(toxoid)를 백신으로 이용한다(표 13-4).

표 13-3. 면역법의 종류

면역법의 종류	예
능동 면역(active immunization) 병원체, 병원체 생산물 또는 병원체의 구성 성분과 직접 접촉하여 이들에 대한 면역반응이 유도되는 면역방법	• 자연 감염 • 예방접종
수동 면역(passive immunization) 위와 같은 방법으로 면역된 다른 개체가 생산한 항체 또는 면역 림프구를 투여 받아 얻은 면역	• 항혈청(디프테리아, botulism, 독거미, 독사 그리고 파상풍의 독소에 대한 항독소 말혈청, 간염에 대한 사람 면역글로불린) • 태반통과면역(태아에게 IgG 항체 전달)

표 13-4. 사람에 이용되는 세균 또는 바이러스 백신의 종류

백신 종류	세균 백신	바이러스 백신
약독화(생균) 백신	BCG	소아마비 혹은 폴리오(Sabin, 경구용, OPV) 홍역, 볼거리, 풍진, 황열 아데노바이러스(경구용)
불활화(사균) 백신	백일해(*B. pertusis*) 콜레라(*V. cholerae*) 페스트(*Y. pestis*)	소아마비 혹은 폴리오(Salk, 주사용, IPV) 광견병, 일본 뇌염 인플루엔자바이러스
구성 성분	폐염(*S. pneumoniae* 다당류) 장티푸스(*S. typhi*, Vi) 뇌막염(*N. meningitidis* 다당류) *Hemophilus influenza* type B(Hib 다당류)	간염(HBs Ag) 인플루엔자바이러스
톡소이드	파상풍(*C. tetani*) 디프테리아(*C. diphtheriae*)	
혼합 백신	디프테리아/파상풍/백일해 (DTP) 5가백신(DTaP-IPV/Hib)	홍역/볼거리/풍진(MMR)

약독화 백신과 불활화 백신은 백신의 이상적인 조건으로 볼 때 서로 장점과 단점이 있다(표 13-5).

표 13-5. 약독화 백신과 불활화 백신의 장점과 단점 비교

비 교	약독화(생균) 백신	불활화(사균) 백신
장 점	• 소량, 일회 투여 • 자연 감염 경로로 투여 • 국소, 전신 면역 • 자연 감염과 동일한 효과 • 항체, 세포매개면역	• 감염위험성이 없다 • 안정성, 장기간 보관 가능
단 점	• 바이러스 오염 • 병독성 재발현 • 불안정, 장기간 보관 어려움 • 면역저하 개체에 감염 위험	• 여러번 투여 필요 • 다량 투여 필요 • 주사 투여로 제한 • 효과가 비교적 불확실 • 주로 항체매개면역

백신으로 사용하려면 다음의 조건을 갖추어야 이상적인 백신이라 할 수 있다(표 13-6).

표 13-6. 이상적인 백신의 조건

- 자연 감염에 의한 면역반응과 유사한 면역반응 유발
- 오랫동안 면역능 지속
- 부작용이 없고
- 투여 방법이 간편하고
- 값이 싸고
- 안정성이 높아야 한다.

예방접종을 시행할 때 백신을 맞는 사람의 상태를 항상 고려하여야 한다(표 13-7).

표 13-7. 백신 접종 주의 사항

절대 금지	주의
• 급성 전신 발열질환 • 백신에 대한 심한 국소 또는 전신 증상 • 계란에 대한 아나필락시스 반응(MMR 백신)	• 신생기 뇌손상, 경련, 원인 불명 간질 • 부모, 또는 형제 중 원인 불명 간질 • 신경성 질환 • 면역기능 저하 • 임산부

세균 또는 바이러스를 직접 백신으로 이용하기보다는 이들 병원체 성분 중 숙주의 방어 면역을 유발시키는 특정 성분을 이용하여 고전적 백신의 생산과 효율성의 단점을 보완하는 새로운 백신 개발이 진행되고 있다(표 13-8).

표 13-8. 새로운 백신 개발

1. 유전자 재조합 백신
   특정 병원체의 방어 면역 유발 성분을 생산하는 유전자를 약독화된 다른 미생물, 즉 vector(예: racciana 바이러스, 약독화 폴리오바이러스, 아데노바이러스, 약독화 *Salmonella*, BCG)에 삽입하여 백신으로 이용
2. 항-이디오타이프 항체
   항-이디오타이프 항체는 항원 특정 에피토프의 internal image로 항-이디오타이프에 대한 항체를 백신으로 투여하여 생산된 항체는 항원 특정 에피토프에 반응하게 된다.
3. 펩티드 백신
   합성 펩티드를 백신으로 투여하면 주로 항체매개면역반응이 유발되나, 최근 면역증강제의 비약적인 발전으로 인하여 항체매개면역반응과 세포매개면역반응 모두를 항진하는 펩티드 백신이 개발되었고(대상포진 백신) 동시에 개발 중(결핵 백신)이다.
4. T 세포 백신
   자가면역반응을 유발하는 T 림프구에서 TCR을 분리하여 이 TCR을 백신으로 투여하여 항체를 생산하고 이 항체는 자가면역 T 림프구를 파괴시킨다.
5. DNA 백신
   바이러스 특정 항원을 만드는 유전자를 삽입한 플라스미드 DNA를 근육에 주사한다. DNA가 근육세포에 들어가 삽입된 유전자 산물이 생산되고 이에 대한 항체매개와 세포매개면역반응 유발한다.
6. RNA 백신
   바이러스 특정 항원을 만드는 mRNA를 직접 근육에 주사하거나, 항원의 유전자 RNA를 포함한 바이러스(RNA virus)를 근육에 주사한다. RNA가 세포질에서 항원을 생산하고 이에 대한 면역반응이 유발된다. DNA 백신보다 적은 양의 RNA가 필요하고, 빠른 시간에 대량의 백신 생산이 이론적으로 가능하여 신변종 병원체에 대한 백신으로 연구가 되고 있다.

CHAPTER

14 과민면역반응

면역계는 항상 밖에서 들어오는 이물질에 대항하여 숙주를 보호해 주는 이로운 일만 하는 것이 아니라 이물질에 대한 면역반응이 숙주에 해를 끼치는 결과를 가져오는 경우가 있다. 이러한 면역반응은 조직손상을 가져와 심한 경우에는 치명적이며 과민면역반응(hypersensitivity) 또는 알레르기 반응이라 한다. 이러한 과민면역반응을 유발할 수 있는 원인으로는 외부 감염원 및 알레르겐 뿐만 아니라 일반적으로 과도한 면역반응이 나타나지 않는 숙주 자신의 조직항원 및 공생균에 대해 부적절하게 과도한 면역반응에 의해서도 나타날 수 있다. 과민면역반응은 특정 개체에서 이전에 경험해 본 특정 항원에 대하여 일어나는 것이 특징이며 Robin Coombs와 Philip Gell의 분류에 의하면 세포 및 조직손상에 관여하는 면역반응과 작동기전에 따라 네 종류의 과민면역반응으로 나눈다(표 14-1)

제1형(그림 14-1), 제2형(그림 14-2) 그리고 제3형 과민면역반응(그림 14-3)은 항체매개면역반응에 의한 조직 손상이며 제4형은 세포매개 조직손상이다.

표 14-1. 과민면역반응의 종류와 특징

과민면역반응	증상 발현	발현 기전	특징 증상
제1형 (IgE 매개)	2~30 분	IgE가 비만세포 또는 호염구의 FcεR에 결합(표적세포 감작). 특이항원(알레르겐)이 IgE와 교차결합. 감작된 세포에서 과립파괴로 매개인자(vasoactive mediators) 분비	전신 및 국소 아나필락시스 Hay fever, 천식, 두드러기, 음식 알레르기, 습진
제2형 (세포독성항체매개)	5~8 시간	세포독성항체(IgG, IgM)가 표적세포 표면의 특이항원에 결합. 보체활성으로 표적세포 파괴 또는 ADCC로 세포 파괴	수혈반응, erythroblastosis fetalis, 자가면역 용혈성 빈혈
제3형 (면역복합체매개)	2~8 시간	항원-항체 복합체가 다양한 조직에 침착하여 보체활성으로 조직 파괴와 염증반응 유발	국소 Arthus 반응, 혈청병, 사구체신염, 류마티스양 관절염, SLE
제4형 (세포매개)	24~72 시간	활성화된 $CD4^+$ T_{DTH} 림프구가 사이토카인 분비. 대식세포, $CD8^+$ CTL 등을 활성화하여 조직 파괴	투베르쿨린 반응, 접촉성 피부염, 이식거부 반응

*참고: 제5형 과민면역반응(그림 14-5), 제2형 과민면역반응과 유사하나 세포에 결합된 항체가 세포독성을 보이지는 않고 기능을 자극하는 역할을 하는 것(TSH 수용체에 자가항체인 항-TSH 수용체 항체가 결합하여 갑상샘 호르몬 분비 자극)

제1형은 즉시형 과민면역반응(immediate type hypersensitivity)이라 부르며, 제4형(그림 14-4)은 1~2일 후에 나타나며 지연형 과민면역반응(delayed type hypersensitivity, DTH)이라 부른다.

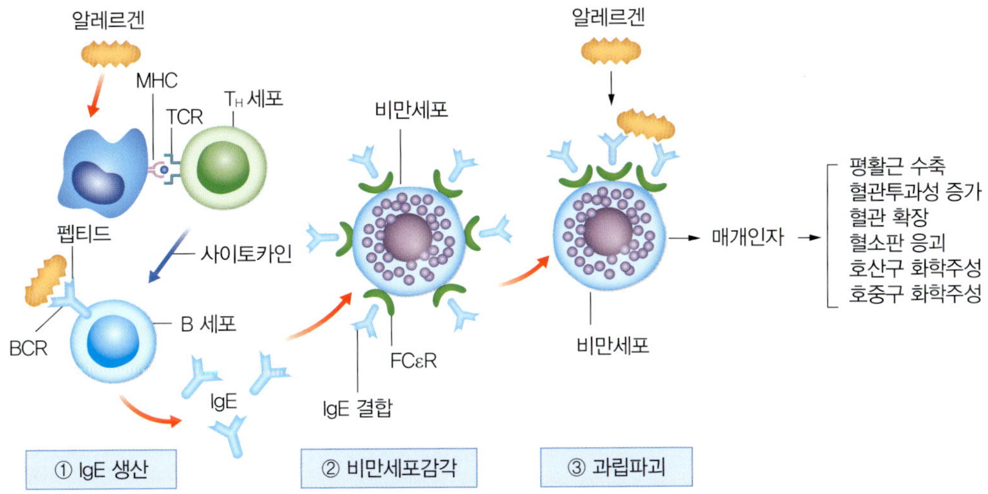

그림 14-1. 제1형 과민면역반응

① 알레르겐에 대한 IgE 항체 생산, ② 표적세포(비만세포, 호염구)의 $Fc_{\varepsilon}R$에 결합(표적세포 감작), ③ 세포 내 과립 파괴로 매개인자(vasoactive amines) 유리로 염증반응 유발

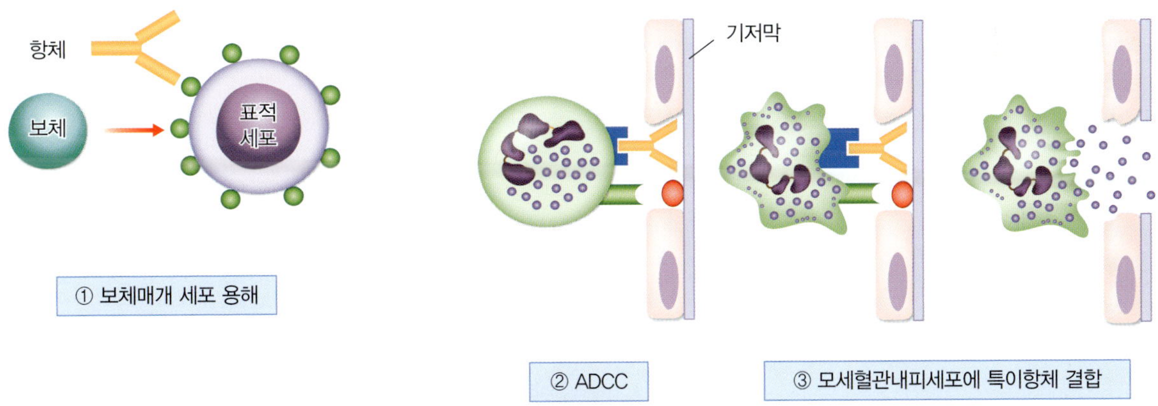

그림 14-2. 제2형 과민면역반응

① 표적세포에 특이 항체 결합. 보체 활성으로 보체매개세포용해, ② 표적세포에 특이 항체 결합. NK 세포의 FcR가 결합된 항체의 Fc에 결합. ADCC에 의한 표적세포 파괴, ③ 혈관 내피세포에 특이 항체 결합. 호중구의 FcR가 결합된 항체의 Fc에 결합. 호중구가 식작용을 하지 못하고 리소좀 효소 분비로 염증반응 유발

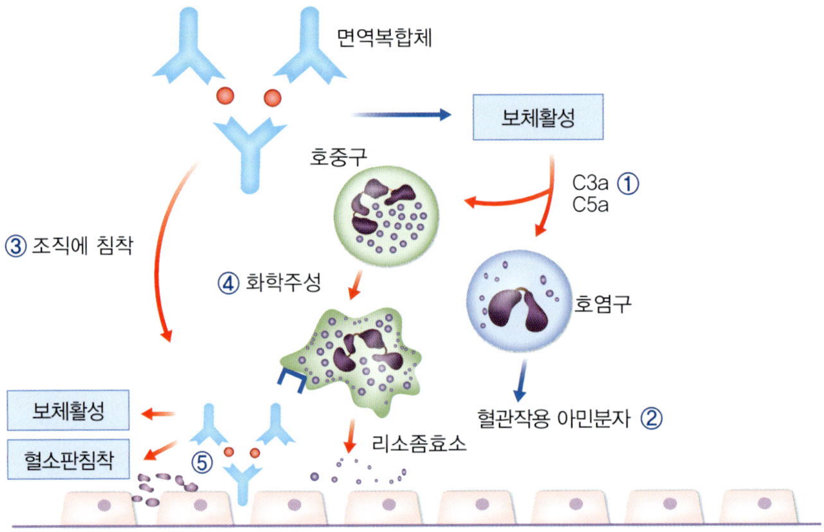

그림 14-3. 제3형 과민면역반응

① 유리 면역복합체에 의한 보체 활성으로 아나필라톡신(C3a, C5a) 생성, ② 호염구에 C3a, C5a 작용으로 매개인자 유리로 염증반응 유발, ③ 면역복합체의 조직 침착: 보체 활성으로 생성된 C3a, C5a의 화학 주성으로 호중구를 끌어옴, ④ 조직에 침착된 면역복합체의 항체 Fc가 호중구의 FcR와 결합에 의한 자극으로 리소좀 효소 분비로 염증반응 유발, ⑤ 면역복합체 주위에 혈소판이 침착되고 매개인자 유리로 염증반응 유발

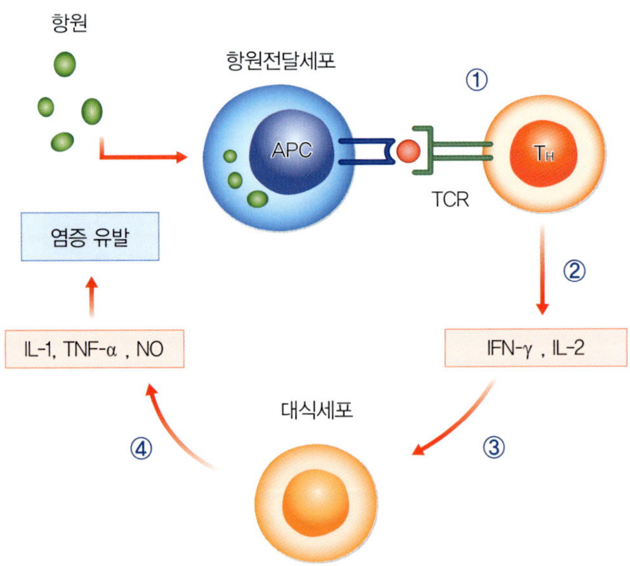

그림 14-4. 제4형 과민면역반응

① 단백질 항원 또는 숙주 단백질(운반체)과 결합된 합텐을 APC가 $CD4^+$ T_H 림프구에 제공, ② 활성화된 T_H 림프구가 IFN-γ, IL-2 분비, ③ IFN-γ, IL-2가 대식세포 활성화와 염증 부위로 끌어들임, ④ 활성화된 대식세포가 염증유발인자(IL-1, TNF-α, NO) 분비로 숙주조직에 염증반응 유발. NO: nitric oxide

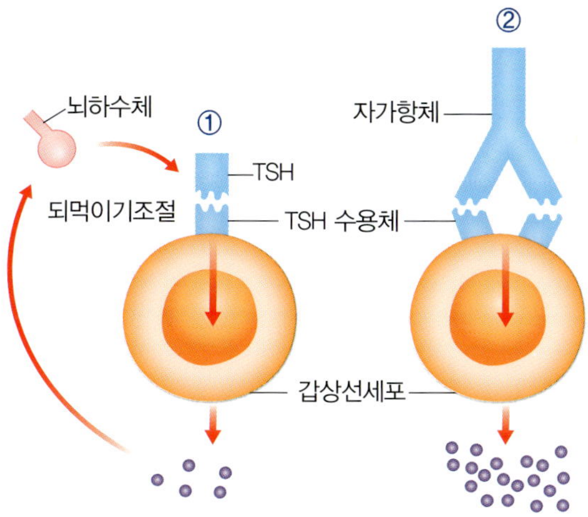

그림 14-5. 제5형 과민면역반응
① 정상적으로 갑상샘 자극 호르몬(TSH)이 갑상샘 세포의 TSH 수용체에 결합하여 갑상샘 호르몬 분비, ② 갑상샘 세포 표면 TSH 수용체에 대한 자가 항체가 결합하여 지속적인 자극으로 다량의 갑상샘 호르몬 분비

CHAPTER

15 자가면역질환

정상적으로 면역계는 이물질에 대하여는 공격적인 면역반응을 일으키나 자신의 자가항원(self antigen)에 대하여 해로운 면역반응은 일으키지 않는다. 자가항원에 대하여 부적절하고 과도한 면역반응을 일으키는 것을 자가면역(autoimmunity)이라 한다. 자가항원에 대하여 면역반응을 일으키지 않는 이유는 정상적으로 자가항원에 대한 면역관용이 형성되어 있기 때문이다. 그러나 다음과 같은 이유로 자가항원과 반응하는 림프구는 항상 존재할 가능성이 있다.

1) 모든 자가항원이 면역반응 또는 면역관용을 유도할 수 있는 충분한 양이 중추 또는 말초 림프조직에 존재하지는 않는다. 이러한 자가항원에 반응하는 림프구는 제거되지 않고 남아있게 된다.
2) 면역특혜지역(immune privileged site)에 존재하는 자가항원, 즉 격리항원과 반응하는 림프구는 제거되지 않고 남아있게 된다.
3) 항원 분자의 특정 에피토프는 면역세포가 인지하지 못하게 숨겨져 있고 이러한 숨겨진 에피토프(cryptic epitope)에 반응하는 림프구는 제거되지 않고 남아있게 된다.

자가항원에 대하여 면역반응이 유발되어 임상적으로 자가항원에 반응하는 자가항체(autoantibody) 또는 자가반응 T 림프구(autoreactive T cell)를 확인할 수 있고 이에 의해 유발되는 병을 자가면역질환(autoimmune disease)이라 한다.

I. 자가면역 발생기전

1. 격리항원의 유출

일부 조직 항원들은 순환계와 격리되어 면역계 발생 중에 전혀 접촉을 하지 못하게 되어 이들 자가항원에 대한 면역관용은 생기지 못하게 된다. 이렇게 격리된 자가항원이 순환계에 노출되면 자가반응 T 림프구와 만나게 되어 자가면역반응이 유발된다.

2. 교차반응 항원

일부 세균과 바이러스는 정상 숙주세포의 성분과 동일하거나 유사한 분자모방(molecular mimicry) 에피토프를 가지고 있다. 이러한 에피토프들이 숙주의 T 림프구와 교차반응을 일으키게 된다.

3. MHC 제이항원분자의 이상 발현

정상적으로 MHC 분자를 극히 소량 발현 또는 발현되지 않는 세포에 비정상적으로 다량의 MHC 분자가 발현되는 경우가 있다. MHC 분자는 세포 내에서 자신의 펩티드와 결합하여 세포 표면에 발현되고 이로 인하여 자가반응 T 림프구가 활성화된다.

4. 림프구 다클론 활성

항원 특이성이 없이 여러 림프구 클론을 활성화시키는 항원들에 의하여 제거되지 않은 자가반응 클론이 활성화될 수 있다. 다수의 B 림프구 클론을 활성화시키는 항원(polyclonal B cell activator)은 모두 제일형 T 비의존항원으로 대표적인 항원이 LPS이다. 또한 아쥬반트와 세균 슈퍼항원 등도 다양한 T 림프구 클론을 활성화시키므로 자기항원에는 무반응상태인 T 림프구 클론이 활성화될 수 있다.

5. 가슴샘 적출

가슴샘은 T 림프구 분화에 구조선택과 제거선택 과정을 통하여 자가면역관용이 생기는 중요한 역할을 하는 장기이므로 갓난 마우스의 가슴샘을 제거하면 자가항원에 대한 면역관용 유발에 장애가 생길 가능성이 높다.

6. 이디오타이프 반응망의 이상

이디오타이프는 항체(Ab1)의 가변부위에 있는 항원결정부위로 이에 대한 항이디오타이프 항체(Ab2)가 생성되며 항이디오타이프 항체(Ab2)가 가지는 항원결정부위는 Ab1과 반응하는 항원 분자의 항원결정부위와 동일한, 즉 "internal image"를 보이게 된다. 그러므로 이디오타이프 반응망의 이상에 의하여 자가항체가 생길 가능성이 있다.

7. T 림프구의 면역반응조절 장애

T_H1과 T_H2 림프구 기능의 불균형에 의한 면역반응 이상이 자가면역질환을 일으킬 수 있다. T_H1과 T_H2 림프구 기능의 불균형은 사이토카인 생산 불균형을 초래하게 된다. 실험적 자가면역뇌척수염에서 T_H1 림프구에 의한 사이토카인(IL-2, TNF-α, IFN-γ)의 생산이 높은 것을 볼 수 있다. 또한 2000년 중반에 동정되어 현재까지 활발한 연구가 진행되고 있는 IL-17 사이토카인을 생산하는 T_H17 림프구가 자가면역질환을 매개하는 핵심 세포임이 밝혀졌으며, 특히 병인적 T_H17 림프구는 IL-17 사이토카인뿐만 아니라 GM-CSF, TNF-α를 생산하여 자가면역 염증에 관여한다고 알려져 있다.

II. 자가면역 유발 인자

자가면역질환을 유발하는 요인으로 유전적 요인, 성별 요인 그리고 환경 요인 등 다양한 인자들이 관여한다.

1. 유전적 요인

순종 마우스 또는 자가면역질환 환자에서 유전적 배경 또는 가족력이 질병 유발에 큰 요인이 되는 것으로 보아 자가면역질환 유발에 유전적 요인이 관여할 가능성이 있다(표 15-1).

표 15-1. 자가면역질환과 HLA 유전자와 연관

자가면역질환	HLA 유전자	상대위험도(Relative Risk)
강직성 척추염	B27	90
인슐린 의존당뇨병	DR4/DR3, DR3/DQw8	20
연소성 류마티즘 관절염	B27/DR5	100
류마티즘 관절염	Dw4/DR4	4
전신성 홍반성 루푸스	DR3	10
중증근무력증	DR3	5
다발성 경화증	DR2	10
Goodpasteur 증후군	DR2	5
Reiter 증후군	B27	16
궤양성 대장염	B5	37

2. 미생물 감염

일부 자가면역질환은 지역 또는 계절에 따라 집중적으로 발생하는 특정 세균 또는 바이러스 질환과 연관되어 발병하는 특성을 보이어 미생물 감염과 자가면역질환의 연관 가능성이 있다. 그러나 환자에서 원인 미생물이 직접 검출되지는 않아 미생물이 직접 원인이라고는 할 수 없다.

3. 약물

화학약물들에 의한 자가면역이 흔히 생기나 그 기전은 확실히 모르고 있다. 자가면역반응을 흔히 일으키는 약물은 hydralazine, procaineamide 그리고 methyldopa 등이며 이들은 루푸스 증상을 자주 유발시킨다.

4. 호르몬

사람과 실험동물에서 자가면역반응 유발에 호르몬의 영향이 중요한 것을 알 수 있다. 대부분 자가면역질환들이 남자보다는 여자에서 그리고 동물에서도 암컷에서 발생 빈도가 훨씬 높다.

표 15-2. 대표적 자가면역질환과 관련되면 유발원인, 조직손상 기전

조직손상 기전	자가면역질환	질병유발 자가항원	증상
제2형 과민면역반응(자가항원에 대한 세포독성 항체매개)	자가면역용혈성 빈혈	Rh 혈액형, I 항원	자가항체가 결합된 적혈구가 보체 활성으로 적혈구용해 또는 식작용으로 적혈구 파괴로 빈혈
	자가면역 혈소판감소성 자반증(autoimmune thrombocytopenic purpura)	혈소판 GpIIb: IIIa receptor	비정상 출혈
	Goodpasteur 증후군	basement membrane collagen	사구체신염, 폐출혈
	심상성천포창(Pemphigus vulgaris)	epidermal cadherin	피부 물집
	급성 류마티즘열	연쇄구균 세포막 항원에 대한 항체가 심장 근육과 교차반응	관절염, 심근염, 심장판막증
제3형 과민면역반응(면역복합체매개)	Mixed essential cryoglobulinemia	류마토이드 인자 IgG 복합체	전신혈관염
	전신성 홍반성 루푸스	DNA, histone, ribosomes	사구체신염, 혈관염, 관절염
제4형 과민면역반응(T 세포매개)	인슐린의존 당뇨병	췌장 β 세포 항원	β 세포 파괴
	류마티즘 관절염	활액(synovial) 항원	관절염, 관절 조직 파괴
	Experimental autoimmune encephalitis (EAE), 다발성 경화증	myelin basic protein, proteolipid protein	마비
제5형 과민면역반응(수용체 자극 또는 억제)	그레이브스병(Graves' disease)	TSH 수용체	TSH 수용체에 대한 자가항체 결합으로 갑상샘 호르몬 생산 항진(hyperthyroidism)
	중증근무력증	아세틸콜린 수용체	아세틸콜린 수용체에 자가항체가 결합하여 수용체 제거로 아세틸콜린의 작용을 억제하여 전신 무력증
	인슐린비의존 당뇨병	인슐린 수용체	인슐린 수용체에 대한 자가항체가 결합하여 길항작용(antagonism)으로 고혈당과 키토산혈증

CHAPTER

16 면역결핍질환

면역계는 선천면역과 적응면역으로 다양한 미생물로부터 숙주를 보호한다. 그러므로 이들 면역계에 이상이 있으면 면역 기능 장애로 치명적인 면역결핍질환으로 생명의 위협을 받게 된다. 면역 기능이 저하된(immunocompromised) 사람에게는 병원균의 감염은 물론 정상 균총에 의한 기회감염(opportunistic infection)의 위험도 따르게 된다.

I. 면역결핍질환의 분류

숙주의 면역계는 미생물 감염에 대한 면역을 담당하고 있는 특이 기구이며, 면역계를 구성하고 있는 세포 또는 체액 성분들의 기능 장애 또는 결핍 등에 의한 질병을 면역결핍질환이라 한다. 면역결핍질환은 면역장애 원인에 따라 선천성 면역결핍(congenital immunodeficiencies)과 후천성 면역결핍(acquired immunodeficiencies)으로 분류한다. 선천성 면역결핍을 일차면역결핍(primary immunodeficiencies) 그리고 후천성 면역결핍을 이차면역결핍(secondary immunodeficiencies)이라고 부른다.

II. 선천성 면역결핍

선천성 면역결핍은 대부분 유전적 결함에 의하여 면역반응에 관여하는 세포들의 결함(그림 16-1)으로 생긴다. 면역세포 발달 측면에서 볼 때 다음과 같이 나누어 볼 수 있다.

1) 림프계 전구 세포에서 ① B 세포 또는 ② T 세포 계열로 분화되고 활성화되는 과정과 관련 있는 유전자 결함, 2) 골수계 전구 세포에서 중성구 및 단구로 분화되고 활성화되는 과정과 관련 있는 유전자 결함, 3) 보체 단백질 생성 관련있는 결함으로 나누어 볼 수 있다.

1. B 세포 혹은 T 세포 면역결핍

1) 일반적인 특징

① B 세포 면역 결핍: 혈중 항체가 낮다. 항체에 의한 옵소닌화, 탐식작용 기능, 보체에 의한 세균 파괴 기능이 떨어지므로 세균 감염(중이염, 폐렴, 수막염, 골수염 등)이 증가한다. sIgA 분비도 떨어지므로 세균성 장염이나 장을 통해 감염되는 바이러스성 수막염이 증가한다. IgE가 낮으므로 기생충 감

염도 증가한다. 림프절에 B 세포 follicle이나 germinal center가 거의 없으므로 림프절 크기가 아주 작다. 반면 T 세포는 정상이므로 DTH 반응은 정상이다.

② T 세포 면역 결핍: 혈중 항체는 정상이거나 감소될 수 있다. CTL 세포의 기능에 문제가 생기므로 감염된 숙주세포를 제거할 수가 없어 바이러스나 세포 내 감염 세균(항산균 등), 진균 등의 감염이 증가한다. 림프절의 T 세포 부위가 줄어 있고 DTH 반응이 감소되어 있다.

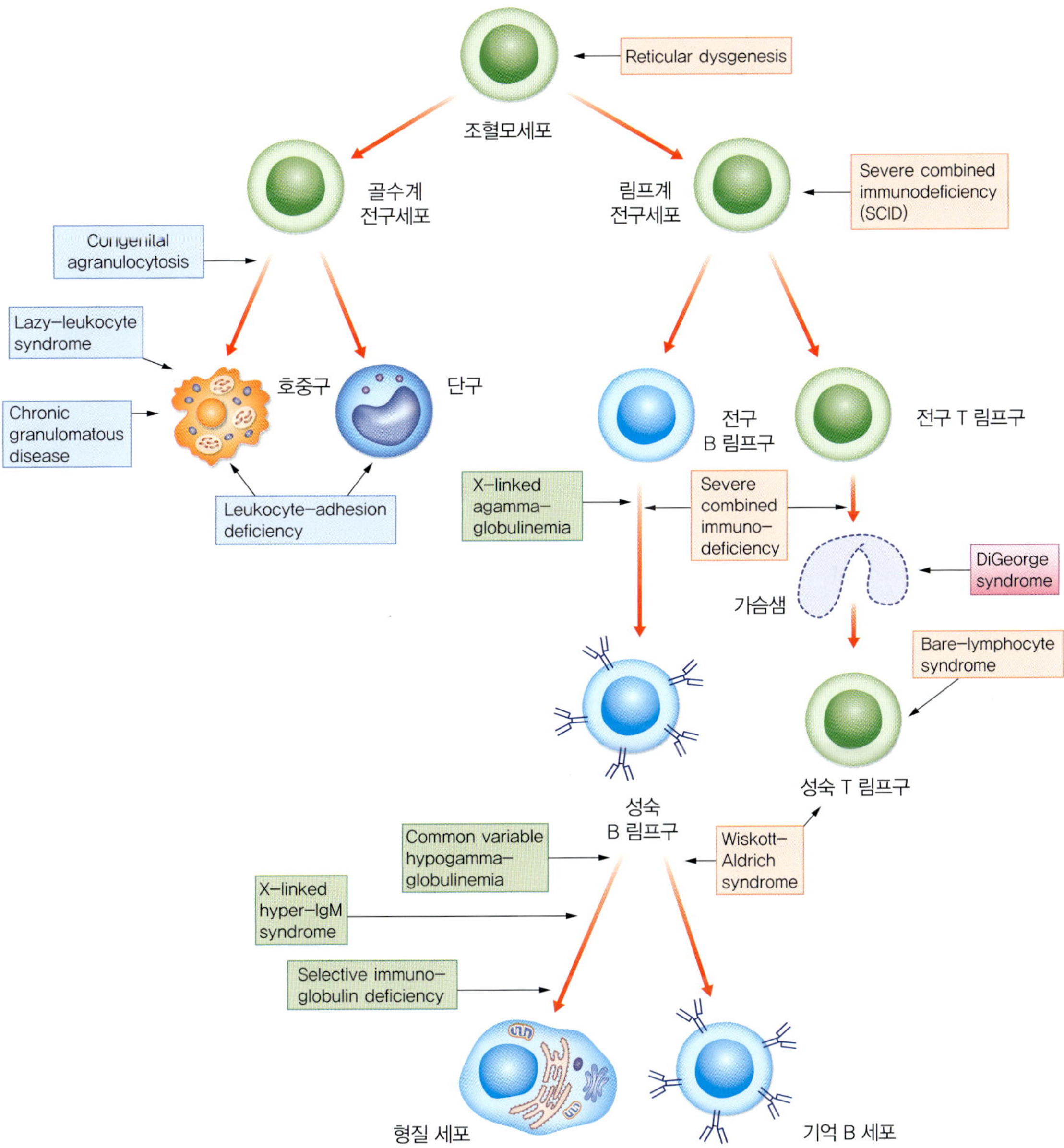

그림 16-1. 선천성 면역결핍 질환 관련 조혈모세포 발생 단계와 면역세포 장애

2) 대표적 B 세포 면역 결핍 질병

표 16-1. 대표적 B 세포 면역 결핍 질병

면역결핍 증후군	관련 유전자	기능 이상	증상
X 염색체 연계 무감마글로불린혈증(X-linked 혹은 Bruton's agammaglobulinemia)	*btk* (Bruton's tyrosine kinase) 유전자 결손	pre-B 세포에서 B 세포로 성숙이 안 되어 성숙 B 세포가 거의 없음. 결국 혈중 Ig이 거의 없음	세포외 감염 세균(폐렴균, 포도상알균, *H. influenzae*, 슈도모나스균) 장 관계 바이러스 감염
Common variable immunodeficiency (CVID)	확실하지 않음. *ICOS* 혹은 *TACI* 유전자 결손이 관찰	B 세포가 형질세포로 성숙 장애. 결국 혈중 Ig이 낮음(hypogammaglobulinemia)	위와 유사 10~20대에 많이 발생함
IgA 단일결핍 (selective IgA deficiency)	IgA 생성 B 림프구 분화 장애(*TACI, BAFF, APRIL* 유전자)	IgA 생산 장애	sIgA 분비가 없으므로 점막 감염(호흡계, 소화계) 및 알레르기 증가. 비교적 흔한 편임(600명중 1명)
IgM 과혈증 증후군 (X-linked hyper-IgM syndrome)	1) X-linked *CD40L* 유전자 결손 2) *AID*, *Uracil N-glycosylase* (*UNG*), *CD40* 유전자 결손	IgM에서 IgG로 클라스 스위치의 장애(혈중 IgM 매우 증가, 다른 클라스 Ig은 매우 낮음)	*Pneumocystis jiroveci* 폐렴 증가. 옵소닌작용과 탐식작용 감소로 세포 외 세균 감염 증가

3) 대표적 T 세포 면역 결핍 질병

(1) 중증면역결핍질환(severe combined immunodeficiency, SCID)

보통 10만 명의 신생아 중 1~2명 정도로 발견되고 원인도 다양하다. T 세포 혹은 T/B 세포의 기능 이상을 초래하여 세포성 면역과 체액성 면역이 모두 영향을 받아 출생 후 수개월 내에 증상이 나타나 일찍 사망하는 경우가 많다. 주로 만성 설사, 이로 인한 영양분 흡수 부족으로 성장 장애, 폐렴, 지속적인 캔디다 감염 등이 나타나며, 바이러스나 곰팡이, 원충류(protozoa), 항산균 등의 기회 감염이 많이 발생한다.

이런 환자에게는 생백신을 사용하면 안 된다. 이런 환자는 림프구 수가 감소되어 있으므로 림프절이나 입안의 편도선 등이 아주 작아서 만져지지 않거나 보이지 않는다. SCID의 원인 유전자는 많으나 그중에 대표적인 몇 가지만 아래에 정리하였다. SCID는 의학적으로 고난이도에 속하는 질병으로, 원인 유전자와 면역 기능의 연관 관계를 상세히 연구하여 유전자 치료 및 골수 이식 등으로 치료하고자 노력하고 있다.

표 16-2. 면역결핍 증후군의 종류 및 관련 유전자

면역결핍 증후군	관련 유전자	기능 이상	증상
Common γ-chain (γC) 변이 (IL-2R의 γ-chain 변이)	X-linked γC 유전자 변이. 이 γ-chain은 IL-2, -4, -7, -9, -15, -21의 수용체에도 동일하게 존재	IL-2, -4, -7, -9, -15, -21의 신호 전달에 문제가 생김. T 림프구 발생과 활성화 안됨	모든 미생물 감염 증가
ADA 결핍	Adenine deaminase 유전자 결손	Toxic metabolites 축적으로 림프구(T/B/NK) 파괴	모든 미생물 감염 증가
PNP 결핍	Purine nucleoside phosphorylase 유전자 결손	Toxic metabolites 축적으로 림프구(T/B/NK) 파괴	모든 미생물 감염 증가
RAG1 또는 RAG2 결핍	Recombination activating gene-1/2의 결손	Ig 및 TCR의 V(D)J 재조합이 안되어 T, B 세포 생성 장애	모든 미생물 감염 증가
Artemis 결핍	Artemis 유전자의 결손	Ig 및 TCR의 V(D)J 재조합이 안되어 T, B 세포 생성 장애	모든 미생물 감염 증가
DiGeorge 증후군	발생기 때 3, 4번째 인두주머니 결손. 22q11 결손. TBX1 유전자 변이	가슴샘 형성 부전으로 T 세포 결핍 (그 외에도 여러 장기 형성 부전)	
Reticular dysgenesis	잘 모름	HSC(간세포) 성장 장애로 림프구는 물론 과립구 결핍	모든 미생물 감염 증가
Bare lymphocyte syndrome type I	TAP 유전자 변이	MHC 제일항원 결핍. 흉선에서 $CD8^+$ T 림프구 발생 및 활성화 불능	바이러스 감염 증가
Bare lymphocyte syndrome type II	Transcription factor (RFX5, RFXAP, RFX-ANK, CIITA) 변이 (type III는 제일항원과 제이항원 모두 결핍)	MHC 제이항원 결핍. 흉선에서 $CD4^+$ T 림프구 발생 및 활성화 불능	세균 감염 증가

(2) T 세포 기능 저하 관련 면역결핍 질병

표 16-3. T 세포기능 저하 관련 면역결핍 질병

면역결핍 증후군	관련 유전자	기능 이상	증상
Wiscott-Aldrich 증후군	X-linked WASP 유전자 결함	Microtubule 형성 결손(림프계 세포의 cytoskeletal glycoprotein 문제) 세포성 및 체액성 면역이 모두 저하, T 림프구 감소, 항체 생산 장애, 혈소판 감소	감염(면역결핍) 혈소판감소증(자반) 습진(아토피피부염)
IgE 과혈증 증후군 (Hyper-IgE syndrome 혹은 Job's disease)	Stat3 변이, ATM 유전자 결함	T_H17 분화 저하로 T_H17 세포 감소 IgE 및 호산구 증가	캔디다 및 포도알균 감염 골격 이상(거친 얼굴) 치아 이상
Ataxia telangiectaxia (선천성 혈관확장성 운동실조)	11번 염색체 열성	B 림프구, T 림프구	모든 미생물

2. 탐식세포 유전자 결함 질환

표 16-4. 탐식세포 유전자 결함 질환

면역결핍 증후군	관련 유전자	기능 이상	증상
만성 육아종질환 (chronic granulomatous disease, CGD)	X-linked Cyt $p91^{phox}$ 유전자(CGD의 2/3 차지), 체세포 염색체 유전자 Cyt $p47^{phox}$ 등 (CGD의 1/3 차지)	대식세포와 호중구의 NADPH oxidase 결핍: superoxide (O_2^-, H_2O_2) 생성 장애로 세포 내 병원균 살상 작용이 안됨	여러 장기에 육아종 형성 Nitroblue tetrazolium (NBT) 검사법으로 진단
백혈구부착능장애 (leukocyte adhesion deficiency)	Integrin β2쇄(CD18)의 결손	CD18을 포함하는 LFA-1, Mac-1 (CR3), CR4의 결손이 나타남. ① 백혈구, 단구의 혈관내피세포와 유착 및 통과가 안됨 ② 탐식작용 저하 ③ 림프구 활성 또는 표적세포 공격에 필요한 세포 유착 장애	모든 미생물 감염 및 증식
Chédiak-Higashi 증후군	Lyst 유전자 결손	Phagosome-lysosome 결합이 안되어 giant granule 형성, 라이소좀 효소 결핍	세균 감염

3. 보체 단백질 결핍 질환

보체는 다양한 인자가 있으며 기능 또한 다양하다. 그러므로 결핍 인자에 따른 증상이 다양할 수 있다. 특히 면역복합체의 제거에 C3b가 중요하므로, C3가 결핍될 때 자가면역질환이 증가한다. 또 하나 흥미로운 사실은 보체의 MAC (membrane attack complex) 인자가 결핍되면 표적세포에 구멍을 뚫지 못하는데, 특히 Neisseria 감염이 크게 증가한다.

표 16-5. 보체 단백질 결핍 질환

면역결핍 증후군	기능 이상	증상
C1, C2, C3 결핍	면역복합체 제거가 어려움	면역복합체매개질환(예: SLE)
C1 inhibitor (C1 INH) 결핍	C4, C2 활성화	Angioneurotic edema
C5, C6, C7, C8 결핍	MAC 형성 안됨	반복적으로 나이세리아 (Neisseria) 감염 증가

III. 후천성 면역결핍

면역결핍은 선천성 면역결핍보다는 이차적 원인에 의한 후천성 면역결핍이 더 많다. 즉, 바이러스 감염, 약물 치료 또는 외상 등에 동반되는 면역결핍, 영양장애, 대사 장애, 림프계 종양 또는 단백질 손실이 심한 질병 등에서 이차적으로 항체 또는 세포매개면역반응 장애를 초래한다.

1. 약제, 방사선 물질 등에 의한 면역 결핍 유발

종양 치료 혹은 장기 이식 후에 사용하는 부신피질 호르몬, 항대사제(azathioprine, methotrexate, 5-fluorouracil), 알킬화제(cyclophosphamide), 진균대사물질(cyclosporine A, FK506, rapamycine), 방사선 조사 등은 비특이 면역억제를 유발한다.

2. 영양 상태

영양 실조(단백질, 아연, 철분, 세레니움, 동, 비타민 A 결핍)는 세균 감염에 대한 숙주 저항을 감소시킨다.

3. 후천성 면역결핍 증후군

바이러스 중 면역계 세포를 감염하는 레트로바이러스의 일종인 제일형과 제이형 사람면역결핍바이러스(human immunodeficiency virus, HIV-1, -2)는 면역세포를 감염시켜 파괴함으로 면역결핍을 유도하며, 이를 후천성 면역결핍 증후군(acquired immunodeficiency syndrome, AIDS)이라 한다. AIDS는 남성 동성 연애자에서 보고되었으나 마약 중독자, 혈우병 환자, 수혈을 받은 사람, AIDS 환자와 성 접촉을 가진 사람 그리고 환자에서 태어난 아이 등에서 발병된다.

1) HIV 바이러스

HIV(그림 16-2)는 레트로바이러스 과의 렌티바이러스 속에 속한다. HIV 유전자는 *gag* 유전자(그룹 특이 항원인 core 단백질과 matrix 단백질 생산), *pol* 유전자(역전사 효소, 삽입효소 생산), *env* 유전자(외피당단백질인 gp120, gp41 생산), 바이러스 증식과 전사 조절에 필요한 유전자로 구성된다.

2) HIV 바이러스의 표적세포 감염 경로

HIV에 감염되는 세포는 T_H 세포, 단핵세포, 수지상세포 등 CD4 항원을 가진 세포이다. ① CD4 분자는 HIV의 수용체로 작용하여 HIV gp120 외피당단백질과 결합한다. ② gp120의 입체형태 변화로 케모카인 수용체(단핵구 표면에 CCR5 또는 T 세포 표면의 CXCR4)에 부착되는 부위가 노출되고, gp41의 융합 도메인(fusion domain)이 노출되어 세포막에 삽입된다. ③ 바이러스 외피와 세포막의 융합으로 비리온 핵심이 세포질로 방출된다. ④ 세포질로 방출된 바이러스 RNA는 역전사효소에 의해 DNA로 만들어진 후 숙주세포의 유전체에 삽입되어 프로바이러스 상태로 존재한다. ⑤ 이 프로바이러스가 활성화되면 바이러

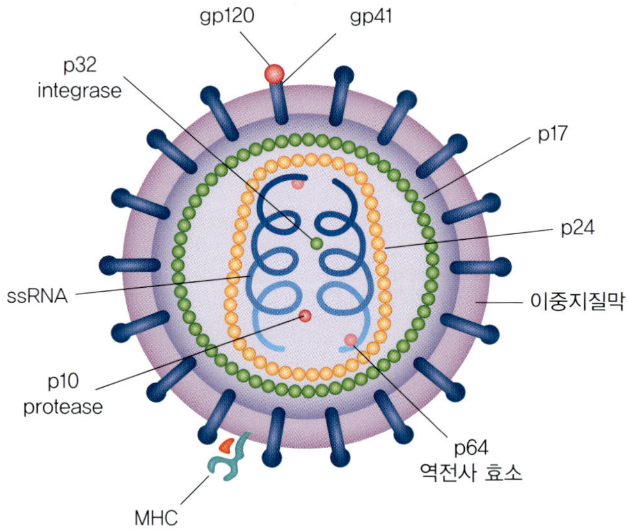

그림 16-2. HIV 구조. HIV 입자는 길이가 9.2~9.7 kb 되는 두 개의 동일한 RNA 가닥을 가지며 각 RNA 가닥에 한 분자의 역전사효소를 가지고 있다. RNA 가닥은 두 층의 단백질(안쪽에 p24 그리고 바깥쪽에 p17 펩티드)으로 싸여 있는 중심부(핵심 또는 뉴클레오캡시드)를 이루고 있다. 중심부 내에는 protease p10과 integrase p32도 포함되어 있다. 감염된 숙주세포에서 출아되면서 중심부는 이중 지질막을 쓰고 나오게 되어, 바이러스 외피는 숙주세포의 세포막에 바이러스 단백질 gp41과 gp120이 삽입되어 있는 구조를 가지게 된다.

스 생성에 필요한 RNA를 만들고 증식하여 출아현상으로 세포 밖으로 나가게 된다(그림 16-3).

T_H 세포가 HIV에 감염되어도 바로 T_H 세포가 죽는 용해가 일어나지 않는다. HIV 항원과 2차 미생물감염에 대한 반응으로 T_H 세포가 활성화되면 HIV의 productive replication이 일어나 T_H 세포가 용해된다.

단핵세포, 대식세포, 랑게르한스 세포와 여포성 수지상세포(follicular dendritic cell)도 HIV에 감염되나, 일반적으로 세포용해는 일어나지 않는다. 피부와 생식기 점막에 존재하는 수지상세포들이 처음으로 감염되는 세포일 수 있다. 감염세포는 HIV 융합단백질 gp41을 발현하게 되어 다른 감염 또는 비감염 세포들과 융합할 수 있다. 이러한 융합현상으로 HIV가 퍼져나가는 것을 돕게 되며, 특히 뇌에서 다핵세포가 보이는 현상을 설명할 수 있다.

HIV 감염에서 T 세포 활성화가 문제가 되는데, T 세포는 림프절에서 수지상세포에 의한 항원 전달로 활성화되나, HIV 감염 시 수지상세포가 세포 표면에 HIV를 모으게 된다. 따라서 HIV에 대한 면역반응을 제공하고 지지하는 T 세포는 수지상세포와 반응하는 동안 바이러스에 노출되게 된다. 이어 활성화된 T 세포에서 proviral DNA가 핵 안으로 들어가는 것이 촉진되어 바이러스 증식을 증대시키는 효과가 나타나 바이러스 증식과 T 세포 죽음이 일어난다.

3) AIDS 환자에서 면역학적 주요 변화

말초혈액 $CD4^+$ T 림프구 수 감소, 시험관 내 항원 자극에 의한 IL-2 생산 감소, 마이토젠 또는 항원 자극에 의한 림프구 증식 감소, 지연형 과민면역반응 감소, 혈청 내 β_2-microglobulin 증가, 혈청 내

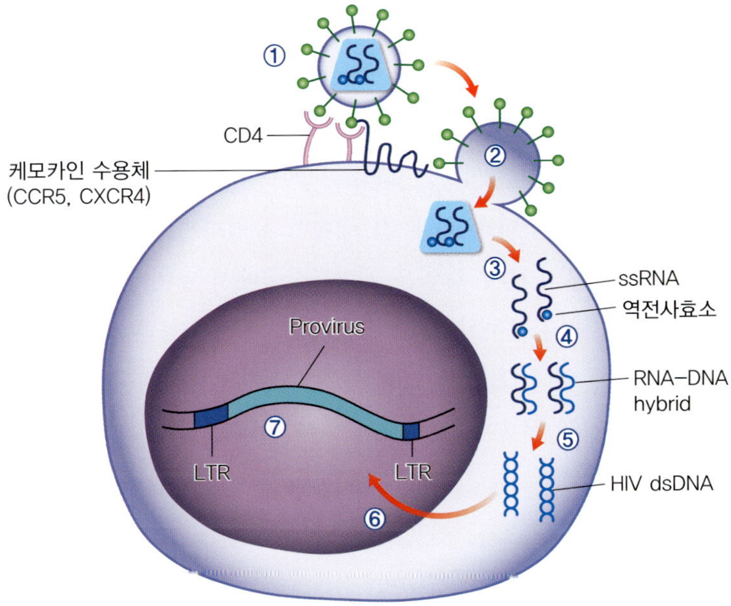

그림 16-3. HIV의 표적세포 감염 경로와 프로바이러스 활성.
① HIV gp120 당단백질이 표적세포(CD4⁺ T 림프구, 수지상세포, 대식세포)의 CD4 분자와 보조수용체(케모카인 수용체: CCR5, CXCR4)에 결합, ② 세포 안으로 들어감, ③ 중심부를 싸고 있는 단백질이 제거되고 ssRNA가 세포질 안으로 유리, ④ 역전사 효소에 의하여 DNA 합성으로 RNA-DNA hybrid 형성, ⑤ 바이러스 RNA가 제거되고 바이러스 dsDNA 생성, ⑥ 바이러스 dsDNA는 세포 핵으로 이동하여 바이러스 삽입효소(integrase)에 의하여 표적세포 DNA에 통합되어 프로바이러스로 있게 된다. ⑦ HIV 프로바이러스는 항원 또는 마이토젠 자극으로 활성화되어 바이러스 구조 단백질을 생산하고 HIV ssRNA와 핵심 단백질이 원형질막에 gp41이 끼어들고 gp120과 연계되어 변형된 막을 쓰고 출아된다.

IgA, IgG1, IgG3, IgM 증가, CTL, NK 세포 기능 저하가 나타난다. AIDS 환자는 면역기능 저하로 결국은 기회 감염으로 사망한다(표 16-6).

표 16-6. AIDS 환자에서 흔히 발생하는 기회 감염

기회 감염균	발병
Pneumocystis jiroveci	폐렴
Cryptococcus neoformans	폐렴, 뇌 감염
Mycobacterium tuberculosis	폐결핵
Toxoplasma gondi	뇌 감염
Aspergillus	뇌 감염
Cytomegalovirus	뇌, 눈, 폐 감염
Candida spp.	점막 감염
Herpes simplex	항문, 생식기, 전신 감염
Human herpes virus 8	카포지 육종(Kaposi sarcoma)

4. HIV 감염의 자연 경로

HIV 감염의 임상 증상은 가벼운 선열(glandular fever), 전신 피로, 근육통 그리고 림프절 부종 등의 증상에서 시작하여 수년간의 잠복기 후에 50% 이상에서 AIDS 발병으로 사망하게 된다(그림 16-4). HIV는 주로 $CD4^+$ T 세포를 감염시키고 죽여 감염자의 90% 이상에서 심각한 면역결핍증을 일으킨다.

1981년 AIDS가 처음으로 기술된 이래 현재 전 세계적 유행병으로, 3,500만 명 이상이 HIV/AIDS를 가지고 살아가고 있다. 대부분의 HIV 감염은 개발도상국에서 일어나고 있으며, 이들의 대부분의 감염은 진단받지 못하고, 치료도 받지 못하고 있다. 많은 HIV 감염자가 사하라 사막 남쪽 아프리카, 다음으로는 남아시아, 동남아시아에 있다. HIV는 성적 접촉, 혈액이나 혈액제제의 비경구적 노출(parenteral exposure)에 의해 전파되거나 출생 전후에 엄마로부터 아기에게 전파된다. HIV는 빠른 속도로 변이가 일어나고(antigenic drift), 잠복감염으로 확립되어(한 번 감염되면 평생 감염된 채로 남아) 치료에 어려움이 있다.

치료받지 않은 HIV 감염의 전형적인 진행은 10년 정도 끌어간다. 임상 질병(기회감염, 신생물 등)이 출현하면 2년 내 사망하며, 치료받지 못한 소아 HIV 감염은 빠르게 진행한다. 임상 잠복기 동안 HIV 증식이 일어나며, $CD4^+$ T 림프구가 감소된다. 바이러스 유전자의 발현이 거의 없거나 없는 잠복 HIV 감염이 적은 수의 long-lived resting memory T cell에서 일어난다. 이 세포들이 활성화되면 바이러스 증식이 일어난다. HIV 감염자에게서 HIV 항원에 대한 체액성 면역과 세포성 면역이 모두 일어나나, 이 면역반응은 HIV를 제거하지 못한다. 기회감염이 주된 질병이고, 주된 사망 원인이며, $CD4^+$ 세포 수가 200/μL 이하로 떨어지면 대개 신경학적 증상이 나타난다.

치료받지 못한 감염자에서 카포지육종, 자궁경부암, non-Hodgkin lymphoma 등이 발생하며(AIDS-defining cancer), 효과적인 약물치료로 오랜 기간 생존한 환자에서도 두경부암, 간암, 구강암 등과 같은 non-AIDS defining cancer의 발생 위험이 있다.

현재까지 HIV 감염을 완치시킬 수 있는 치료제는 존재하지 않지만 바이러스의 체내 활성화와 증식을 억제하는 항 레트로바이러스 약물을 사용하여 치료한다. 항 레트로바이러스 약물의 부류(class)는 다음과 같다. 항 레트로바이러스 약물은 최소 두 부류이상에서 3가지 약물을 혼합하여 사용한다.

1) Non-nucleoside reverse transcriptase inhibitors (NNRTIs)
2) Nucleoside or nucleotide reverse transcriptase inhibitors (NRTIs)
3) Protease inhibitors (PIs)
4) Entry or fusion inhibitors
5) Integrase inhibitors

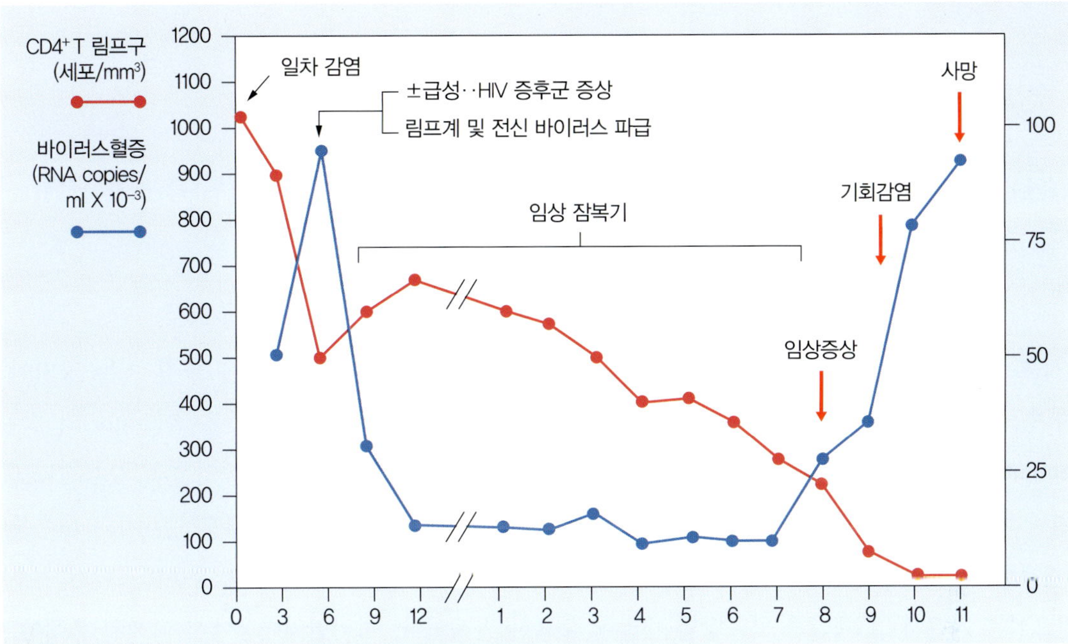

그림 16-4. HIV 감염의 자연 경로

CHAPTER

17 이식면역

조직 또는 장기를 한 개체에서 다른 부위로 또는 다른 개체로 옮기는 조작을 조직 또는 장기이식이라 하며, 의학 분야에서 치료 목적으로 많이 이용되고 있다. 이식은 조직을 주는 자(donor)와 받는 자(recepient)의 유전 배경에 따라 다음 네 가지(자가이식, 동계이식, 동종이식, 이종이식)로 분류한다(표 17-1). 일반적으로 자가이식과 동계이식에서는 거부반응이 생기지 않으나 동종이식에서는 거의 대부분에서 거부반응이 일어난다. 치료 목적으로 많이 활용되는 이식은 주로 동종이식이므로 동종이식에서 거부반응을 일으키는 기전과 그 예방과 치료방법 개발이 중요한 과제이다. 이식면역반응에서 이식된 조직에 대한 면역반응을 가장 강하게 유도하는 동종항원은 주요조직적합항원(MHC)이다. 주는 자와 받는 자 사이에 MHC의 차이가 이식의 성공 여부를 결정하는 주요 요인이다.

표 17-1. 이식의 종류

종류	주는 자와 받는 자의 관계		이식 결과
	개체	유전적 배경	
자가이식(Autograft)	동일 개체에서 다른 부위로 이식	동일	생착(100%)
동계이식(Syngraft)	동계(inbred) 내에서 다른 개체 (예: 마우스의 inbred strain, 사람의 일란성 쌍둥이)	동일	생착(100%)
동종이식(Allograft)	동일 종(species) 내에서 다른 개체	다름	거부(거의 대부분) 생착(극히 일부)
이종이식(Xenograft)	서로 다른 종에서 이식	다름	거부(100%)

I. 거부반응에 면역반응이 관여하는 증거

거부반응은 이식된 조직에 대하여 숙주의 면역반응으로 생긴 결과로 그 증거는 다음과 같다.

1) 동일한 MHC를 가진 개체 사이(자가이식과 동계이식)에서는 거부반응이 생기지 않는다.

2) 처음 이식 후 일어나는 거부반응을 일차거부반응(first-set rejection), 그리고 일차거부반응이 생긴 개체에게 동일한 제공자의 조직을 이식한 후 일어나는 거부반응을 이차거부반응(second-set rejection)이라 한다. 이차거부반응은 면역반응의 기억능력과 특이성을 나타내는 이차면역반응과 같은 반응 양상을 보여 빠르고, 강하게 거부반응을 일으킨다.

3) 일차거부반응을 일으킨 마우스의 림프구를 다른 동종 마우스에 주사하고 일차거부반응에서 이식한 동일한 마우스의 조직을 이식하면 이차거부반응이 유발된다.
4) 거부반응에 T 림프구가 주된 역할을 한다. 가슴샘이 없는 누드마우스에게 동종이식을 한 경우에는 거부반응이 생기지 않는다.
5) 면역억제제로 거부반응을 완화시킬 수 있다.

II. 거부반응 유발 조직항원

거부반응은 받는 자의 면역계가 이식된 조직의 동종항원인지(allogeneic recognition)로 생기는 면역반응이다. MHC는 동종항원 중 가장 항원성이 높은 항원이다. 즉 주는 자와 받는 자 사이에 MHC가 다른 경우에 강한 거부반응이 유도된다. 그러나 MHC가 동일한 개체 간의 이식이라 하더라도 약하기는 하지만 거부반응이 유도된다. 이 조직항원이 주로 약소조직적합항원(minor histocompatibility antigen)이다. 주는 자의 약소조직적합항원은 주는 자의 APC 표면 MHC 분자와 연계되어 제공된다.

표 17-2. 주조직적합항원과 약소조직적합항원의 비교

차이 비교	주조직적합복합체항원(MHC)	약소조직적합항원
거부반응	빠르게 진행, 급성 거부반응	서서히 진행, 만성 거부반응
유전자 좌	여러 개의 유전자 좌	단일 유전자 좌
다양성	많은 수의 대립유전자	하나 또는 2~3 대립유전자
이식편대숙주반응	강한 반응(치명적)	매우 약한 반응
면역관용 유도	매우 어려움	비교적 쉬움
면역억제	어려움	비교적 쉬움

III. 거부반응 유발 기전

제공된 조직의 동종항원인 MHC 분자를 인지하는 방법은 일반 이종 단백질을 인지하는 방법과 차이가 있다. T 림프구가 이종 단백질 항원을 인지하는 경우에는 자신의 APC가 단백질을 처리하여 MHC 분자와 복합체를 이룬 펩티드를 인지한다. 그러나 이식 조직 세포 표면의 동종 MHC 분자는 주는 자의 MHC 분자와 복합체를 이루지 않은 상태에서 직접 받는 자의 T 림프구가 인지할 수 있다(그림 17-1). 즉 주는 자 조직의 세포 표면 MHC 제일항원 분자를 받는 자의 $CD8^+$ T 림프구가 직접 인지하여 CTL로 분화되고, MHC 제이항원 분자는 주는 자의 $CD4^+$ T 림프구가 직접 인지하여 활성 T_H로 분화된다. 또한 이식된 세포 표면에서 유리되는 MHC 분자는 받는 자의 APC가 이종 단백질 항원으로 인식하고 처리하므로 동종항원 간접인지(indirect recognition)를 나타낸다.

이식조직에는 MHC 제이항원분자들을 세포 표면에 가지고 있는 대식세포와 수지상세포들이 있으며, 이

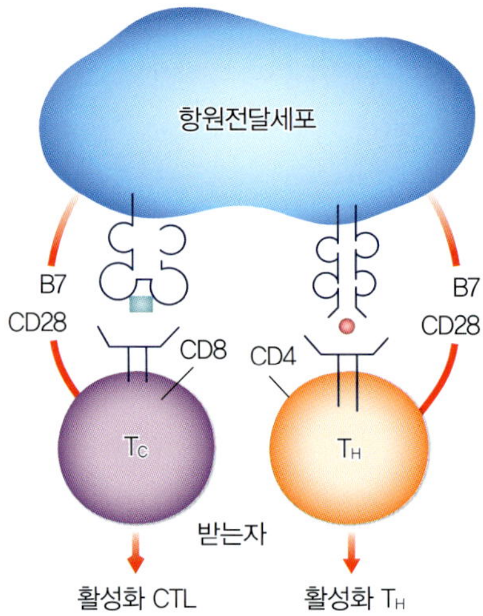

그림 17-1. T 림프구의 동종 MHC 분자 직접인지

러한 항원제공세포들을 passenger cell이라 부른다. Passenger cell들은 거부반응을 강하게 유발시키는 세포이다. 받는 자의 T 세포가 이식된 조직의 동종 MHC 제이항원을 인지하면 왕성하게 $CD4^+$ T 세포 증식이 일어나며, 이들이 분비하는 사이토카인의 영향으로 $CD8^+$ CTL가 증식되어 표적을 공격하여 이식된 세포를 파괴한다. MHC에 반응하는 T 림프구 수는 전체 T 림프구 수의 약 0.1~2% 정도로 다른 특이항원 반응 T 림프구 수의 비율(약 1/10,000)에 비하여 대단히 많으며, 이는 다른 특이항원에 의한 면역반응보다 MHC 동종항원에 의한 면역반응이 강하게 일어나는 이유이다.

IV. 이식조직 파괴 기전

동종조직항원에 대하여 세포매개면역반응과 항체매개면역반응의 행동세포와 분자들이 다양하게 관여하여 이식조직 파괴에 관여한다. 세포매개면역반응이 거부반응에 중요한 원인이지만 항체매개면역반응은 초급성 거부반응과 급성 거부반응에 중요하게 관여한다. 주된 파괴 기전으로는 활성 $CD4^+$ T 림프구와 $CD8^+$ CTL의 세포독작용이고, 이외에 항체와 보체에 의한 세포용해 그리고 항체와 FcγR를 가진 행동세포(NK 세포)의 ADCC 작용이 관여한다(그림 17-2).

1. T 세포

동종이식에서 이식조직에 대한 거부반응에 T 세포가 중요한 역할을 한다. 그 증거로 선천적으로 가슴샘이 없는 누드마우스는 유전적 배경이 전혀 다른 심지어는 이종이식에서도 거부반응이 잘 생기지 않는다. 또한 신생기 때 가슴샘 제거수술을 받은 마우스도 거부반응이 잘 생기지 않으며, 이 마우스에게 동계 가슴샘을 이식하면 거부반응이 생기는 것을 볼 수 있다.

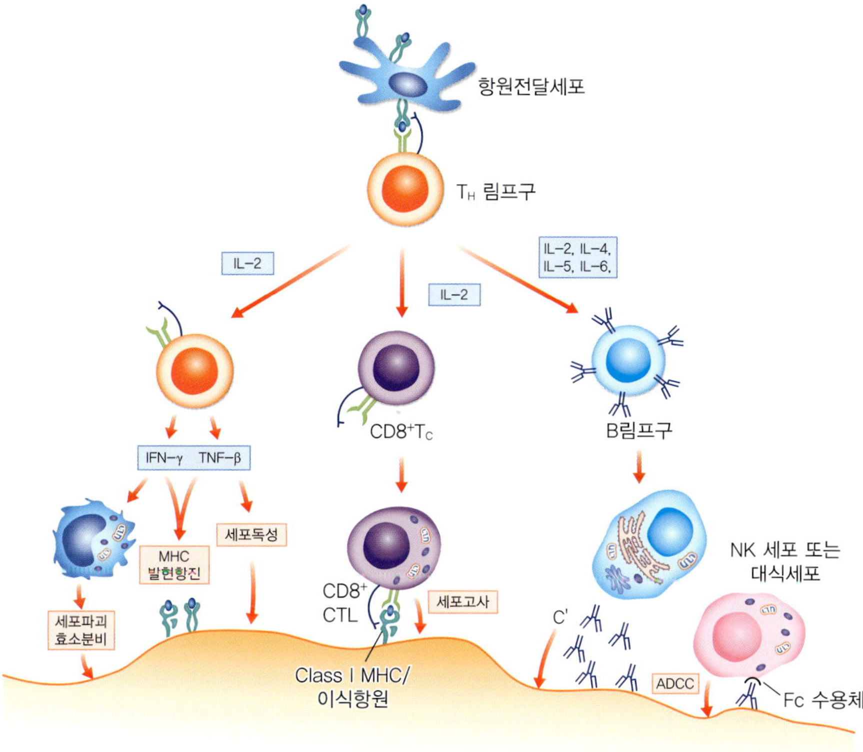

그림 17-2. 동종이식 거부반응에 관여하는 면역행동기전

거부반응이 일어난 부위에는 단핵세포들이 많이 모이게 되며 이 단핵세포들의 대부분이 림프구들이다. 여기에 이식조직을 파괴하는 CTL이 관여하고, CTL이 효과적으로 생기도록 $CD4^+$ 보조 T 림프구가 반드시 필요하다. T 세포매개 거부반응에는 $CD4^+$ T 림프구에 의한 지연형 과민면역반응도 관여한다. 또한 $CD4^+$ T 세포가 분비한 TNF와 IFN-γ는 이식조직 세포 표면에 작용하여 MHC 분자 발현을 증진시켜 CTL 세포 등 행동세포들의 공격을 용이하게 한다. IFN-γ는 대식세포를 활성화시켜 세포파괴도 유발한다.

2. 항체

항체는 이식조직세포를 직접 공격하기보다는 이식조직에 분포된 혈관내피세포에 부착하여 보체계를 활성화하여 염증반응을 일으킨다. 그 결과로 혈관이 막히고 조직 괴사가 일어난다. 또한 이식조직에 대하여 형성된 항체가 표적에 결합한 후 Fc 수용체를 가진 NK 세포 또는 대식세포와 결합하여 ADCC 반응으로 조직을 파괴한다. 조직 거부반응은 이식 후 거부반응이 일어나는 시간에 따라 초급성 거부반응(hyperacute rejection), 급성 거부반응(acute rejection) 그리고 만성 거부반응(chronic rejection)으로 구분한다.

① 초급성 거부반응: 받는 자가 이식 전에 이미 MHC 제일항원 또는 적혈구 항원(A, B 항원)에 대한 항체가 존재하여 일어나는 반응으로, 이식 후 수 분에서 수 시간 안에 일어난다.

② 급성 거부반응: 이식 후 2~3일 안에 일어나며, 10~20일 안에 이식한 기관의 기능을 완전히 잃어버리게 된다. 이 반응은 이전에 감작된 경험이 없어 이식 장기에 대한 항체는 가지고 있지 않으나 주는

자와 받는 자 사이에 MHC 항원이 다른 경우에 일어난다.

③ 만성 거부반응: 이식 수개월 후에 거부반응이 생기는 경우이다.

초급성 거부반응은 주로 세포독성 항체가 주요 원인이며, 급성과 만성 거부반응은 항체매개면역반응도 관여하나 세포매개면역반응이 더 중요한 요인이다.

V. 이식편대숙주반응(graft-versus-host reaction, GvH)

조직 또는 장기 이식은 받는 자의 면역계가 주는 자 조직의 세포 표면 항원을 이물질로 인식하여 조직을 공격하는 거부반응이다. 그러나 면역기능이 저하된 사람에게 조혈모세포를 이식한 경우 이식 조직에 섞인 주는 자의 T 림프구가 받는 자의 조직항원을 이물질로 인식하여 숙주 조직을 거부하는 반응이 생길 수 있다. 이러한 거부반응을 이식편대숙주반응(graft-versus-host reaction, GvH) 혹은 역거부반응이라 한다.

이식편대숙주반응은 조혈모세포 이식에서 가장 어려운 문제이다. 조혈모세포 이식을 필요로 하는 환자(예: 백혈병, 림프종)는 방사선 조사와 항암제 등으로 면역기능이 저하되어 있는 상태이므로 이식한 조혈모세포가 거꾸로 숙주에 대한 면역반응을 일으켜 숙주를 공격하게 된다.

이식편대숙주반응도 조직학적 소견에 따라 급성과 만성으로 구분한다.

① 급성 이식편대숙주반응: 피부, 간장 그리고 위장관벽 상피세포들의 괴사로 피부발진, 황달 그리고 설사 등이 생기며 대부분 치명적이다.

② 만성 이식편대숙주반응: 위 조직들에서 볼 수 있는 상피세포 괴사는 없으나 서서히 이들 조직들이 섬유화되고 위축되어 그 조직이 제기능을 하지 못하게 되고 결국은 치명적이다.

이식편대숙주반응을 방지하는 최선의 방법은 HLA 일배체형이 동일한 조혈모세포의 주는 자를 선택하는 것이다. 면역억제제에 의해서도 어느 정도 억제가 가능하여 임상적으로 이용된다.

VI. 이종이식

동종이식은 조직 또는 장기를 제공하려는 주는 자가 부족하여 임상 응용에 어려움이 많다. 이러한 문제 해결을 위하여 다른 동물의 장기를 이식하려는 이종이식(xenotransplantation)이 오래 전부터 연구되고 있다. 이종이식은 동종이식에 비하여 훨씬 강하게 그리고 급속히 유도되는 거부반응과 동물에서 옮겨 올 수 있는 병원균 감염, 즉 외인성 인수전염병(xenozoonosis)의 위험이 있다.

VII. 거부반응 억제 방법

현재 임상에서 비교적 성공적으로 이루어는 장기이식은 콩팥과 각막 이식이며, 조혈모세포 이식은 아직도 이식편대숙주반응 해결이 주요 과제이다. 그 외 간장, 췌장, 피부, 심장 그리고 폐 등의 이식도 보편화되고 있다. 동종이식에서 장기를 받는 자의 면역기능이 정상이라면 거의 대부분에서 이식된 장기에 대한 거부반응이 일어난다. 그러므로 거부반응 방지를 위해서 숙주 면역반응을 최소화시키고, 비특이 및 특이 면역억제제를 이용하여 거부반응 억제한다.

① HLA 유전자 적합성: HLA 대립유전자의 차이가 적은 주는 자 선택이 중요하다. 가족에서 부모와 자식 사이에는 두 개의 HLA 일배체(haplotype)의 50%가 동일하며, 자식 사이에 동일한 일배체를 가질 가능성은 25%이다.

② 교차적합성 시험(cross matching): 조직을 받는 자의 혈청에 주는 자 림프구에 대한 항체가 이미 존재하는지를 확인하는 방법이다. 반응하는 항체가 있는 경우에는 그 조직을 받을 수가 없다.

③ ABO 적합성 시험: 혈액형이 맞는 조직을 이식한다.

④ 면역억제제를 사용한다.

표 15-3. 면역억제제

비특이 면역억제			
면역억제제		대표 약물	작용 기전
약물	부신피질 호르몬	Prednisolone	미성숙 림프구 용해 항원전달세포기능 억제(IL-1, IL-2 생산 억제) NK 세포 기능 억제 화학주성 감소 염증반응 억제(prostaglandin 생산 억제)
	항대사제	Azathioprine (Imuran)	퓨린 유사체로 핵산 합성 억제로 활성 림프구 증식 억제
		Methotrexate	엽산 길항제로 퓨린 생합성 억제
		5-fluorouracil (5-FU)	피리미딘 유사체로 핵산 합성 억제
	알킬화제	Cyclophosphamide	DNA에 결합하여 세포분열 억제로 활성 림프구 증식 억제
	진균대사물질	Cyclosporin A	$CD4^+$ T 림프구의 IL-2, IL-4, IFN-γ 유전자 전사 억제, IL-2 수용체 발현 억제
		FK506 (tacrolimus)	
		Rapamycin	IL-2 수용체를 통한 시그널 억제로 T 림프구 증식 억제
항체	항혈청	ALS (anti-lymphocyte serum)	B/T 림프구 제거
		ATG (anti-thymocyte globulin)	T 림프구 제거
	단세포군 항체	anti-IL-2R 항체	IL-2/IL-2R 신호에 의한 T 림프구 증식 억제
		anti-CD3 항체	T 림프구 활성 신호 억제

	Immunotoxin	mAb-toxin mAb-radioisotope	단세포군 항체(mAb)에 독소 또는 방사선동위원소를 결합시켜 표적세포를 파괴
방사선 조사		전신림프계 조사 (TLI: total lymphoid irradiation)	주요 장기(골수, 뇌, 폐, 콩팥, 위장관계)는 보호하고 방사선 조사

Cyclosporin A: *Tolicopaladium inflatum* 대사물
FK 506: *Streptomyces tsukubaensis* 대사물
Rapamycin: *Streptomyces hygroscopicus* 대사물

특이 면역억제	
방법	**작용기전**
면역관용 유도	1. 보조자극(B7-CD28) 차단으로 동종 MHC에 대한 면역관용 유도 2. Chimera 유도: 장기를 받는 자를 방사선 조사로 처리한 후 주는 자의 골수 이식으로 chimera 유도 후 장기 이식
반복 수혈	신장이식 전에 받는 자에게 반복 수혈한 후 신장을 이식한 경우에 생착률이 높다. 기전은 확실하지 않으나 차단 항체 유도로 제공자의 passenger cell을 차단하여 면역세포 활성 억제가 가능하다.
항-HLA 항체 처리	항-HLA 항체로 이식할 장기를 처리하여 passenger cell을 제거하여 MHC 제이항원에 의한 받는 자의 T 림프구 활성을 방지

CHAPTER 18 종양면역

정상적으로 모든 장기와 조직에서 세포의 죽음(세포자멸사: apoptosis)과 줄기세포(stem cell)로부터 분화되고 증식되어 새로운 세포가 생기는 현상은 조화를 잘 이루어 세포의 숫자는 항상 일정하게 유지된다. 그러나 정상적인 성장조절을 벗어나 세포자멸사는 억제되고 세포증식만 진행되어 큰 덩어리를 이루게 된 것을 종양(tumor) 또는 신생물(neoplasm)이라 한다. 이들 종양 중에 주위 정상 조직을 침입하지 않고 일정 크기로 국한되어 있는 종양을 양성 종양(benign tumor)이라 한다. 그러나 종양세포가 주위 정상 조직으로 혈류 또는 림프계를 따라 전이하며 무한정 증식되는 것을 악성 종양(malignant tumor 또는 cancer)이라 한다. 악성 종양은 종양이 유래된 조직의 발생근원에 따라 분류한다. 피부 또는 장기와 샘의 상피세포의 발생 근원인 외배엽과 내배엽에서 유래된 악성 종양은 암종(carcinoma), 연골, 뼈, 섬유세포, 근육세포 그리고 지방세포의 발생 근원인 중배엽에서 유래된 악성 종양은 육종(sarcoma) 그리고 골수의 조혈계 세포에서 유래된 악성 종양은 골수 또는 혈구 악성 종양인 백혈병(leukemia)과 림프조직의 고형 악성 종양인 림프종(lymphoma)이다.

I. 암세포의 특성

암세포는 세포 형태의 변화는 물론 정상적인 성장조절 기전을 벗어난 변형된 자신의 세포로 정상 세포와 다른 특성을 가진다. 2000년 Hanahan과 Weinberg는 암세포의 여섯 가지 특징을 제시했다.

① 성장신호의 자급자족(self-sufficiency in growth signals)

② 성장신호 억제에 대한 무반응(insensitivity to anti-growth signals)

③ 세포자멸사 회피(evasion of apoptosis)

④ 무한증식증(limitless replicative potential)

⑤ 신생혈관유도(sustained angiogenesis)

⑥ 조직침습과 전이(tissue invasion and metastasis)

2011년에는 유전체 불안정과 변이(genome instability and modification), 종양항진염증(tumor-promoting inflammation), 세포대사경로 변경(deregulating cellular energetics) 및 면역회피(avoiding immune destruction) 4가지를 추가하였다.

II. 종양항원

암세포는 자신의 조직세포에서 유래된 세포이나 정상세포와 달리 유전자 발현 조절 기전의 변화, 돌연변이 유전자 또는 바이러스 유전자 발현 등이 가능하므로 정상세포에는 발현되지 않는 분자가 발현되거나 정상으로는 극히 소량이 발현되는 분자가 다량 발현될 가능성이 있다. 이러한 분자들을 종양항원이라 한다.

1. 종양특이항원

암세포에 특이하게 발현되는 항원을 종양특이항원(tumor specific antigen)이라 한다. 그러나 암세포에서 이들 항원은 항원성이 매우 낮고 매우 적은 양의 분자가 발현되어 면역세포에 의한 인지가 어렵다. 더욱이 자연발생 종양의 경우는 면역세포가 인지 가능한 종양특이항원을 가진 종양세포는 면역감시기능(immune surveillance)으로 제거되고, 인지하기 어려운 낮은 농도의 종양특이항원을 가진 종양세포만 살아남아 증식하므로 종양특이항원의 확인이 어렵다. 그러므로 자연발생 종양에서는 종양특이항원에 대한 항체 생산 반응은 잘 생기지 않아, 일부 알려진 종양특이항원은 항체로 확인은 매우 어렵고 세포독성 T 림프구가 인지하는 종양특이항원 확인이 가능할 뿐이다.

화학물질(예: methylcholanthrene, MCA) 또는 자외선 그리고 종양 바이러스(예: 폴리오마 바이러스, SV40) 등으로 실험적 종양을 유도할 수 있다. 실험적으로 유도된 종양에서는 자연발생 종양과 달리 강한 면역반응이 유도될 수 있으며, 화학물질로 유도된 종양과 바이러스로 유도된 종양은 종양항원에 대한 면역반응의 특성에 차이를 보인다(표 18-1).

2. 종양연관항원

정상 세포의 분화와 성장 과정에서 발현되는 단백질로 분화 과정의 특정 세포 표면에 발현되는 분화항원 또는 태아기 세포에서는 생산 분비되고 성장 후에는 분비되지 않으나 암세포에서 다량 생산되는 단백질이 있다. 이러한 항원을 종양연관항원(tumor associated antigen)이라 하며, 태아종양항원(oncofetal antigen), 분화항원(differertiation antigen) 그리고 암유전자 단백질(oncogene protein) 등이 있다(표 18-2).

표 18-1. 화학물질 유도 종양과 바이러스 유도 종양의 면역특이성 차이

종양세포로 면역	종양세포 이식	종양 성장	면역 특이성
화학물질(MCA) 유도 육종			
MCA 유도 육종 A	MCA 유도 육종 A	−	각기 육종마다 종양특이 종양 성장 억제 면역
MCA 유도 육종 A	MCA 유도 육종 B	+	
바이러스(polyoma virus: PV, SV40) 유도 육종			
PV 유도 육종 A	PV 유도 육종 A	−	바이러스 특이 종양 성장 억제 면역
PV 유도 육종 A	PV 유도 육종 B	−	
PV 유도 육종	SV40 유도 육종	+	

표 18-2. 단세포군 항체로 검사와 치료에 이용되는 종양연관 항원

분류	항원 분자	관련 악성 종양
림프종/백혈병		
분화항원	CD5 CD19, CD20, CD21, CD22, CD37 CD30 CD33, CD45 CAMPATH-1 (CDw52) HLA-DR Anti-idiotype	T 세포 백혈병/림프종 B 세포 림프종 Hodgkin 림프종 급성 골수성 백혈병(AML) 림프계 악성 종양(T/B 세포) B 세포 림프종 B 세포 림프종
고형종양 세포 표면항원		
당단백질	CEA, TAG-72, Ep-CAM, MUC1, folate binding protein A33 G250	상피세포종양(유방, 직장, 폐) 난소암 결장직장암 콩팥암
당지질	Gangliosides (GD2, GD3)	신경외배엽종양
탄수화물	Lewis-Y (Ley) CA125	상피세포종양(유방, 직장, 폐) 난소암
세포 내 항원	Ferritin	Hodgkin 림프종, 간암
성장인자 수용체	EGFR HER2(p185) IL-2 수용체	폐, 유방, 두경부 악성 종양 유방암, 난소암 T/B 세포 종양
기질/세포 외 항원	FAP-α Tenascin Metalloproteinases	상피세포종양(직장, 유방, 폐) 다형성아교모세포종 상피세포종양

1) 태아종양항원

태아종양항원으로 α-fetoprotein (AFP)과 carcinoembryonic antigen (CEA)이 잘 알려져 있다. AFP는 태아기 혈청에 높은 농도로 존재하나 성인에서는 극히 소량이 존재한다. 간암, germ cell tumor, 위암 그리고 췌장암 환자의 혈청에서 높은 농도의 AFP가 검출된다. CEA는 태아기에 장, 췌장 그리고 간에서 많이 생산되나, 성인에서는 극히 소량으로 직장 점막에서 검출된다. 직장암, 위암, 췌장암, 폐암 그리고 유방암 환자의 혈청에서 높은 농도의 CEA가 검출된다. 종양연관항원에 대한 단세포군 항체는 진단의 보조수단과 예후 판정 그리고 치료 등에 이용된다.

2) 분화항원

분화항원은 특정 세포의 분화 과정에 발현 또는 소실되는 세포 표면분자로 특정 세포의 분화 단계를 판정하는 데 이용된다. 조혈 계통 세포 분화 과정에 어느 단계에서 분화가 정지된 상태로 증식되면 정상적 기능을 하지 못하는 세포 집단(백혈병)이 형성된다.

3) 암유전자 단백질

전암유전자(proto-oncogene)는 정상 세포의 성장과 죽음을 조절하여 정상 조직의 항상성을 유지하는 데 필요한 역할을 한다. 암세포에서 전암유전자의 돌연변이로 정상 세포에 비하여 다량의 연관 단백질을 생산하게 되고 그 결과 정상 조직의 항상성이 파괴된다. 돌연변이로 다량의 단백질을 생산하여 특정 암과 연관 있는 전암유전자를 암유전자라 하며 일종의 종양연관항원이다(표 18-3).

표 18-3. 악성 종양 관련 유전자

유전자	악성 종양
암유전자	
abl	만성 골수성 백혈병(CML)
erb-B1	편평세포암종(squamous cell carcinoma), astrocytoma
erb-B2 (*neu*)	adenocarcinoma(유방, 난소, 위)
gip	carcinoma(난소, 부신)
gsp	뇌하수체 샘종, 갑상샘암
myc	Burkitt 림프종, carcinoma(폐, 유방, 자궁경부)
L-myc	carcinoma(폐)
N-myc	폐소세포암종, 신경모세포종
H-ras	carcinoma(직장, 폐, 췌장), 흑색종
K-ras	급성 골수성 백혈병, 급성림프모구백혈병, carcinoma(갑상샘), 흑색종
N-ras	carcinoma(소화기, 갑상샘), 흑색종
ret	carcinoma(갑상샘)
종양억제 유전자	
p53	직장암, 악성 종양의 50% 이상
RB	망막모세포종
APC	carcinoma(직장), 가족성 샘종폴립증
DCC	carcinoma(직장)
NF1	신경모세포종, 제1형신경섬유종증
WT-1	콩팥모세포종, 윌름즈종양

III. 암 세포의 항종양 면역

자신의 세포가 종양세포로 변형되고 종양세포 표면에 종양항원이 발현되면 이에 대한 특이 면역반응이 유발된다. 종양세포 표면에 MHC 제일항원과 결합된 종양항원이 발현되면 이에 대하여 $CD8^+$ T 림프구가 반응하여 활성화되어 CTL로 분화된다. 또한 종양세포에서 떨어져 나온 종양항원은 숙주의 APC가 처리하여 $CD4^+$ T 림프구에게 제공하여 T 림프구가 활성화된다. 유리된 종양항원은 B 림프구를 활성화시키고 활성화된 CD4+ T 림프구의 도움으로 종양항원에 대한 항체를 생산하게 된다. 활성화된 CD4+ T 림프구가 분비한 사이토카인들은 CTL, NK 세포 그리고 대식세포를 활성화시켜 종양세포 파괴 기능을 항진시킨다. 또한 종양항원과 항체 복합체는 보체를 활성화시켜 종양세포를 파괴시킨다. Fc 수용체(FcγR)를 가진 행동세포들은 종양세포 표면 항원에 결합된 항체에 결합하여 ADCC로 종양세포를 파괴시킨다(그림 18-1).

IV. 암세포의 항종양 면역 회피

종양항원에 대한 면역반응이 유발될 수 있으나 실제로 암환자에서는 항종양면역의 역할은 기대할 수 없다. 즉 암세포가 숙주의 면역반응을 피하여 계속 증식한다. 이와 같이 암세포가 숙주의 면역반응을 피할 수 있는 기전으로 몇 가지 가능성이 있다.

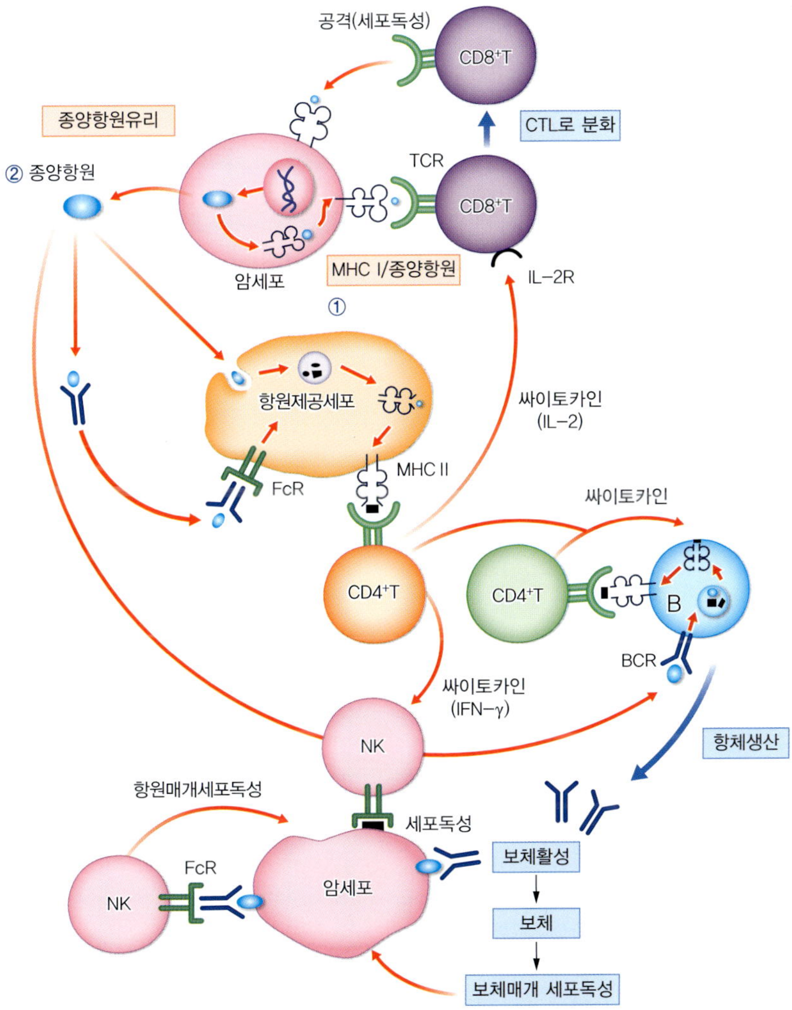

그림 18-1. 항종양 면역반응. ① 종양세포 표면 항원에 대한 면역반응, ② 종양세포에서 유리된 종양항원에 대한 면역반응

① 종양항원은 항원성이 낮다.
② 종양항원에 대한 항체가 종양항진 작용을 한다.
③ 항종양 면역반응이 선택압력으로 작용하여 종양항원이 변조될 수 있다.
④ 종양세포 표면 MHC 분자 발현 소실 및 저하가 관찰된다.
⑤ 당질 피질(glycocalyx)이 풍부하여 항면역반응에 대한 공격을 저해한다.
⑥ 종양세포가 종양미세환경에서 TGF-β를 생산하여 림프구 증식을 억제한다.
⑦ 종양세포 표면에 FasL 발현으로 Fas 분자를 가진 T 림프구의 세포자멸사를 유도한다.
⑧ 종양세포 표면에 B7 분자가 없어 보조자극을 주지 못하여 보조자극 없이 TCR을 통한 종양항원에 의한 시그널만 받은 T 림프구는 클론 무력화로 종양항원에 대한 면역관용이나 면역무반응이 유발된다.
⑨ 종양세포 표면에 MCP (CD46), CR1 (CD35), DAF (CD55), CD59 등 세포 표면 보체기능 조절단백질의 발현이 항진되어 보체활성억제로 보체의존세포용해를 피할 수 있다.

V. 항종양 면역요법

항종양 면역요법은 많이 연구되고 있으나 종양항원 발현이 낮고, 종양세포의 면역회피 작용으로 효과적인 요법이 없었다. 그러나 암 치료 응용 가능성은 높아 면역요법 개발을 위한 연구가 꾸준히 진행되고 있고, 최근에는 면역관문 억제제(immune checkpoint inhibitor)의 성공으로 항종양 면역요법에 대한 많은 연구와 임상시험이 시행되고 있으며, 특히 기존의 종양치료와 병합하여 면역관문억제제를 사용하는 요법이 좋은 결과를 내고 있다(그림 18-2). 2017년에 세포독성 T 림프구의 수용체를 변형시킨 CAR-T (chimeric antigen receptor T) 세포 치료 요법이 최초로 미국 FDA의 허가를 받으면서 세포치료 요법의 후속 연구와 임상결과의 발표가 활발히 진행되고 있다.

표 18-4. 항종양 면역요법

능동 항종양 면역요법	수동 항종양 면역요법
아쥬반트 BCG, *Corynebactrium parvum*, levamisol, poly I:C 사이토카인 IL-2, IL-4, IFN-γ, GM-CSF, G-CSF 유전자 전달 요법 사이토카인(IL-2, GM-CSF) 유전자 전달 MHC 유전자 전달 B7 유전자 전달 종양세포 백신 죽은 종양세포 백신 종양 펩티드 백신 DNA 백신 수지상세포 백신	세포 입양 면역요법: CAR-T 세포(chimeric antigen receptor T cell) CAR-NK 세포(chimeric antigen receptor NK cell) LAK 세포(lymphokine activated killer cell) TIL (tumor infiltrating lymphocyte) 요법 면역관문 억제제 PD-1 또는 PD-L1 항체 CTLA-4 항체 IDO 억제제 단세포군 항체 immunotoxin(항체와 독소 또는 방사성 동위 원소와 결합)

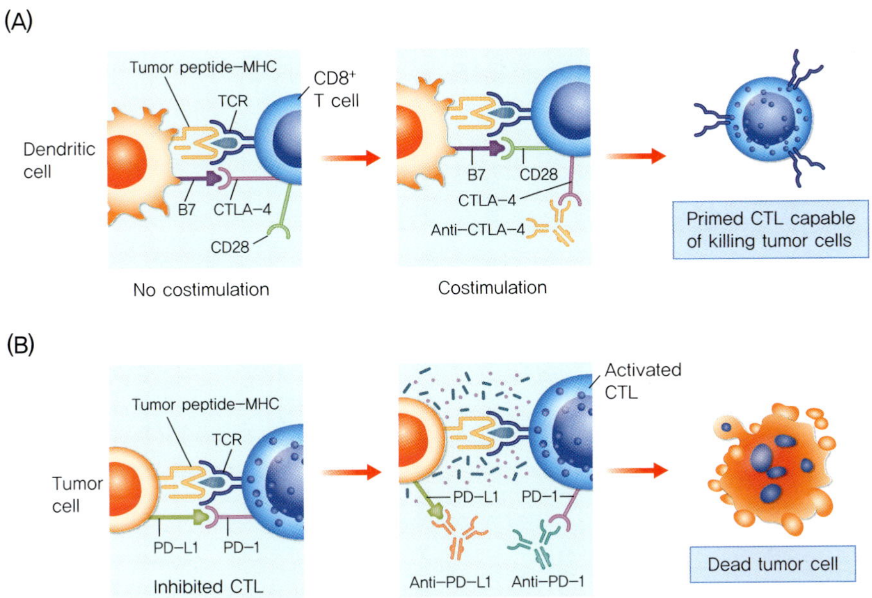

그림 18-2. 암치료를 위한 면역관문 억제제 기전

가장 최근의 암면역요법은 T 세포의 면역반응을 감소시키는것과 관련된 표면분자를 단클론항체로 차단하는 것이다. T 세포 표면의 두가지 억제성 수용체인 CTLA-4(A) 및 PD-1에 대한 항체 또는 암세포에서 흔하게 표현하는 PD-L1에 대한 항체(B)로 이러한 면역관문 분자의 기능을 차단하는 것이다.

표 18-5. FDA에 의해 암치료에 승인된 단클론항체

일반명(상품명)	항체유래	Isotype (conjugate)	표적분자	적용대상암	최초승인(년)
Unconjugated MAbs					
Rituximab(Rituxan)	Chimeric	IgG1	CD20	Various leukemias and lymphomas	1997
Trastuzumab(Hercrptin)	Humanized	IgG1	HER2	Breast and gastric cancer/esophageal	1998
Alemtuzumab(Campath-1H)[a)]	Humanized	IgG1	CD52	CLL(no longer in clinical use)	2001
Cetuximab(Erbitux)	Chimeric	IgG1	EGFR	Colorectal, HNSCC, lung	2004
Bevacizumab(Avastin)	Humanized	IgG1	VEGF-A	Colorectal, NSCLC, glioblastoma, RCC, cervical, ovarian	2004
Panitumumab(Vectibix)	Humanized	IgG2	EGFR	Colorectal/pancreatic	2006
Ofatumumab(Arzerra)	Human(XenoMouse)	IgG1	CD20	CLL/NHL	2009
Denosumab(Xgeva)	Human	IgG2	RANKL	GCTB	2010
Ipilumimab(Yervoy)	Human	IgG1	CTLA-4	Melanoma	2011
Pertuzumab(Perjeta)	Humanized	IgG1	HER2	Breast/esophageal, neuroendocinie, gastric	2012
Obinutuzumab(Gazyva)	Humanized	IgG1	CD20	CLL/NHL	2013
Ramucirumab(Cyramza)	Humanized	IgG1	VEGFR2	Gastric cancer, NSCLC/HCC, RCC, breast	2014
Nivolumab(Opdivo)	Human	IgG4	PD-1	Melanoma	2014
Pembrolizumab(Keytruda)	Humanized	IgG4	PD-1	Melanoma/NSCLC, glioblastoma, ovarian, colon, RCC	2014
Dinutuximab(Unituxin)	Humanized	IgG1	GD2	High risk neuroblastoma	2015
Atezolizumab(Tecentriq)	Humanized	IgG1	PD-L1	Bladder cancr, non-small cell lung cancer	2016
Immunoconjugates					
Ibritunomab Tiuxetan(Zevalin)	Murine	IgG1(^{90}Y)	CD20	Non-Hodgkin's lymphoma	2002
Gemtuzumab ozogamicin(Mylotarg)	Humanized	IgG1(calicheamicin)	CD33	AML	2000[a]
Brentupoimab vedotin(Adcetris)	Chimeric	IgG1(MMAE)	CD30	Hodgkin's lymphoma, SALCL	2011
Ado-trastuzumab emtansine(Kadcyla)	Humanized	IgG1(DM1)	HER2	Breast cancer	2013

MAb, monoclonal antibody; IgG, immunoglobulin-G; CLL, Chronic lymphocytic leukemia; NSCLC, Non-small cell Lung cancer; ^{90}Y, yttrium-90; ^{131}I-Iodine-131; MMAE, monomethyl auristatin E; DM1, Mertansine; HNSCC, head and neck squamous cell carcinoma; SRE, skeletal-related event; GTCB, giant cell tumor of bone; SALCL, Systemic anaplastic large cell lymphoma.

a)Withdrawn in 2010, currently reentered clinical trials for AML in France.

부록

CD분자의 발현 분포와 기능

CD분자	다른이름	족(family)	리간드	발현하는 세포	기능
CD1a	R4, T6	Ig-SF		피질가슴샘세포, 수상돌기세포 일부, 랑거한스세포, B세포일부	T세포에 peptide/lipid 전달
CD1b		Ig-SF		피질가슴샘세포, 수상돌기세포 일부, 랑거한스세포, B세포일부	T세포에 peptide/lipid 전달
CD1c		Ig-SF		피질가슴샘세포, 수상돌기세포 일부, 랑거한스세포, B세포일부	T세포에 peptide/lipid 전달
CD1d	R3G1		β-2 Microglobulin, MHC II	T 세포, B 세포, 수상돌기세포, 상피세포	Lipid 항원 전달
CD1e	cR2		β-2 Microglobulin	수상돌기세포	당지질 항원 전달
CD2	T11	I-type lectin	LFA-3 (CD58), CD59, CD48	T세포, NK세포	SRBC 수용체
CD3		Ig-SF	T 세포 수용체	T세포	TCR과 함께 CD3 복합체를 이룸, T세포 신호전달
CD4	T4	Ig-SF	MHC class II	보조T세포, 단구일부, 피질가슴샘세포 일부	TCR과 함께 MHC class II 인지, HIV gp120 수용체
CD5	T1	SRCR-SF	CD72	T세포, 가슴샘세포, B세포일부	T세포 증식에 관여
CD6	T12	SRCR-SF	ALCAM (CD166)	T세포, 가슴샘세포, B세포일부	T세포 활성화에 관여
CD7		Ig-SF	IgM Fcμ	T세포, NK세포, 미성숙골수계세포	T세포와 NK세포 활성화에 관여
CD8	T8	Ig-SF	MHC class I	세포독성/억제T세포, NK세포 일부, 피질가슴샘세포일부	TCR과 함께 MHC class I 인지

CD분자	다른이름	족(family)	리간드	발현하는 세포	기능
CD9		TM4-SF	CD41/CD61	단구, 전(pre)B세포 일부, 혈소판, 호산구, 호염구, 거핵세포 (megakaryocyte)	신호전달에 관여
CD10	CALLA	metallo -proteinase		전(pre)B세포일부, B세포일부, 피질가슴샘세포일부	neutral endopeptidase
CD11a		α-integrin	ICAM-1,2,3	대부분의 림프계 및 골수계 세포	LFA-1 복합체의 일부, cell-cell adhesion에 관여
CD11b		α-integrin	ICAM-1 (CD54)	과립구, 단구, NK 세포, 대식세포	Mac-1 복합체의 일부
CD11c		α-integrin	fibrinogen, iC3b, ICAM-1	단구, 과립구, 대식세포, 림프구 일부	CR4의 일부
CD11d	Integrin αD		ICAM3, VCAM1	대식세포/단핵구	지질단백질 제거
CDw12				단구, 과립구, 혈소판	기능을 잘 모름
CD13		metallo -proteinase		골수계세포	aminopeptidase N, 생물학적 활성이 있는 peptide 불활화, coronavirus 수용체
CD14		leucine-rich repeat	LPS	단구, 과립구, 수상돌기세포, 대식세포, B세포	LPS-결합단백 복합체
CD15	LewisX, X-hapten		E-selectin (CD62E)	과립구, Reed-Sternberg세포	호중구 유착과 식작용에 관여
CD16	FcγRIIIA/B	Ig-SF	IgG Fcγ	NK세포, 과립구, 대식세포, 단구	NK세포와 대식세포에서 신호전달 매개
CDw17		lactosyl -ceramide	GM3 ganglioside	과립구, 단구, 혈소판	식작용과 신호전달에 관여할 것으로 추정
CD18		β-integrin	ICAM-1,2,3, fibrinogen, iC3b	림프계 및 골수계세포	CD11a,b,c와 이종이합체형성
CD19		Ig-SF		B전구세포, B세포	CD21/CD81/Leu13과 연관, B세포 반응을 조절
CD20				B전구세포일부, B세포, 여포수상돌기세포	Ca2+ channel, B세포 활성화/증식에 관여
CD21		RCA	C3d, CD23, EBV	B전구세포, 성숙B세포	CR2, B세포 활성화/증식에 관여

CD분자	다른이름	족(family)	리간드	발현하는 세포	기능
CD22	BL-CAM	Ig-SF	CD22, sialyl 단백	B전구세포, 성숙B 세포	유착매개(α형은 단구와 적혈구에의 유착; β형은 T세포와 B세포에의 유착)
CD23	FcεRII	C-type lectin	IgE Fcε, CD21	B세포일부, 단구, 수상돌기세포, 호산구, 혈소판	대식세포와 호산구에 의한 세포독성 매개
CD24			P-selectin (CD62P)	B세포, 과립구	B세포 증식과 분화 조절
CD25	IL−2Rα	CCP-like	IL−2	활성T, B세포, 활성 대식세포	β쇄(CD122),γ쇄(CD132)와 함께 IL−2 수용체 이룸, T세포 증식 유도
CD26	dipeptidyl peptidaseⅣ	dipeptidyl −peptidase		활성T, B세포, 대식세포	T세포 활성화에 관여, adenosine deaminase 결합단백
CD27		TNFR-SF	CD70	성숙T세포, B세포 일부	T세포 활성화와 증식에 관여
CD28	Tp44	Ig-SF	CD86	T세포 일부	T세포 보조자극 신호
CD29		β-integrin	collagen, laminin, fibronectin	광범위한 발현	CD49a-f subunit와 이종이합체를 이룸, 다양한 세포외 기질 단백과 결합
CD30	Ki−1, Ber-H2	TNFR-SF	CD153	활성림프계세포, Reed Sternberg 세포	T세포 활성화에 관여
CD31	PECAM−1, platelet GPIIa	Ig-SF	CD51/CD61	혈소판, 단구, NK 세포, B세포, 과립구, T세포 일부	
CD32	FcγRII	Ig-SF	IgG Fcγ	대식세포 일부, 과립구, 단구, B세포, 호산구	B세포에서 조절작용
CD33		sialoadhesin	sialylated glycoprotein	모든 골수계세포, 단핵세포의 대부분	
CD34		sialomucin	CD62L	조혈전구세포, 내피세포	기질 유착에 관여
CD35	CR1	RCA	C3b & C4b	과립구, 단구, 수상돌기세포, B세포, 적혈구	
CD36	GPIV		thrombospondin, collagen, LDL	단구, 대식세포, 혈소판, 초기적혈구계세포, 거핵세포	Plasmodium falciparum 수용체

CD분자	다른이름	족(family)	리간드	발현하는 세포	기능
CD37		TM4−SF	CD40L	B세포, T세포와 단구, 과립구에서는 약하게 발현	세포간 교통 및 신호전달
CD38	T10			형질세포, 가슴샘세포, 활성 T, B세포, 단구, 전구세포	백혈구 활성화에 관여
CD39				성숙B세포, 내피세포, 활성 T, NK세포의 일부	homotypic adhesion (?)
CD40		TNFR-SF	CD40L	B세포, 단구, 수상돌기세포	B세포 분화에 관여
CD41	GPIIb	α-integrin	vWF, fibrinogen, fibronectin, vitronectin, thrombospondin	혈소판, 거핵세포	CD61과 이종이합체 형성
CD42a	GPIX	leucine-rich repeat	vWF, thrombospondin	혈소판, 거핵세포	
CD42b	GPIbα	leucine-rich repeat	vWF, thrombospondin	혈소판, 거핵세포	
CD42c	GPIbβ	leucine-rich repeat	vWF, thrombospondin	혈소판, 거핵세포	
CD42d	GPV	leucine-rich repeat	vWF, thrombospondin	혈소판, 거핵세포	
CD43	leukosialin, sialophorin	sialmucin	ICAM−1	B세포를 제외한 광범위한 발현	
CD44	H-CAM, Pgp−1	core/link proteoglycan	hyaluronic acid	모든 백혈구, 적혈구	HEV로의 림프구의 귀가 (homing)을 매개
CD45	LCA, T200	RPTP	CD22, galectin 1	모든 백혈구	신호전달에 관계된 tyrosine phosphatase, LCA=leukocyte common Ag
CD45RA				T세포 일부, B세포, 과립구, 단구	
CD45RB				B세포, T세포 일부, 단구, 과립구	
CD45RC				T 세포, B 세포, 수상돌기세포, NK 세포, 조혈세포, 대식세포/단핵구	
CD45RO				가슴샘세포, 활성 T 세포	

CD분자	다른이름	족(family)	리간드	발현하는 세포	기능
CD46	MCP	RCA	C3b, C4b	광범위한 발현	C3b와 C4b cleavage 단백의 보조인자, measles virus의 수용체, MCP=membrane cofactor protein
CD47	IAP	Ig-SF		광범위한 발현	유착과 관계된 신호전달 분자, IAP=integrin associated protein
CD48	BLAST-1	Ig-SF	CD2	백혈구	
CD49a	integrinα1, VLA-α1	α-integrin	laminin, collagen	활성 B, T세포, 단구	
CD49b	platelet GPIa, integrinα2, VLA-α2	α-integrin	laminin, collagen	활성 T세포, 혈소판	echovirus 1 수용체
CD49c	integrinα3, VLA-α3	α-integrin	laminin, collagen, fibronectin	비 혈액세포	kalinin/epiligrin에의 세포유착을 매개
CD49d	integrinα4, VLA-α4	α-integrin		림프구, 호산구, 흑색종세포	integrinβ1(CD29)와 이합체: fibronectin과 VCAM 수용체, integrinβ7과 이합체: MadCAM-1 수용체
CD49e	integrinα5, VLA-α5	α-integrin	fibronectin	혈소판, 단구, 호중구	
CD49f	integrinα6, VLA-α6	α-integrin	laminin	혈소판, 거핵세포, T세포 일부	
CD50	ICAM-3	Ig-SF	LFA-1, αdβ2 integrin	백혈구	숫T세포 (naive T cell)에 주로 있는 ICAM
CD51	integrinαv	α-integrin		혈소판, 내피세포, 거핵세포	CD61 (integrinβ3)와 이종 이합체로 vitronectin 수용체
CD52	CAMPATH-1			백혈구, 호산구	보체매개용해와 연관
CD53	MEM-53	TM4-SF		모든 백혈구	B세포 활성화에 관여, 세포막 수송에 관여
CD54	ICAM-1	Ig-SF	LFA-1, Mac-1	광범위한 발현, 내피세포	rhinovirus 수용체, Plasmo -dium falciparum 수용체
CD55	DAF	RCA	CD97, C3b/C3bBb, C4b/C4b2a	광범위한 발현	결여시 PNH (paroxysmal nocturnal hemoglobinuria) 유발, DAF=decay accelerating factor
CD56	N-CAM, NKH1	Ig-SF		NK세포, T세포 일부	동종 유착 (homophilic adhesion)

CD분자	다른이름	족(family)	리간드	발현하는 세포	기능
CD57	HNK1		L−,P-selectin, laminin	NK세포 일부, T세포 일부	
CD58	LFA−3	Ig-SF	CD2	광범위한 발현	
CD59		Ly6−SF	CD2	광범위한 발현	C8, C9과 결합하여 세포막 공격복합체(MAC) 형성을 방해
CD60a	9−O-acetyl-GD3	glycolipid		T세포 일부, 혈소판	T세포 활성화에 관여
CD61	platelet GPIIIa	β-integrin	CD31, vWF, fibrinogen, fibronectin, vitronectin, thrombospondin	혈소판, 거핵세포	CD41이나 CD51과 이종이합체 형성
CD62E	E-selectin, ELAM−1	C-type lectin	E-selectin ligand 1	내피세포	CD15s와의 결합을 통해 호중구의 내피세포 유착 매개
CD62L	L-selectin, LECAM	C-type lectin	GlyCAM−1, CD34, sLeX	T세포, B세포, 단구, NK세포, 호중구, 호산구, 전구세포	림프구의 HEV 유착 매개
CD62P	P-selectin, PADGEM	C-type lectin	PSGL−1 (CD162)	혈소판, 거핵세포, 활성 내피세포	혈소판/호중구 유착 매개
CD63	LIMP	TM4−SF		활성 혈소판, 단구, 림프구와 과립구에서는 약한 발현	
CD64a	FcγRI	Ig-SF	IgG Fcγ	수상돌기세포, 대식세포/단구	ADCC 매개
CD65		poly-N−acetyl-lactoseamine		호중구	
CD66a	BGP	Ig-SF		과립구	BGP=biliary glycoprotein
CD66b	CGM6	Ig-SF		과립구	CGM6=CEA gene member 6
CD66c	NCA	Ig-SF		과립구	NCA=non cross reactive Ag
CD66d	CGM1	Ig-SF		과립구	CGM1=CEA gene member 1
CD66e	CEA	Ig-SF		과립구	CEA=carcinoembryonic Ag
CD66f	PSG	Ig-SF		과립구, 단구, 대식세포	PSG=pregnancy specific Ag
CD68		sialomucin	oxidised LDL(?)	대식세포, 활성 혈소판	endocytosis에 관여하는 lysosomal 단백

CD분자	다른이름	족(family)	리간드	발현하는 세포	기능
CD69	AIM	C-type lectin		활성 T, B세포, 대식세포	AIM=activation inducer molecule, 림프구 신호전달에 관여
CD70	Ki−24	TNF-SF	CD27	활성 B세포 및 T세포 일부, Reed Sternberg cell	림프구 활성화에 관여
CD71	T9		tranferrin	증식하는 세포	철결합단백의 수용체, 증식하는 세포에서 발현증가
CD72	Lyb−2	C-type lectin	CD5	모든 B세포 (전구세포 포함)	B세포 활성화/증식에 관여
CD73	ecto−5'−nucleotid-ase			대부분의 B세포, T세포 일부, 내피세포	T세포 활성화에 관여
CD74	invariant chain		MHC class II	B세포, 단구 일부	내인성 peptide 결합을 억제
CD75		sialoglycan	CD22	성숙B세포, T세포 일부	B세포간 접촉을 매개
CD75S	α2,6 Sialylated lactosamine	sialoglycan	CD22 (proposed)	성숙B세포, T세포 일부	세포분화 및 세포표면 인지
CD77	BL-A	glycosphingo-lipid	CD1 (?)	Burkitt 림프종세포, 활성 B세포	세포고사시 막통과 신호에 관여
CD79a	Igα	Ig-SF		B세포	BCR의 구성요소, 신호전달
CD79b	Igβ	Ig-SF		B세포	BCR의 구성요소, 신호전달
CD80	B7.1	Ig-SF	CD28, CD152 (CTLA−4)	B세포 일부, 수상돌기세포	T세포 보조자극신호
CD81	TAPA−1	TM4−SF		광범위한 발현	CD19, CD21과 복합체 형성, B세포 신호전달
CD82	R2	TM4−SF		광범위한 발현	림프구 활성화에 관여
CD83	HB15	Ig-SF		수상돌기세포, 랑거한스세포	
CD84	LY9B, SLAMF5		CD85	T세포, B세포, 수상돌기세포, NK세포, 단구, 대식세포, 혈소판	세포부착
CD85	VMP−55			형질세포, 단구, T세포 일부	
CD86	B7.2	Ig-SF	CD28, CD152 (CTLA−4)	활성 B세포, 단구, 수상돌기세포	T세포 보조자극신호

CD분자	다른이름	족(family)	리간드	발현하는 세포	기능
CD87	uPA-R		uPA, vitronectin	골수계세포, 활성 T 세포	백혈구의 혈관외 유출에 관여
CD88	C5a-R	G-protein coupled	C5a	과립구, 단구, 대식세포	탈과립 (degranulation)에 관여
CD89	FcαR	Ig-SF	IgA Fcα	과립구, 단구, 대식세포, B, T세포 일부	식세포작용시 신호전달
CD90	Thy-1	Ig-SF		전구세포 일부, 뇌	CD45와 복합체
CD91	α2MR	LDLR	LDL	단구, 대식세포	α2MR=α2 macroglob-ulin receptor, endocy-tosis 매개
CD92	SLC44A1			T세포, B세포, 대식세포/단핵구, 호중구	Choline transporter
CD93	C1QR1, GR11			호중구, 대식세포, 단구, 내피세포	세포부착 및 사멸세포 제거
CD94	Kp43	C-type lectin	HLA class I	NK세포, T세포 일부	NKG2-A와 복합체, 세포독성억제
CD95	Fas, APO-1	TNFR-SF	CD178 (Fas ligand)	활성 T세포를 포함한 광범위한 발현	세포고사 신호전달
CD96	TACTILE	Ig-SF		활성 T 및 NK 세포	세포부착
CD97	TM&LN1, BL-KDD/F12	EGF-TM7	CD55 (DAF)	T세포, B세포, 수지상세포, NK세포, 대식세포/단핵구, 과립구	세포부착 및 신호전달
CD98	SLC3A2, 4F2, 4F2HC, 4T2HC, MDU1, NACAE, FRP-1, RL-388			광범위, 단구, 혈소판, 활성 T 및 NK 세포, 골수계와 B세포는 약한 발현	활성화/증식 항원, T세포의 보조 증식자극
CD99	MIC2, E2			림프구를 포함한 광범위한 발현	동종 유착 (homotypic adhesion)
CD100	SEMAJ	semaphorin	CD45	광범위한 발현	동종 유착 (homotypic adhesion)
CD98	SLC3A2, 4F2, 4F2HC, 4T2HC, MDU1, NACAE, FRP-1, RL-388			광범위, 단구, 혈소판, 활성 T 및 NK 세포, 골수계와 B세포는 약한 발현	활성화/증식 항원, T세포의 보조 증식자극
CD99	MIC2, E2			림프구를 포함한 광범위한 발현	동종 유착 (homotypic adhesion)
CD100	SEMAJ	semaphorin	CD45	광범위한 발현	동종 유착 (homotypic adhesion)

CD분자	다른이름	족(family)	리간드	발현하는 세포	기능
CD98	SLC3A2, 4F2, 4F2HC, 4T2HC, MDU1, NACAE, FRP−1, RL−388			광범위, 단구, 혈소판, 활성 T 및 NK 세포, 골수계와 B세포는 약한 발현	활성화/증식 항원, T세포의 보조 증식자극
CD99	MIC2, E2			림프구를 포함한 광범위한 발현	동종 유착 (homotypic adhesion)
CD100	SEMAJ	semaphorin	CD45	광범위한 발현	동종 유착 (homotypic adhesion)
CD98	SLC3A2, 4F2, 4F2HC, 4T2HC, MDU1, NACAE, FRP−1, RL−388			광범위, 단구, 혈소판, 활성 T 및 NK 세포, 골수계와 B세포는 약한 발현	활성화/증식 항원, T세포의 보조 증식자극
CD99	MIC2, E2			림프구를 포함한 광범위한 발현	동종 유착 (homotypic adhesion)
CD100	SEMAJ	semaphorin	CD45	광범위한 발현	동종 유착 (homotypic adhesion)
CD98	SLC3A2, 4F2, 4F2HC, 4T2HC, MDU1, NACAE, FRP−1, RL−388			광범위, 단구, 혈소판, 활성 T 및 NK 세포, 골수계와 B세포는 약한 발현	활성화/증식 항원, T세포의 보조 증식자극
CD99	MIC2, E2			림프구를 포함한 광범위한 발현	동종 유착 (homotypic adhesion)
CD100	SEMAJ	semaphorin	CD45	광범위한 발현	동종 유착 (homotypic adhesion)
CD101	IGSF2	Ig-SF		활성 T세포, 과립구, 단구/대식세포, 수상돌기세포	T세포 증식 억제
CD102	ICAM−2	Ig-SF	LFA−1 (CD11a/CD18)	휴지 림프구, 단구, 혈소판, 내피세포	항원특이적 면역반응에 중요한 부착반응
CD103	HML−1, Integrin αE, ITGAE	α-integrin	E-cadherin, Integrin β7	점막 T세포	HML−1=human mucosal lymphocyte, 상피 조직 내의 CD8+ T세포 유입 및 거주
CD104	integrinβ4	β-integrin	Laminins (I,II,IV,V), CD49F, Integrin α6	가슴샘세포	
CD105	endoglin	TGFR	TGF-β	활성 단구, 내피세포	
CD106	VCAM−1, IN-CAM− 110	Ig-SF	VLA−4, α4β7 integrin	내피세포	싸이토카인 자극을 받은 내피세포로의 백혈구 유착

CD분자	다른이름	족(family)	리간드	발현하는 세포	기능
CD107a	LAMP−1			혈소판	LAMP=lysosome associated membrane protein
CD107b	LAMP−2			혈소판	LAMP=lysosome associated membrane protein
CD108	SEMA7A, JMH blood group antigen		CD232	활성 T세포	Integrin α1을 통해 단핵구, 대식세포에서 사이토카인 생성 자극
CD109	8A3, E123 7D1			활성 T세포, 혈소판, 내피세포	활성화/증식 신호전달
CD110	TPO-R		TPO	줄기세포, 혈소판, 내피세포, 상피세포	조혈줄기세포 수 유지
CD111	PVRL1, HveC, PRR1, Nectin1		Nectin3, Adadin gD	줄기세포, 대식세포/단핵구, 혈소판, 적혈구, 내피세포, 상피세포	상피세포, 내피세포에서 adherens junction 조절
CD112	HveB, PRR2, PVRL2, Nectin2		PRR3, Afadin, CD112	줄기세포, 대식세포/단핵구, 혈소판, 내피세포, 상피세포	Adherens junction의 세포막 성분
CD113	PVRL3, Nectin3, PRR3		Afadin, MLLT4, PARD3	상피세포	상피세포 사이의 adherens junction 구성성분
CD114	G-CSFR, CSF3R	CKR-SF	G-CSF	호중구, 단구, 혈소판에서 약한 발현	호중구 계열 세포의 증식, 분화, 생존
CD115	M-CSFR, CSF−1R	RTK	M-CSF	단구, 대식세포 및 전구세포	CSF−1 사이토카인 수용체로서 대식세포 분화, 기능 조절
CD116	GM-CSFRα, CS-F2R	CKR-SF	GM-CSF	단구, 과립구	GM-CSF 사이토카인 수용체로서 조혈과정 조절
CD117	c-KIT, SCFR	Ig-SF, RTK	SCF, c-kit ligand	조혈 전구세포	SCFR=stem cell factor receptor, 비만세포 생존, 증식, 활성, 화학주성 조절
CD118	LIFR	CKR-SF	IFN-α, −β	상피세포	Leukemia inhibitory factor 수용체
CD119	IFNγR, IFNγRa	CKR-SF	IFN-γ	대식세포, 단구, B세포, NK세포	Interferon γ 수용체, 대식세포 활성화, B세포 분화
CD120a	TNFRI	TNFR-SF	TNF, lymphotoxin	광범위한 발현	세포독성에 관여
CD120b	TNFRII	TNFR-SF	TNF, lymphotoxin	광범위한 발현	T세포 활성화에 관여

CD분자	다른이름	족(family)	리간드	발현하는 세포	기능
CD121a	IL−1R1	Ig-SF	IL−1	T세포, 가슴샘세포, 섬유아세포, 내피세포	
CD121b	IL−1R2	Ig-SF	IL−1	B세포, 대식세포, 단구	
CD122	IL−2Rβ	CKR-SF	IL−2, IL−15	NK세포, T세포, B세포, 단구	IL−2R와 IL−15R의 공통 β쇄
CD123	IL−3Rα	CKR-SF	IL−3	Plasmacytoid 수지상세포, 골수계 전구세포	전구세포 증식 및 분화
CD124	IL−4Rα	CKR-SF	IL−4, IL−13	성숙 B, T세포, 조혈 전구세포, 내피세포	IL−4R와 IL−13R의 공통 α쇄
CD125	IL−5Rα	CKR-SF	IL−5	골수계 전구세포	IL−5 수용체 subunit
CD126	IL−6Rα	CKR-SF	IL−6	활성 B세포, 형질세포, 상피세포	β쇄 (CD130)와 함께 수용체를 이룸
CD127	IL−7Rα	CKR-SF	IL−7	림프계 전구세포, 전 B세포, 성숙T세포, 가슴샘세포, 단구	단구 활성화에 관여
CD128 (=CD181)	IL−8R	α-chemokine receptor	IL−8	호중구, 호염구, T세포 일부, 단구, 피부상피세포	G단백에 연계된 7−span 단백, 화학주성, 유착성 증가
CD129	IL−9Rα	CKR-SF	IL−9	T세포, 상피세포	
CD130	gp130, IL6ST, IL6−β	CKR-SF	oncostatin M, IL−6, IL−11, LIF	광범위한 발현	IL−6 수용페 패밀리를 구성하는 subunit 수용체
CD131	CSF2RB, IL3RB	CKR-SF	IL−3, IL−5, GM-CSF	단구, 과립구, 호산구	Type 1 사이토카인 수용체인 GM-CSFR, IL−3R, IL−5R의 공통 β쇄
CD123	IL−3Rα	CKR-SF	IL−3	Plasmacytoid 수지상세포, 골수계 전구세포	전구세포 증식 및 분화
CD124	IL−4Rα	CKR-SF	IL−4, IL−13	성숙 B, T세포, 조혈 전구세포, 내피세포	IL−4R와 IL−13R의 공통 α쇄
CD125	IL−5Rα	CKR-SF	IL−5	골수계 전구세포	IL−5 수용체 subunit
CD126	IL−6Rα	CKR-SF	IL−6	활성 B세포, 형질세포, 상피세포	β쇄 (CD130)와 함께 수용체를 이룸
CD127	IL−7Rα	CKR-SF	IL−7	림프계 전구세포, 전 B세포, 성숙T세포, 가슴샘세포, 단구	단구 활성화에 관여

CD분자	다른이름	족(family)	리간드	발현하는 세포	기능
CD128 (=CD181)	IL−8R	α-chemokine receptor	IL−8	호중구, 호염구, T세포 일부, 단구, 피부상피세포	G단백에 연계된 7−span 단백, 화학주성, 유착성 증가
CD129	IL−9Rα	CKR-SF	IL−9	T세포, 상피세포	
CD130	gp130, IL6ST, IL6−β	CKR-SF	oncostatin M, IL−6, IL−11, LIF	광범위한 발현	IL−6 수용페 패밀리를 구성하는 subunit 수용체
CD131	CSF2RB, IL3RB	CKR-SF	IL−3, IL−5, GM-CSF	단구, 과립구, 호산구	Type 1 사이토카인 수용체인 GM-CSFR, IL−3R, IL−5R의 공통 β쇄
CD132	Common γ chain, IL−2Rγ	CKR-SF	IL−2, 4, 7, 9, 15	T, B세포, 림프계 전구세포	공통 γ쇄
CD133	AC133, PROML1, Prominin 1			전구세포, 내피세포, 상피세포	세포분화 억제
CD134	OX40, TNFRSF4	TNFR-SF	OX40 ligand	활성 T세포	활성 T세포의 내피세포 유착
CD135	FLT3	Ig-SF, RTK	FLT3 ligand	림프계 전구세포	림프구 및 수지상세포 발달
CD136	MSPR	RTK	MSP	광범위한 발현	MSP=macrophage stimulating protein
CDw137	4−1BB, TNFRSF9	TNFR-SF	4−1BBL	T세포	T세포 보조활성화 자극
CD138	syndecan−1	glycosami-no-glycan	Collagen I, III, V, Fibronectin, Throm-bospondin	B세포, 형질세포	세포외기질 수용체
CD139				B세포, 여포수상돌기세포	
CD140a	PDGFRα	CKR-SF	PDGF	광범위한 발현	tyrosine kinase 수용체
CD140b	PDGFRβ	CKR-SF	PDGF	내피세포, 기질세포, mesangial cell	tyrosine kinase 수용체
CD141	thrombomodulin	C-type lectin	thrombin	내피세포, 골수계세포, 평활근세포	응고 저하
CD142	tissue factor, Thromboplastin	serine prote-ase cofactor	factor VIIa, Xa	내피세포, 상피세포, 단구, 피부상피세포	응고과정 시작
CD143	ACE	peptidyl −peptidase	angiotensin−1, Bra-dykinin	내피세포, 상피세포, 대식세포	ACE=angiotensin converting enzyme, Angiotensin-I을 An-giotensin-II로 전환하여 혈관수축

CD분자	다른이름	족(family)	리간드	발현하는 세포	기능
CD144	VE-cadherin, Cadherin-5	cadherin	β-catenin	내피세포	세포간 유착, 내피세포 투과성과 증식 조절
CDw145				모든 내피세포, 기저막	
CD146	MUC18, S-Endo	Ig-SF		내피세포, 여포수상돌기세포, 활성 T세포, 흑색종 세포	활성 T세포의 혈관외 유출
CD147	neurothelin, basigin, TCSF	Ig-SF		내피세포, 골수계 및 림프계세포	
CD148	DEP-1	FNIII, PTP		광범위한 발현	유방암, 간암, 방광암에서 소실, 접촉에 의한 증식억제
CD150	SLAM	Ig-SF		B세포, T세포, 가슴샘세포, 수상돌기세포	SLAM=surface lymphocyte activation molecule, T cell에서 B cell로의 bidirectional 자극
CD151	PETA-3, SFA-1	TM4-SF	Integrins α3, α6	혈소판, 내피세포, 상피세포, 과립구, 평활근세포	integrin과 유착
CD152	CTLA-4	Ig-SF	CD80, CD86	활성 T세포	T세포 활성화 억제
CD153	CD30L, TNSF8	TNF-SF	CD30	T세포	보조자극분자, 세포고사 매개
CD154	CD40L	TNF-SF	CD40	활성 CD4+ T세포	보조자극분자
CD155	PVR	Ig-SF		광범위한 발현, 중추신경 뉴론	PVR=poliovirus receptor
CD156a	CD156, ADAM8	metallo-proteinase		단구, 과립구, 대식세포	ADAM=a disintegrin and metalloproteiase
CD156b	TACE, ADAM17		pro-TNF, pro-TGFα	T세포, 수지상세포, 대식세포/단핵구, 과립구, 내피세포	TNF-α 전환효소 및 Notch 신호 전달
CD156c	ADAM10			대식세포/단핵구	TNF-α 및 E-cadherin 절단효소
CD157	BST-1	ADP-ribosyl cyclase	NAD, cyclic ADP-ribose	골수기질세포, 호중구, 단구, 내피세포, 여포수상돌기세포	BST=bone marrow stromal antigen
CD158a	KIR2DL1, p58.1	Ig-SF	HLA-Cw2, -Cw4, -Cw5, -Cw6	NK세포, T세포 일부	세포독성억제
CD158b1	KIR2DL2, p58.2	Ig-SF	HLA-Cw1, -Cw3, -Cw7, -Cw8	NK세포, T세포 일부	세포독성억제
CD158b2	KIR2DL3, p58.3	Ig-SF	HLA-Cw3, 1, 7, 8	T세포, NK세포	세포독성억제

CD분자	다른이름	족(family)	리간드	발현하는 세포	기능
CD158d	KIR2DL4, KIR103				세포독성억제
CD158e1/e2	KIR3DLI/S1, p70, NKAT3, NKB1				NK세포를 억제하지 않는 수용체
CD158f	KIR2DL5				세포독성억제
CD158g	KIR2DS5				NK세포를 억제하지 않는 수용체
CD158h	KIR2DS1, p50.1		HLA-C		NK세포를 억제하지 않는 수용체
CD158i	KIR2DS4, p50.3		HLA-C		NK세포를 억제하지 않는 수용체
CD158j	KIR2DS2, p50.2		HLA-C		NK세포를 억제하지 않는 수용체
CD158k	KIR3DL2, p140		HLA-A		세포독성억제
CD159a	NKG2A		CD94/CD159a heterodimer binds to HLA-E		NK세포 및 일부 세포독성 T세포에서 MHC class I HLA-E를 인지
CD159c	NKG2C				NK세포 및 일부 세포독성 T세포에서 MHC class I HLA-E를 인지
CD160	BY55, NK1, NK28		HLA-A		고전적 및 비고전적 MHC class I 분자 인지
CD161	NKRP1A	C-type lectin		NK세포, T세포	NK세포독성 항진
CD162	PSGL−1, CD62PL	sialomucin	P-selectin (CD62P)	단구, 과립구, T세포, B세포 일부	PSGL=P-selectin glycoprotein ligand, 백혈구 구르기 (rolling) 에 관여
CD163	M130	SRCR-SF		단구, 대식세포 세포질	scavenger receptor
CD164	MGC−24			단구, 과립구 T세포, B세포는 약하게 발현	조혈 전구세포의 골수 기질세포 유착에 관여
CD165	AD2			혈소판, T세포, NK세포, 가슴샘세포	가슴샘세포의 가슴샘상피세포 유착에 관여
CD166	ALCAM, CD6L	Ig-SF	CD6	내피세포, T세포, 단구	T세포 신호전달, 증식, 싸이토카인 생성에 관여
CD167a	DDR1, trkE, cak		ShcA, FRS2	B세포, 수지상세포, 상피세포	세포간 상호작용
CD168	RHAMM, IHABP, HMMR		Hyaluronic acid	수지상세포, 줄기세포/전구세포, 대식세포/단핵구	세포운동성

CD분자	다른이름	족(family)	리간드	발현하는 세포	기능
CD169	Sialoadhesin, Siglec-1		CD227, CD206, CD43, α2, 3-Sialylated ligands	대식세포	세포간 상호작용
CD170	Siglec-5		Sialylated glycans	B세포, 수지상세포, 대식세포/단핵구, 과립구	단백-다당류 상호작용
CD171	L1CAM, HSAS, HSAS1, MASA, MIC5, N-CAML1, S10, SPG1, NILE		CD171, Neurocan, Phosphocan, Laminin, CD9, CD24, CD56, Axonin-1,CD51/61, CD41/61, CD49e/CD29	T세포, T세포, 수지상세포, 대식세포/단핵구, 과립구, 내피세포, 상피세포	정상 신경조직형성에 관여
CD172a	BIT, MFR, MYD-1, P84, SHPS-1, SHPS1, SIRP, SIRPα, SIRPα2		CD47, PTPN11	수지상세포, 줄기세포/전구세포, 대식세포/단핵구, 과립구	Tyrosine kinase 신호과정 억제
CD172b	SIRPβ		TYROBP	수지상세포, 대식세포/단핵구	탐식작용
CD172g	SIRPγ			NK 세포	세포부착
CD173	Blood group H type 2, FUT1			줄기세포/전구세포, 적혈구, 내피세포	H 항원 전구체 생성과정
CD174	Lewis Y, FUT3, Les, FT3B			줄기세포/전구세포, 상피세포	초기 조혈과정 마커
CD175	Tn			B 세포, 줄기세포/전구세포, 상피세포	세포부착
CD175s	Sialyl-Tn (s-Tn)			B 세포, 줄기세포/전구세포, 내피세포, 상피세포	세포부착
CD176	TF Antigen			줄기세포/전구세포, 적혈구, 내피세포, 상피세포	세포부착
CD177	NB1, HNA-2a, NB1gp, Neutrophil-specifi c antigen 1, PRV1			과립구	중성구 세포이주
CD178	Fas Ligand, FASL, CD95L, TNFSF6, APT1LG1		DcR3, CD95 (Fas), TNFRSF6B, PTPN12, FADD, TNFRSF1A	T 세포, NK 세포, 과립구, 내피세포, 상피세포	세포고사
CD179a	VpreB, IGVPB, VPREB1		CD179b, Ig μ heavy chain		Ig 유전자 재조합과정 관여

CD분자	다른이름	족(family)	리간드	발현하는 세포	기능
CD179b	lambda5, 14.1, IGL5, IGGL1		CD179a, Ig μ heavy chain		B 세포 증식 및 분화
CD180	RP105, Bgp95, Ly64, Ly78		MD−1	B 세포, 수지상세포, 대식세포/단핵구	B 세포 인지 및 LPS 신호 조절
CD181	(formerly CD128a) CXCR1, IL−8Rα		IL−8	T 세포, 대식세포/단핵구, 과립구	세포화학주성
CD182	(formerly CD128b) CXCR2, IL−8Rβ, CMKAR2, IL8R2		IL−8	T 세포, 대식세포/단핵구, 과립구	세포화학주성
CD183	CXCR3, GPR9, CKR-L2, CM-KAR3, IP10, Mig-R, TAC		IP10, Mig, I-TAC	T 세포, NK 세포, 줄기세포/전구세포, 과립구	세포화학주성, 세포부착
CD184	CXCR4, NPY3R, Fusin, CMKAR4, LESTR, HM89, FB22, LCR1		SDF−1, viral MIP−2, CXCL12	T 세포, B 세포, 수지상세포, 대식세포/단핵구, 내피세포	SDF−1에 의한 혈구세포 이주
CD185	CXCR5, BLR1, MDR15, MGC117347		CXCL13, CCL13	T 세포, B 세포, 수지상세포, NK 세포, 대식세포/단핵구	세포 homing
CD186	CXCR6, STRL33, TYMSTR, BONZO		CXCL16	T 세포	세포화학이주
CD191	CCR1, CKR1, CD191, CKR−1, HM145, CMKBR1, MIP1αR, SCYAR1		MIP−1α, RANTES, MCP−3, MIP−5, LD78	T 세포, 줄기세포/전구세포, 대식세포/단핵구	세포화학이주, 세포부착
CD192	CCR2, CKR2, CCR2A, CCR2B, CKR2A, CKR2B, CMKBR2, MCP−1−R, CC-CKR−2, FLJ78302, MGC103828, MGC111760, MGC168006		MCP, CCL22	T 세포, B 세포, 대식세포/단핵구, 과립구, 내피세포	단핵구 세포화학이주

CD분자	다른이름	족(family)	리간드	발현하는 세포	기능
CD193	CCR3, CKR3, CMKBR3, CC-CKR-3, MGC102841		CCL11, CCL26, MCP-3 (CCL7), MCP-4 (CCL13), RANTES(CCL5)	T 세포, 수지상세포, 과립구, 상피세포	세포부착, 세포저항작용
CD194	CCR4, CC-CKR-4, CKR4, CMKBR4, ChemR13, HGCN		MIP-1, RANTES, TARC, MCP-1	T 세포, 대식세포/단핵구, 혈소판	순환 기억 림프구 homing
CD195	CCR5, CMKBR5, IDDM22, CC-CKR-5, FLJ78003		MIP-1a, 1b, MCP-2, RANTES	T 세포, 대식세포/단핵구, 과립구	림프구 화학주성 및 활성화
CD196	CCR6, BN-1, DCR2, DRY6, CKRL3, GPR29, CKR-L3, CMK-BR6, GPRCY4, STRL22, CC-CKR-6		MIP-3a	T 세포, B 세포, 수지상세포	B 세포 성숙 및 항원유도 B 세포 분화작용
CD197	CCR7 (formerly CDw197), BLR2, EBI1, CMKBR7		CCL19/ECL, CCL21	T 세포, B 세포, 수지상세포	B, T 림프구 활성화, 수지상세포 성숙 유도
CDw198	CCR8,CKR-L1, CKRL1, CMKBR8, CMKBRL2, CY6, GPR-CY6, TER1		I-309, TARC, MIP-1b	T 세포, 대식세포/단핵구	단핵구 세포화학이주, 흉선세포 세포고사
CDw199	CCR9, GPR28, GPR-9-6		CCL25	T 세포	세포화학이주, 세포저항작용
CD200	OX2, MRC, MOX1, MOX2		CD200R1	B 세포, 수지상세포, 줄기세포/전구세포, 내피세포	T 세포 증식 보조자극
CD201	EPCR, CCCA, CCD41, MGC23024, bA42O4.2, PROCR		Protein C	줄기세포/전구세포, 내피세포	세포보호
CD202b	TEK, Tie2, VMCM, TIE-2, VMCM1		Angiopoietin-1, 2, and 4	내피세포	세포이주 및 신호전달

CD분자	다른이름	족(family)	리간드	발현하는 세포	기능
CD203c	PDNP3, B10, PDIβ, E-NPP3		cAMP, NAD, Nucleoside phosphates	과립구	세포 외 핵산 용해
CD204	MSR, SR-A, phSR1, phSR2, SCARA1, MSR1		LDL, β-Amyloid fibrils	대식세포/단핵구	저밀도지질단백질 수용체
CD205	DEC−205, CLEC13B, GP200−MR6, LY75		MIR98	T 세포, B 세포, 수지상세포, 줄기세포/전구세포, 대식세포/단핵구	탐식작용
CD206	Mannose receptor C type−1 (MRC1), Macrophage mannose receptor (MMR), C-type Lectin domain family 13 member D (CLEC13D)		Glycoforms of sialoadhesin (CD169) and CD45, Bacterial cell wall molecules, Viral glycoproteins, Yeast proteins, Chitin, Lysosomal hydrolases, Plant glycoproteins, Neoglycoproteins, Lutropin, Chondroitin sulfate	수지상세포, 대식세포/단핵구, 내피세포, 상피세포	병원체 수용체, 항원 내포작용
CD207	Langerin, C-type Lectin domain family 4 member K (CLEC4K)		Mannose-bearing glycoproteins and glycolipids on microbial pathogens, including HIV gp120	수지상세포	병원체 수용체, 항원 내포작용, Birbeck 과립 형성작용
CD208	Lysosomal-associated membrane protein 3 (LAMP3), DC-LAMP, DCLAMP, LAMP, TSC403			수지상세포	항원 프로세싱

CD분자	다른이름	족(family)	리간드	발현하는 세포	기능
CD209	Dendritic cell-specifi c ICAM−3−grabbing non-integrin (DC-SIGN), DC-SIGN1, CDSIGN, C-type lectin domain family 4 member L (CLEC4L), HIV gp120−binding protein		CD50 (ICAM−3), CD102 (ICAM−2), Mannosebearing glycoproteins on several pathogens including HIV gp120	수지상세포, 대식세포/단핵구, 내피세포	수지상세포 이주, T 세포 증식, 병원체 수용체, HIV−1 수용체
CD210a	Interleukin 10 Receptor A (IL−10RA, IL−10R1)		IL−10, vIL−10	T 세포, B 세포, 대식세포/단핵구	면역조절
CDw210b	Interleukin 10 Receptor B (IL−10RB, IL−10R2)		IL−10, vIL−10	T 세포, B 세포, 수지상세포, NK 세포, 대식세포/단핵구	면역조절
CD212	Interleukin 12 receptor β1 chain (IL−12β1), IL−12β, CD212b1		IL−12, IL−23, associates with IL−12Rβ2 or IL−23R to form high-affi nity receptors	T 세포, B 세포, NK 세포	IL−12Rβ2와 결합하여 고친화성 IL−12 수용체 형성하고 Th1 면역 활성화, IL−23R과 결합하여 IL−23 수용체 형성하고 Th17 면역 활성화
CD213a1	Interleukin 13 receptor α1 chain (IL−13Rα1), NR4		IL−13, IL−4, associates with IL−4Rα to form receptors	B 세포, 수지상세포, 대식세포/단핵구, 내피세포	IL−4Rα와 결합하여 IL−13 수용체 형성하고 B 세포 활성화 조절 및 제2형 면역반응 매개
CD213a2	Interleukin 13 receptor α2 chain (IL−13Rα2), interleukin−13−binding protein (IL13BP)		IL−13	B 세포, 대식세포/단핵구, 상피세포	IL−13 생물학적 기능 억제
CD215	Interleukin 15 receptor alpha chain (IL−15RA)		IL−15	T 세포, B 세포	CD132, CD122와 함께 IL−15 수용체 형성, 기억 CD8+ T 세포 형성 및 유지

CD분자	다른이름	족(family)	리간드	발현하는 세포	기능
CD217	Interleukin 17 receptor A (IL−17RA), IL−17R, CDw217		IL−17A, vIL−17, IL−17F (weak binding), associates with IL−17RC to form receptor for IL−17A, IL−17F, and IL−17A/F heterodimers, associates with IL−17RB to form receptor for IL−17E (IL−25)	T 세포, B 세포, 수지상세포, NK 세포, 줄기세포/전구세포, 대식세포/단핵구, 과립구, 내피세포, 상피세포	IL−17RC와 결합하여 IL−17A, IL−17F, IL-A/F 수용체 형성, IL−17RB와 결합하여 IL−17E(IL−25) 수용체 형성 및 Th2 반응 촉진
CD218a	Interleukin 18 receptor 1 (IL−18R1), IL−18RA, IL−18Rα, IL1 receptor-related protein (IL−1Rrp), IL-R5, CDw218a		IL−18, associates with IL−18Rβ to form highaffinity IL−18 receptor	T 세포, B 세포, 수지상세포, NK 세포, 과립구, 내피세포	IL−18Rβ와 결합하여 고친화성 IL−18 수용체 형성
CD218b	Interleukin 18 receptor β (IL−18Rβ), IL−18 receptor accessory protein (IL−18RAP, IL−18RAcP), IL−1R accessory protein-like (IL−1RAcPL), IL−1R7, CDw218b		Associates with IL−18Rα to form high-affinity IL−18 receptor	T 세포, B 세포, 수지상세포, NK 세포, 과립구	
CD220	Insulin receptor (INSR), IR		Insulin, IGF−2	T 세포, B 세포, 수지상세포, NK 세포, 줄기세포/전구세포, 대식세포/단핵구, 과립구, 내피세포, 상피세포	Insulin 섭취 및 glucose 섭취 촉진
CD221	Insulin-like growth factor 1 receptor (IGF1R), IGF−1R, type I IGF receptor (IGF-IR), JTK13		Insulin-like growth factor 1 (IGF-I), IGF-II, Insulin	T 세포, B 세포, 수지상세포, NK 세포, 줄기세포/전구세포, 대식세포/단핵구, 과립구, 내피세포, 상피세포	IGF-I, IGF-II 수용체, 세포분화 및 항세포고사 신호 촉진

CD분자	다른이름	족(family)	리간드	발현하는 세포	기능
CD222	Cation-independent mannose-6-phosphate receptor (M6P-R, CIM6PR, CIMPR, CI-MPR), Insulin-like growth factor 2 receptor (IGF2R, IGFIIR, IGF-IIR), MPR1, MPRI		IGF-II, TGF-β latency-associated peptide (LAP), Proliferin, Prorenin, Plasminogen, Leukemia inhibitory factor (LIF), Herpes simplex virus, Thyroglobulin, Retinoic acid, Cathepsin B, D, L, Mannose-6-phosphate (M6P)-containing proteins, CD87	T 세포, B 세포, 수지상세포, NK 세포, 줄기세포/전구세포, 대식세포/단핵구, 과립구, 내피세포, 상피세포	CD87과 결합하여 TGF-β 활성화 유도, IGF-II에 의한 insulin 분비 촉진, proliferin에 의한 신생혈관형성 촉진
CD223	Lymphocyte activation gene 3 (LAG3, LAG-3), FDC protein		MHC class II, TCR-CD3 complex	T 세포, NK 세포, 줄기세포/전구세포	MHC-II와 결합하여 T 세포의 항상성 증식과정 조절
CD224	γ-Glutamyl transferase 1 (GGT1), γ-Glutamyl transpeptidase 1 (GGTP), GGT, GTG, EC2.3.2.2		Glutathione, GSH, Leukotriene C4, GSNO	T 세포, B 세포, 줄기세포/전구세포, 대식세포/단핵구, 내피세포, 상피세포	γ-glutamyl cycle 참여로 인한 세포 산화스트레스 보호
CD225	Interferon-induced transmembrane protein 1 (IFITM1), Interferon-induced protein 17 (IFI17), Interferon-inducible protein 9-27 (9-27), Leu13, fragilis2		CD21, CD19, TAPA-1, CD81	T 세포, B 세포, NK 세포, 줄기세포/전구세포	IFN-α, IFN-γ에 의한 발현 증가 및 B 세포 활성화 관여
CD226	DNAX accessory molecule 1 (DNAM-1), Platelet and T-cell activation antigen 1 (PTA-1), T lineage-specifi c activation antigen 1 antigen (TLiSA1)		CD112, CD155, LFA-1 when phosphorylated by PKC	T 세포, B 세포, NK 세포, 줄기세포/전구세포, 대식세포/단핵구, 혈소판	혈소판 부착 및 활성화 조절, 세포독성 T 세포 및 NK 세포의 타겟세포 부착조절

CD분자	다른이름	족(family)	리간드	발현하는 세포	기능
CD223	Lymphocyte activation gene 3 (LAG3, LAG−3), FDC protein		MHC class II, TCR-CD3 complex	T 세포, NK 세포, 줄기세포/전구세포	MHC-II와 결합하여 T 세포의 항상성 증식과정 조절
CD224	γ-Glutamyl transferase 1 (GGT1), γ-Glutamyl transpeptidase 1 (GGTP), GGT, GTG, EC2.3.2.2		Glutathione, GSH, Leukotriene C4, GSNO	T 세포, B 세포, 줄기세포/전구세포, 대식세포/단핵구, 내피세포, 상피세포	γ-glutamyl cycle 참여로 인한 세포 산화스트레스 보호
CD225	Interferon-induced transmembrane protein 1 (IFITM1), Interferon-induced protein 17 (IFI17), Interferon-inducible protein 9−27 (9−27), Leu13, fragilis2		CD21, CD19, TAPA−1, CD81	T 세포, B 세포, NK 세포, 줄기세포/전구세포	IFN-α, IFN-γ에 의한 발현 증가 및 B 세포 활성화 관여
CD226	DNAX accessory molecule 1 (DNAM−1), Platelet and T-cell activation antigen 1 (PTA−1), T lineage-specifi c activation antigen 1 antigen (TLiSA1)		CD112, CD155, LFA−1 when phosphorylated by PKC	T 세포, B 세포, NK 세포, 줄기세포/전구세포, 대식세포/단핵구, 혈소판	혈소판 부착 및 활성화 조절, 세포독성 T 세포 및 NK 세포의 타겟세포 부착조절
CD227	Mucin 1 (MUC1, MUC−1), DF3 antigen, H23 antigen, Peanut-reactive urinary mucin (PUM), Polymorphic epithelial mucin (PEM), Epithelial membrane antigen (EMA), Tumor-associated mucin, Episialin		CD54, CD169, Selectins	T 세포, B 세포, 수지상세포, 줄기세포/전구세포, 대식세포/단핵구, 상피세포	세포 사이 상호작용 및 부착

CD분자	다른이름	족(family)	리간드	발현하는 세포	기능
CD228	Melanotransferrin (MT, MTF1), p97 Melanoma antigen (p97, MAP97), Mfi 2, gp95		Iron, Plasminogen, pro-UPA	줄기세포/전구세포, 내피세포	철이온 수송
CD229	Lymphocyte antigen 9 (Ly9), T-lymphocyte surface antigen Ly-9, Signaling lymphocyte activation molecule family member 3 (SLAMF3), Lgp100, T100		CD229 (homophilic binding), SAP	T 세포, B 세포, 수지상세포, NK 세포, 줄기세포/전구세포	T 세포, B 세포 부착 촉진, Th2 세포 분화 촉진
CD230	Prion protein (PrP, PRNP), Major prion protein, prP27-30, prP33-35C, PrPc		CD230 (homophilic binding), N-CAM (CD56)	T 세포, B 세포, 수지상세포, NK 세포, 줄기세포/전구세포, 대식세포/단핵구, 과립구, 내피세포, 상피세포	
CD231	Tetraspanin 7 (TSPAN7), T-cell acute lymphoblastic leukemia-associated antigen 1 (TALLA-1), Transmembrane 4 superfamily member 2 (TM4SF2), Membrane component X chromosome surface marker-1 (MXS1), A15			T-ALL 세포	Acute T cell lymphoblastic leukemia 마커
CD232	Plexin C1 (PLXNC1), Virus-encoded semaphorin protein receptor (VESPR, VESP-R)		Semaphorin 7A (CD108), Poxvirus semaphorin A39R	B 세포, 수지상세포, NK 세포, 대식세포/단핵구, 과립구	수지상세포 부착 및 세포이동 조절

CD분자	다른이름	족(family)	리간드	발현하는 세포	기능
CD233	Solute carrier family 4 anion exchanger member 1 (SLC4A1), Band 3, Anion exchanger 1 (AE1), Diego blood group, Erythroid protein band 3 (EPB3)		Glycophorin A, Ankyrin, Hemoglobin	적혈구	적혈구에서 음이온 및 중탄산염 수송
CD234	Duffy antigen/ chemokine receptor (DARC)		CXCL1 (MGSA), CXCL8 (IL-8), CCL2 (MCP-1), CCL5 (RANTES), Malarial parasites Plasmodium knowlesi and P. vivax	적혈구, 내피세포, 상피세포	다양한 케모카인 내부 유입 조절, 말라리아 적혈구 유입
CD235a	Glycophorin A (GYPA), Sialoglycoprotein α, Sialoglycoprotein A, MN blood group antigen, PAS-2		CD170, Infl uenza virus, Plasmodium falciparum erythrocyte binding antigen EBA-175	줄기세포/전구세포, 적혈구	M/N 혈액형 항원 포함, 응집반응 억제, 말라리아 기생충의 적혈구 유입
CD235b	Glycophorin B (GYPB), Sialoglycoprotein δ, ss-Active sialoglycoprotein, SS blood group antigen, PAS-3			줄기세포/전구세포, 적혈구	응집반응 억제
CD236	Glycophorin C & D (GYPC & GYPD), Glycophorin C/D, Gerbich blood group antigen		Plasmodium falciparum erythrocyte binding protein 2 (PfEBP-2), p55, band 4.1	줄기세포/전구세포, 적혈구	말라리아 기생충의 적혈구 유입
CD236R	Glycophorin C		Plasmodium falciparum erythrocyte binding protein 2 (PfEBP-2), p55, band 4.1	줄기세포/전구세포, 적혈구	말라리아 기생충의 적혈구 유입

CD분자	다른이름	족(family)	리간드	발현하는 세포	기능
CD238	Kell blood group glycoprotein (Kel), Kell blood group antigen, Endothelin-3-converting enzyme (ECE3)		Big endothelin-3 (intermediate precursor of endothelin-3)	줄기세포/전구세포, 적혈구	Endothelin-3 활성화 촉진
CD239	Basal cell adhesion molecule (BCAM, B-CAM), Lutheran blood group glycoprotein, Lutheran blood group antigen (Lu)		α5 chain of Laminin 10/11	적혈구, 내피세포, 상피세포	
CD240	Rh blood group system, CD240CE (Rh30CE, Cc & Ee blood antigens), CD240D (Rh30D, D blood antigen), CD-240DCE (Rh30D/CE)		CD241, CD242, CD47, CD235b	줄기세포/전구세포, 적혈구	Rh 혈액형 항원
CD241	RhAG, Rh50A, RH2		ANK1	적혈구	
CD242	ICAM4, LW		LFA-1, Mac-1, VLA-4	줄기세포/전구세포, 적혈구, 내피세포	LFA-1과 상호작용
CD243	ABC20			줄기세포/전구세포	세포막 수송체
CD244	2B4, NAIL, NK-R2B4, Nmrk, SLAMF4		CD48	T 세포, 수지상세포, NK 세포, 대식세포/단핵구, 과립구	NK 세포 세포독성 촉진
CD245	p220/240		Lymphocyte receptor	T 세포	
CD246	ALK, TFG/ALK, NBLST3		Pleiotrophin	T 세포, 내피세포	
CD236R	Glycophorin C		Plasmodium falciparum erythrocyte binding protein 2 (PfEBP-2), p55, band 4.1	줄기세포/전구세포, 적혈구	말라리아 기생충의 적혈구 유입

CD분자	다른이름	족(family)	리간드	발현하는 세포	기능
CD238	Kell blood group glycoprotein (Kel), Kell blood group antigen, Endothelin-3-converting enzyme (ECE3)		Big endothelin-3 (intermediate precursor of endothelin-3)	줄기세포/전구세포, 적혈구	Endothelin-3 활성화 촉진
CD239	Basal cell adhesion molecule (BCAM, B-CAM), Lutheran blood group glycoprotein, Lutheran blood group antigen (Lu)		α5 chain of Laminin 10/11	적혈구, 내피세포, 상피세포	
CD240	Rh blood group system, CD240CE (Rh30CE, Cc & Ee blood antigens), CD240D (Rh30D, D blood antigen), CD-240DCE (Rh30D/CE)		CD241, CD242, CD47, CD235b	줄기세포/전구세포, 적혈구	Rh 혈액형 항원
CD241	RhAG, Rh50A, RH2		ANK1	적혈구	
CD242	ICAM4, LW		LFA-1, Mac-1, VLA-4	줄기세포/전구세포, 적혈구, 내피세포	LFA-1과 상호작용
CD243	ABC20			줄기세포/전구세포	세포막 수송체
CD244	2B4, NAIL, NK-R2B4, Nmrk, SLAMF4		CD48	T 세포, 수지상세포, NK 세포, 대식세포/단핵구, 과립구	NK 세포 세포독성 촉진
CD245	p220/240		Lymphocyte receptor	T 세포	
CD246	ALK, TFG/ALK, NBLST3		Pleiotrophin	T 세포, 내피세포	
CD247	CD3-ζ, CD3H, CD3Q, CD3Z, T3Z, TCRZ			T 세포, NK 세포	항원 인지
CD248	TEM1, Endosialin			내피세포	조직 리모델링 및 말초 림프절 확장
CD249	APA, gp160, EAP, ENPEP			상피세포	초기 B 세포 발달 조절

CD분자	다른이름	족(family)	리간드	발현하는 세포	기능
CD252	TNFSF4, GP34, OX4OL, TXGP1, CD134L, OX-40L, OX40L		CD134 (OX40)	B 세포, 수지상세포, 내피세포	T 세포 증식 보조자극
CD253	TNFSF10, TL2, APO2L, TRAIL, Apo-2L		Apo2	T 세포, B 세포, 대식세포/단핵구	세포고사 촉진
CD254	TRANCE, RANKL, TNFSF11, ODF, OPGL, sOdf, OPTB2, hRANKL2		RANK	T 세포	수지상세포 성숙 조절
CD256	TNFSF13, APRIL, TALL2, TRDL-1, UNQ383/PRO715		TNFRSF17/BCMA	T 세포, 수지상세포, 대신세포/단핵구, 과립구	B 세포 발달 조절
CD257	TNFSF13b, BAFF, BLYS, TALL1, THANK, TNFSF20, ZTNF4		TNFRSF13B/TACI, TNFRSF17/BCMA, TNFRSF13C/BAFFR	T 세포, B 세포, 수지상세포, NK 세포, 대식세포/단핵구, 과립구	B 세포 활성화 인자, B 세포 증식 및 분화 촉진
CD258	TNFSF14, LTg, TR2, HVEML, LIGHT		TNFRSF14/HVE-ML	T 세포, B 세포, 수지상세포, 대식세포/단핵구, 과립구	림프구 활성화 보조자극인자
CD261	TNFRSF10a, APO2, DR4, MGC9365, TRAILR1		TRAIL, DAP3	T 세포, B 세포, NK 세포, 대식세포/단핵구, 과립구	세포고사 조절
CD247	CD3-ζ, CD3H, CD3Q, CD3Z, T3Z, TCRZ			T 세포, NK 세포	항원 인지
CD248	TEM1, Endosialin			내피세포	조직 리모델링 및 말초 림프절 확장
CD249	APA, gp160, EAP, ENPEP			상피세포	초기 B 세포 발달 조절
CD252	TNFSF4, GP34, OX4OL, TXGP1, CD134L, OX-40L, OX40L		CD134 (OX40)	B 세포, 수지상세포, 내피세포	T 세포 증식 보조자극
CD253	TNFSF10, TL2, APO2L, TRAIL, Apo-2L		Apo2	T 세포, B 세포, 대식세포/단핵구	세포고사 촉진
CD254	TRANCE, RANKL, TNFSF11, ODF, OPGL, sOdf, OPTB2, hRANKL2		RANK	T 세포	수지상세포 성숙 조절

CD분자	다른이름	족(family)	리간드	발현하는 세포	기능
CD256	TNFSF13, APRIL, TALL2, TRDL-1, UNQ383/ PRO715		TNFRSF17/BCMA	T 세포, 수지상세포, 대신세포/단핵구, 과립구	B 세포 발달 조절
CD257	TNFSF13b, BAFF, BLYS, TALL1, THANK, TNFSF20, ZTNF4		TNFRSF13B/TACI, TNFRSF17/BCMA, TNFRSF13C/ BAFFR	T 세포, B 세포, 수지상세포, NK 세포, 대식세포/단핵구, 과립구	B 세포 활성화 인자, B 세포 증식 및 분화 촉진
CD258	TNFSF14, LTg, TR2, HVEML, LIGHT		TNFRSF14/HVE-ML	T 세포, B 세포, 수지상세포, 대식세포/단핵구, 과립구	림프구 활성화 보조자극인자
CD261	TNFRSF10a, APO2, DR4, MGC9365, TRAILR1		TRAIL, DAP3	T 세포, B 세포, NK 세포, 대식세포/단핵구, 과립구	세포고사 조절
CD262	TNFRSF10b, KILLER/DR5, TRAILR2, TRICK2, TRICK2A, TRICK2B, TRICKB, ZTNFR9		TNFSF10, TRAIL	T 세포, B 세포, NK 세포, 대식세포/단핵구, 과립구	세포고사 조절
CD263	TNFRSF10c, DCR1, LIT, TRAILR3, TRID		TRAIL	T 세포, B 세포, NK 세포, 대식세포/단핵구, 과립구	TRAIL에 의한 세포고사 억제
CD264	TNFSF10d, DCR2, TRAILR4, TRUNDD		TRAIL	T 세포, B 세포, NK 세포, 대식세포/단핵구, 과립구	TRAIL에 의한 세포고사 억제
CD265	TNFRSF11a, EOF, FEO, ODFR, OFE, PDB2, RANK, TRANCER		TNFSF11, RANKL, TRANCE, OPGL	수지상세포, 대식세포/단핵구	RANKL에 의한 파골세포형성 조절, T 세포-수지상세포 상호작용 조절
CD266	TNFRSF12A, FN14, TWEAKR		TWEAK	내피세포	신생혈관생성 및 내피세포 증식 조절
CD267	TNFRSF13B, CVID, TACI		TALL1, BLYS, BAFF	T 세포, B 세포, 대식세포/단핵구	T 세포 비의존적 B 세포 항체반응 조절
CD268	TNFRSF13C, BAF-FR		BAFF	T 세포, B 세포, 대식세포/단핵구	BAFF 매개 B 세포 생존 조절
CD269	TNFRSF17, BCM, BCMA		TNFSF13B, TALL-1, BAFF	B 세포	B 세포 생존 촉진
CD270	TNFRSF14, HVEM		CD258, CD272, CD160	T 세포, B 세포, 수지상세포, NK 세포, 대식세포/단핵구, 과립구	세포고사 및 활성화

CD분자	다른이름	족(family)	리간드	발현하는 세포	기능
CD271	NGFR, Gp80−LNGFR, TNFRSF16, p75(N-TR), p75NTR		NGF, BDNF, NT−3, NT−4	수지상세포	세포고사, 분화, 신경형성
CD272	BTLA1		B7H4	T 세포, B 세포, 수지상세포, 대식세포/단핵구	TNFSF14 리간드
CD273	B7DC, Btdc, PDL2, CD273, PD-L2, PDCD1L2		PD−1	T 세포, 수지상세포, 대식세포/단핵구	T 세포 활성화 억제
CD274	B7−H, B7H1, PDL1, PD-L1, PD-CD1L1, PDCD1LG1		PD−1	T 세포, B 세포, 수지상세포, NK 세포, 대식세포/단핵구, 과립구	T 세포 활성화 억제
CD275	B7H2, GL50, B7−H2, B7RP1, CD275, ICOSL		ICOS	T 세포, B 세포, 수지상세포, NK 세포, 대식세포/단핵구, 과립구	T 세포 활성화 억제
CD276	B7H3, B7−H3, 4Ig-B7−H3		ICOS	수지상세포, 대식세포/단핵구	CD28 패밀리 분자를 통한 보조자극분자
CD277	BTF5, BT3.1			T 세포, B 세포, 수지상세포, NK 세포, 줄기세포/전구세포, 대식세포/단핵구	지방대사 과정
CD278	AILIM, CD278, MGC39850, ICOS		B7−H3	T 세포	활성화된 T 세포에서 발현되는 CD28 super-family 보조자극 분자
CD279	PD−1, PDCD1		PD-L1	T 세포, B 세포	T 세포 활성화 억제, B 세포 분화 조절
CD280	CLEC13E		uPARAP	NK 세포, 대식세포/단핵구, 내피세포	세포외기질 리모델링
CD281	TIL, TLR1		Bacterial lipoprotein	대식세포/단핵구, 과립구	병원체 인지 및 선천면역 활성화
CD282	TIL4, CD282, TLR2		Peptidoglycan	대식세포/단핵구, 과립구	병원체 인지 및 선천면역 활성화
CD283	TLR3		dsRNA	T 세포, B 세포, 수지상세포	병원체 인지 및 선천면역 활성화
CD284	TLR4		Lipopolysaccharide	수지상세포, 대식세포/단핵구	병원체 인지 및 선천면역 활성화

CD분자	다른이름	족(family)	리간드	발현하는 세포	기능
CD286	TLR6		LPS	수지상세포, 대식세포/단핵구, 상피세포	병원체 인지 및 선천면역 활성화
CD288	TLR8		CpG oligonucleotides	T 세포, 수자상세포, 대식세포/단핵구	병원체 인지 및 선천면역 활성화
CD301	MGL1, CLEC10A		Terminal galactose and N-acetylglucosamine units	수지상세포, 대식세포/단핵구	세포 부착, 염증
CD302	DCL1		F-actin	수지상세포, 대식세포/단핵구, 과립구	세포 부착, 이주, 내포작용, 탐식작용
CD303	BDCA2, CLEC4C			수지상세포	항원 캡쳐
CD304	Neuropilin 1		VEGF	수지상세포	신생혈관형성, 엑손 guidance, 세포 이주
CD305	LAIR1		PTPN6, PTPN11	T 세포, B 세포, 수지상세포, NK 세포, 대식세포/단핵구, 과립구	NK, B, T 세포 억제작용
CD306	LAIR2		LAIR1, Collagen	T 세포, B 세포, 대식세포/단핵구	LAIR1을 조절하는 용해성 수용체
CD307a	FCRL1, IRTA5			B 세포	B 세포 활성화 및 분화
CD307b	FCRL2, IRTA4			B 세포	B 세포 활성화 및 분화
CD307c	FCRL3, IRTA3			B 세포	B 세포 활성화 및 분화
CD307d	FCRL4, IRTA1			B 세포	B 세포 활성화 및 분화
CD307e	FCRL5, IRTA2			B 세포	B 세포 활성화 및 분화
CD309	VEGFR2, KDR, Flk1		VEGF	줄기세포/전구세포, 내피세포	혈관 발생, 혈관 투과성 조절
CD312	EMR2		Chondroitin sulphates	수지상세포, 대식세포/단핵구, 과립구	세포 부착 및 이주
CD314	NKG2D		MICA, MICB, ULBP2, ULBP1	T 세포, B 세포, NK 세포, 대식세포/단핵구, 과립구	MHC I HLA-E 분자 인지 수용체
CD315	PTGFRN, CD9P1		CD9, CD81	B 세포, 대식세포/단핵구	세포 운동성
CD316	EWI2, IGSF8		CD82, CD81, CD9	T 세포, B 세포, NK 세포	세포 운동성 억제
CD317	BST2			T 세포, B 세포, 수지상세포, NK 세포, 대식세포/단핵구	Virion의 숙주세포 부착

CD분자	다른이름	족(family)	리간드	발현하는 세포	기능
CD318	CDCP1		N-Caherin, P-Cadherin, Syndecan−1, Syndecan−4	줄기세포/전구세포	세포 분화, 세포 생존 촉진
CD319	CRACC, SLAMF7			T 세포, B 세포, 수지상세포, NK 세포, 대식세포/단핵구	NK 세포 활성화
CD320	8D6		FDC	수지상세포	형질세포 증식 촉진
CD321	JAM1, F11 receptor			T 세포, B 세포, NK 세포, 대식세포/단핵구, 과립구, 혈소판, 적혈구, 내피세포, 상피세포	상피세포 밀착연접 형성, 단핵구 상피조직 이주 조절, 혈소판 활성화 조절
CD322	JAM2			내피세포	림프구의 이차림프기관 homing 조절
CD324	E-Cadherin			줄기세포/전구세포, 적혈구, 상피세포	칼슘 의존적 세포부착
CD325	N-Cadherin			줄기세포/전구세포	
CD326	Ep-CAM			상피세포	칼슘 의존적 T 세포 부착 인자
CD327	Siglec6, CD33L		Silylated glycans	B 세포	Sialic acid 의존적 세포부착
CD328	Siglec7		Silylated glycans	T 세포, B 세포, 수지상세포, NK 세포, 대식세포/단핵구, 과립구	Sialic acid 의존적 세포부착, NK 세포 세포독성 억제
CD329	Siglec9		Silylated glycans, sMUC16	B 세포, NK 세포, 대식세포/단핵구, 과립구	Sialic acid 의존적 세포부착
CD331	FGFR1		FGF	상피세포	염기성 섬유아세포 성장인자 수용체
CD332	FGFR2		FGF	상피세포	산성 및 염기성 섬유아세포 성장인자 수용체
CD333	FGFR3		FGF	상피세포	산성 및 염기성 섬유아세포 성장인자 수용체
CD334	FGFR4		산성 FGF	상피세포	산성 섬유아세포 성장인자 수용체
CD335	NKp46, NCR1, Ly94		Hemagglutinin	NK 세포	NK 세포 세포독성 활성화 수용체
CD336	NKp44, NCR2, Ly95		DAP12	NK 세포	NK 세포 세포독성 활성화 수용체

CD분자	다른이름	족(family)	리간드	발현하는 세포	기능
CD337	NKp30, NCR3		Viral proteins	NK 세포	NK 세포 세포독성 활성화 수용체
CD338	ABCG2			B 세포, 줄기세포/전구세포, 대식세포/단핵구	생체이물 수송체
CD339	Jagged−1, JAG1		Notch 1,2,3	상피세포	Notch 수용체 리간드
CD340	ERB-B2, Neu, Her−2		EGFR	상피세포	기타 EGF 수용체 리간드와 heterodimer 형성
CD344	FZD4, Frizzled homolog 4		MAGI3, Norrin	줄기세포/전구세포, 내피세포, 상피세포	Wnt 단백 수용체
CD349	FZD9, Frizzled homolog 9		Wnt−2	줄기세포/전구세포	Wnt 단백 수용체로서 B 세포 발달에 관여
CD350	FZD10, Frizzled homolog 10		Wnt−7	줄기세포/전구세포, 상피세포	Wnt 단백 수용체로서 폐 및 신경 발달에 관여
CD351	FCAMR, Fc receptor, IgA, IgM, high affi nity		IgA, IgM	T 세포, B 세포, 대식세포/단핵구	IgA, IgM 고친화성 수용체로서 내포작용 촉진
CD352	SLAMF6, Ly108, NTB-A			T 세포, B 세포, 수지상세포, NK 세포, 대식세포/단핵구, 과립구	자연살해 수용체 밀도가 높은 NK 세포의 세포살해 활성도 촉진
CD353	SLAMF8, BLAME			B 세포, 대식세포/단핵구	대식세포 기능 조절, B 세포 분화 조절
CD354	TREM1		TYROBP/DAP12	T 세포, B 세포, 수지상세포, NK 세포, 대식세포/단핵구, 과립구	호중구 및 단핵구 매개 염증작용 촉진
CD355	CRTAM		CADM1	T 세포, B 세포, NK 세포	NK 세포 세포독성 및 CD8+ T 세포 IFN-γ 분비 촉진
CD357	TNFRSF18, GITR		GITRL	T 세포, B 세포, 수지상세포, NK 세포, 대식세포/단핵구	Conventional T 세포에 작용하여 활성화 촉진, Regulatory T 세포에 작용하여 기능 저하 유도
CD358	TNFRSF21, DR6		TRADD	T 세포, B 세포, 대식세포/단핵구	세포고사 작용 관여
CD359	PI16		MSMB	T 세포	
CD360	IL21R		IL−21	T 세포, B 세포, NK 세포, 대식세포/단핵구, 과립구	기억 B 세포 유도, NK 세포 활성화 촉진

CD분자	다른이름	족(family)	리간드	발현하는 세포	기능
CD361	EVI2B			T 세포, B 세포, 수지상세포, NK 세포, 대식세포/단핵구, 과립구	
CD362	Syndecan-2		CD267 (TACI)	T 세포, B 세포, 대식세포/단핵구, 과립구	세포 부착 신호 전달
CD363	S1PR1		S1P	T 세포, B 세포, NK 세포	T 세포의 흉선 egress, 활성화된 T, B 세포의 이차림프기관 egress 조절

찾아보기

국문색인

ㅇ

ㅈ

영문색인

I

J

K

L

M

N

O

P

R

S

T

김세종의
면역학 길라잡이

정가 : 28,000원

ISBN 979-11-89210-32-8

2000년 10월 30일 1판 발행
2006년 1월 15일 1판 2쇄 발행
2020년 8월 25일 2판 인쇄
2020년 8월 31일 2판 발행

저 자 : 연세대학교 의과대학
미생물학교실

발 행 자 : 최 병 진

발 행 처 : 도서출판 고 려 의 학
(02880) 서울 성북구 성북로9길 1 보문빌딩 3층
Tel. 765-0333, 0337
Fax. 743-2288
등록번호 : 제 1-519호 1978. 6. 29.